マンガでわかる認知症の9大法則と1原則

川崎幸クリニック院長
杉山孝博

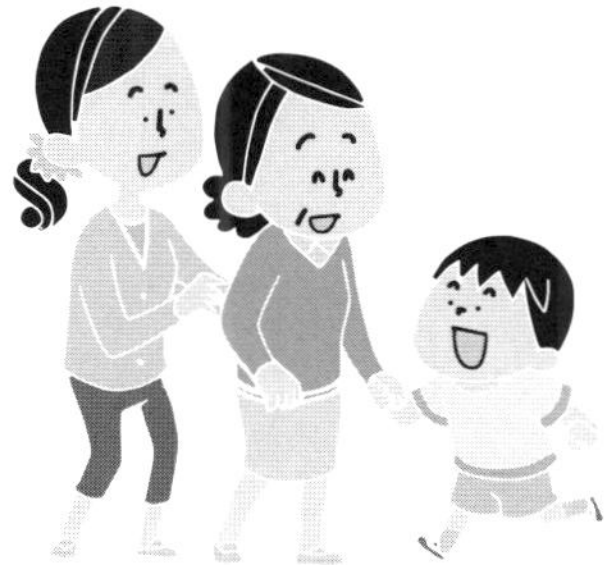

法研

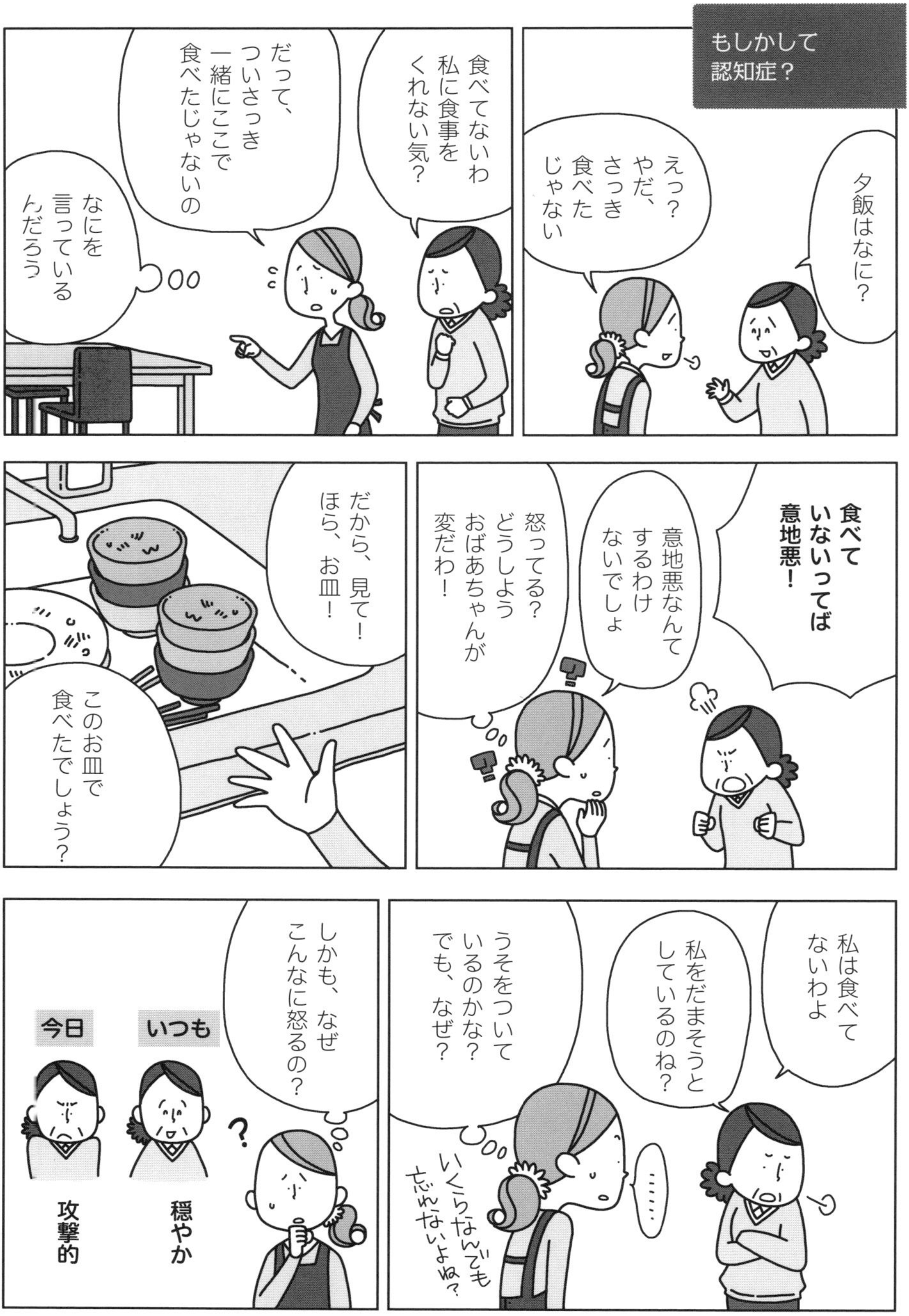
もしかして
認知症？
夕飯はなに？
えっ？ やだ、さっき 食べた じゃない
食べてないわ 私に食事を くれない気？
だって、ついさっき 一緒にここで 食べたじゃないの
なにを 言っている んだろう
食べて いないってば 意地悪！
意地悪なんて するわけ ないでしょ
怒ってる？ どうしよう おばあちゃんが 変だわ！
だから、見て！ ほら、お皿！
このお皿で 食べたでしょう？
私は食べて ないわよ
私をだまそうと しているのね？
うそをついて いるのかな？ でも、なぜ？
……
いくらなんでも 忘れないよね？
しかも、なぜ こんなに怒るの？
？
いつも
穏やか
今日
攻撃的

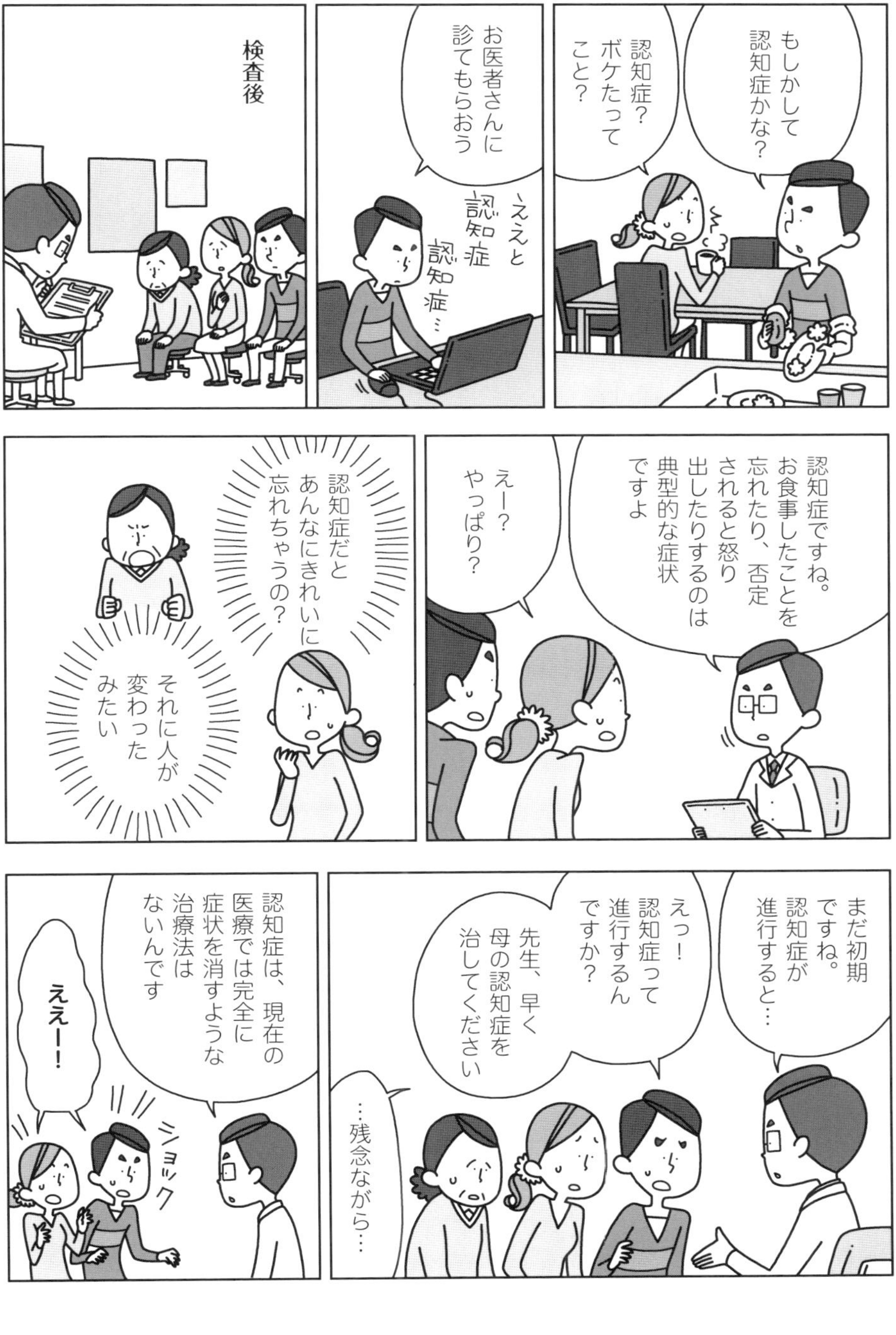
もしかして認知症かな？
認知症？ボケたってこと？
お医者さんに診てもらおう
ええと認知症認知症…
検査後
認知症ですね。お食事したことを忘れたり、否定されると怒り出したりするのは典型的な症状ですよ
えー？やっぱり？
認知症だとあんなにきれいに忘れちゃうの？
それに人が変わったみたい
まだ初期ですね。認知症が進行すると…
えっ！認知症って進行するんですか？
先生、早く母の認知症を治してください
…残念ながら…
認知症は、現在の医療では完全に症状を消すような治療法はないんです
ショック
ええー！

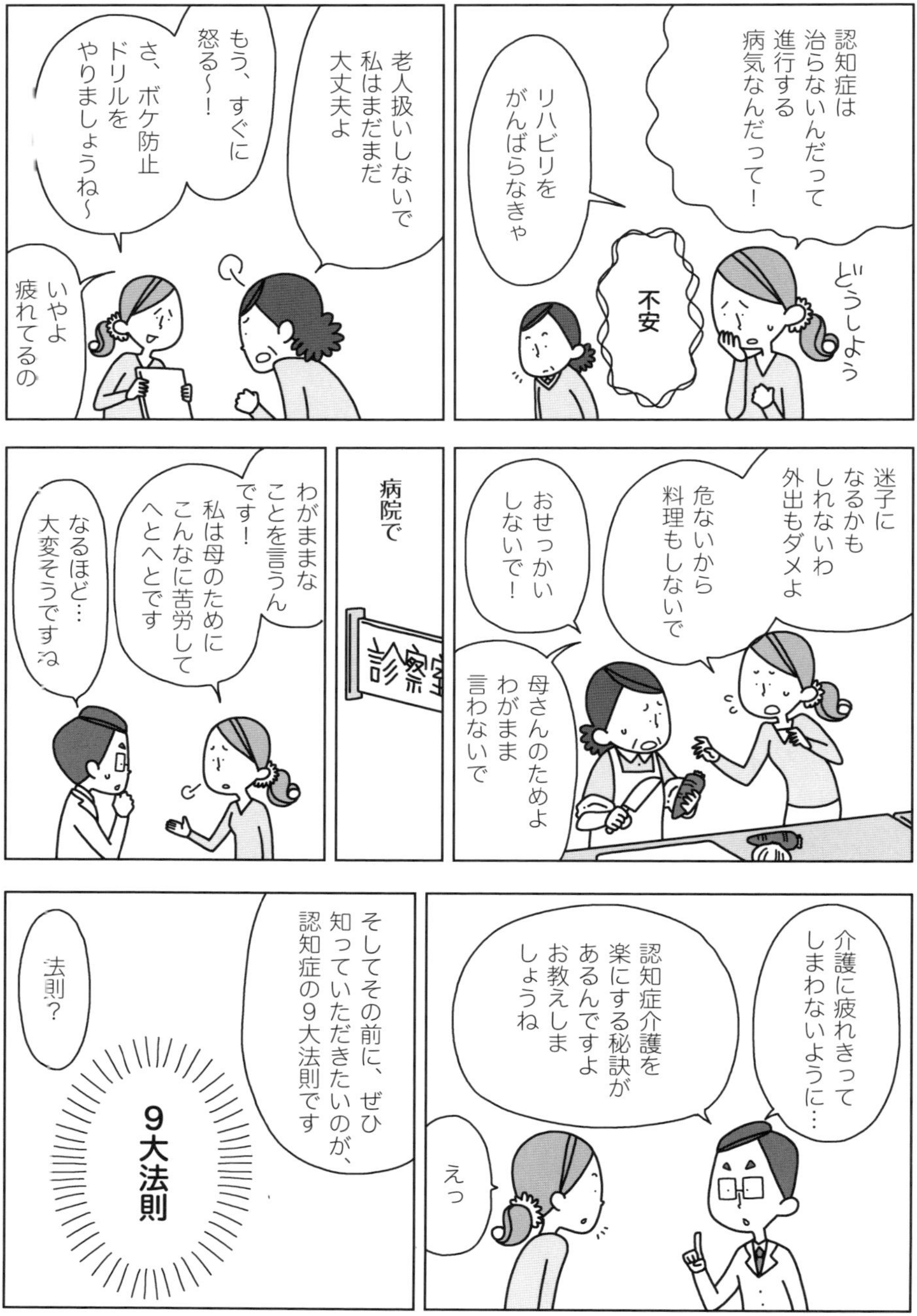

認知症は治らないんだって進行する病気なんだって！
どうしよう
不安
リハビリをがんばらなきゃ
老人扱いしないで私はまだまだ大丈夫よ
もう、すぐに怒る～！
さ、ボケ防止ドリルをやりましょうね～
いやよ疲れてるの
迷子になるかもしれないわ外出もダメよ
危ないから料理もしないで
おせっかいしないで！
母さんのためよわがまま言わないで
病院で
診察室
わがままなことを言うんです！私は母のためにこんなに苦労してへとへとです
なるほど…大変そうですね
介護に疲れきってしまわないように…
認知症介護を楽にする秘訣があるんですよお教えしましょうね
えっ
そしてその前に、ぜひ知っていただきたいのが、認知症の９大法則です
法則？
９大法則

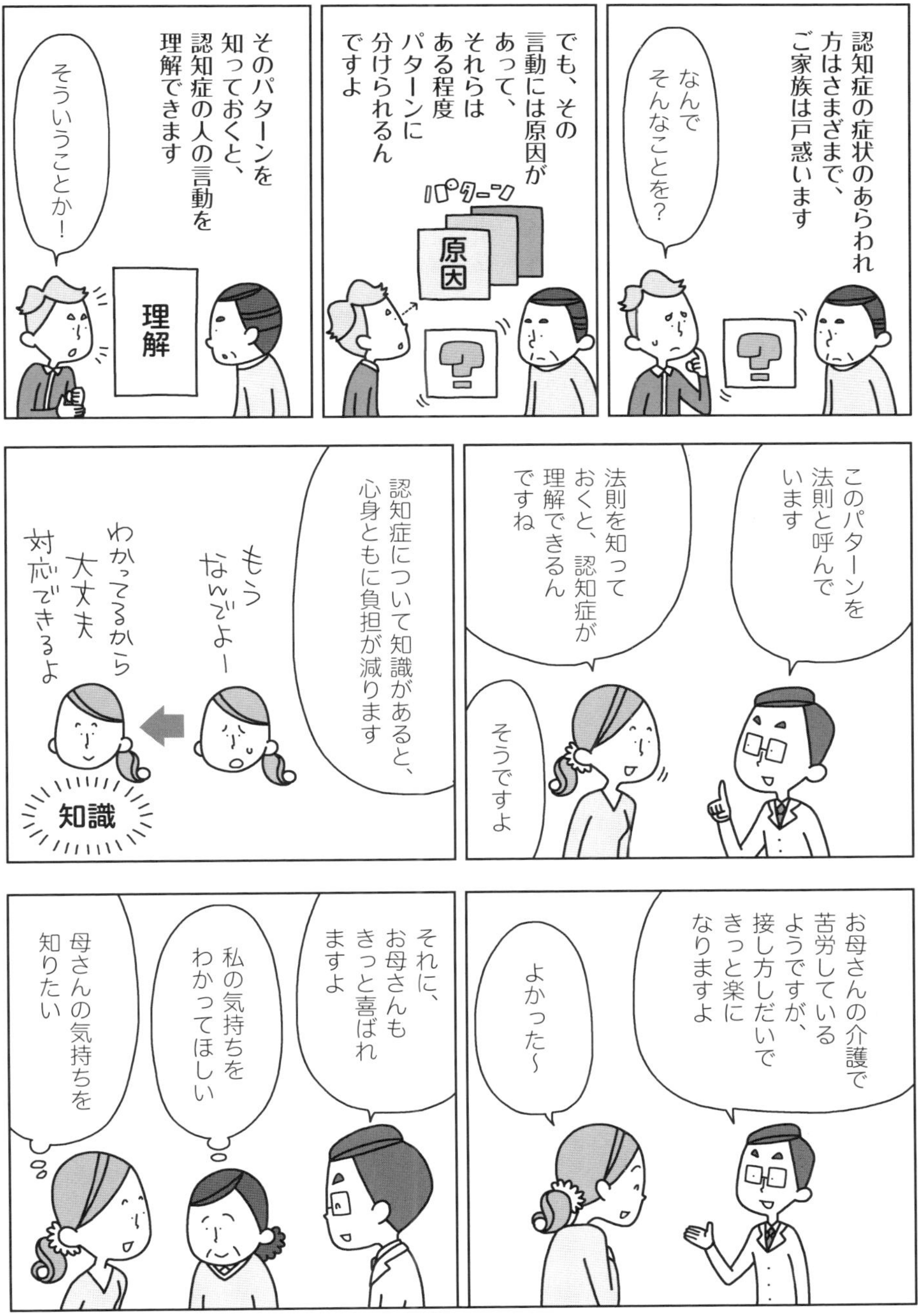
認知症の症状のあらわれ方はさまざまで、ご家族は戸惑います
なんでそんなことを？
でも、その言動には原因があって、それらはある程度パターンに分けられるんですよ
パターン
原因
そのパターンを知っておくと、認知症の人の言動を理解できます
そういうことか！
理解
このパターンを法則と呼んでいます
法則を知っておくと、認知症が理解できるんですね
そうですよ
認知症について知識があると、心身ともに負担が減ります
もうなんでよー
わかってるから大丈夫対応できるよ
知識
お母さんの介護で苦労しているようですが、接し方しだいできっと楽になりますよ
よかった〜
それに、お母さんもきっと喜ばれますよ
私の気持ちをわかってほしい
母さんの気持ちを知りたい

はじめに　～認知症に関わる人のために～

認知症の人の数は、2017年は約550万人、2025年には約700万人と推定されていて、きわめて身近な問題となりました。しかし、今言ったことも忘れてしまうひどいもの忘れ、家族の顔すら忘れてしまう失認、金銭・物に対するひどい執着、徘徊、失禁など多彩な症状を、体験的に理解することは非常に難しいことです。

認知症の人と接する人が、より認知症の症状を理解し、上手な対応が可能になるように私が工夫したのが、「認知症をよく理解するための9大法則・1原則」です。また「認知症の人の激しい言動を理解するための3原則」、「上手な介護の12ヵ条」といった考え方や、接し方のコツをまとめたものもお役に立つでしょう。

介護家族・医療福祉専門職・行政機関など、認知症に関わる人の数はますます増えています。そのためには、どの人にとっても、興味をひき、読みやすく、理解しやすく、応用のきく参考書が必要になります。本書は、マンガと解説の二面構成により読みやすくできています。しかも、9大法則に基づく解説により、認知症の人の症状やその世界を、霧が晴れるように理解できるようになる筈です。

現在介護に関わっていない方でも、将来自分や身内の方が認知症にならないとは言い切れません。普段から認知症に関する正しい知識を持っていることは有用です。

本書が認知症を理解し、ともに暮らしていく社会作りのための一助になればさいわいです。

2017年6月

川崎幸クリニック　院長　杉山孝博

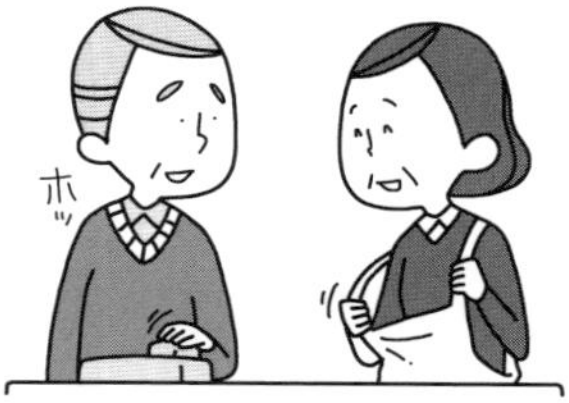

第1章 認知症の中核となる症状

第2章 認知症の周辺症状

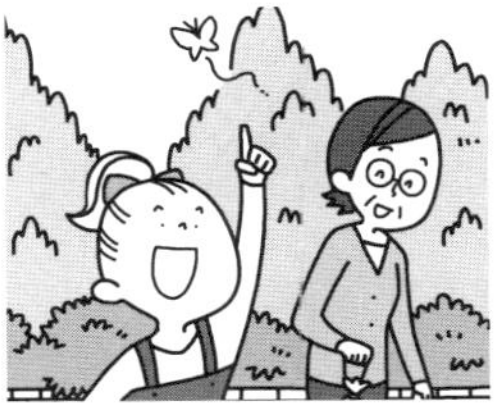

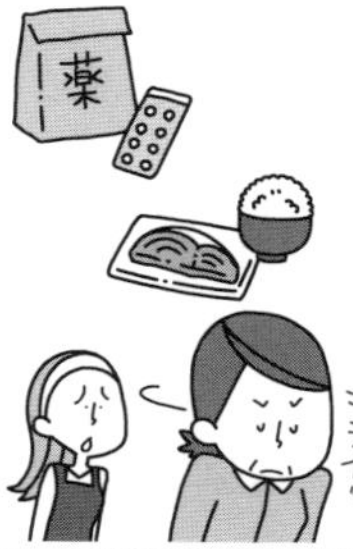
薬
キライッ

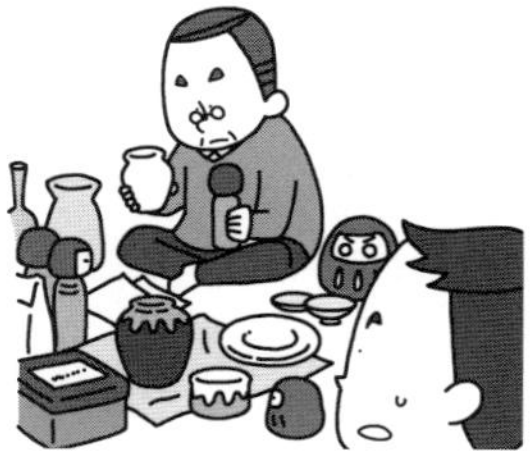

第3章

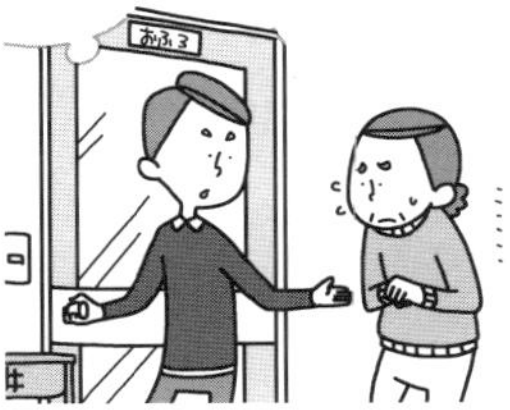

認知症が進んでもその人らしさ

第4章

家族の関わり方

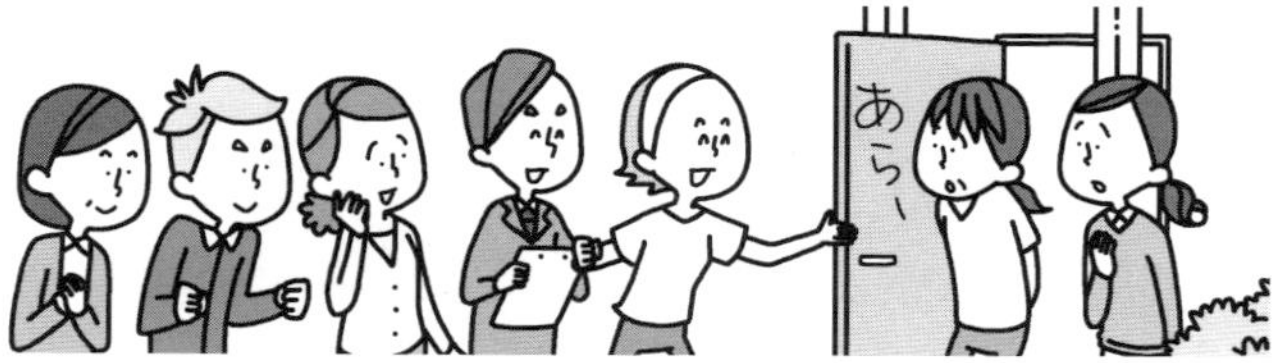
あら、

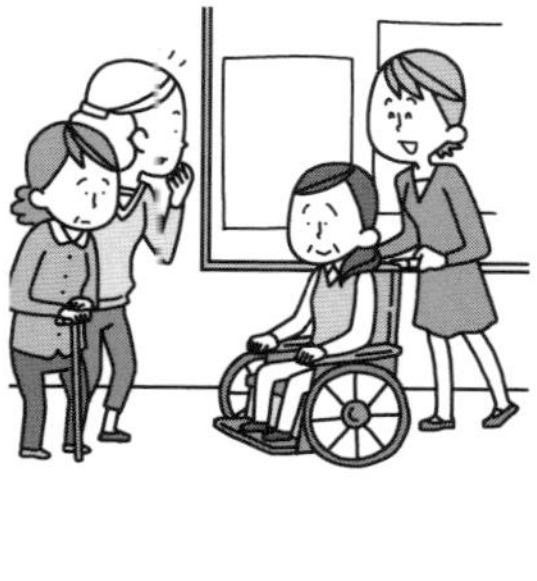

本書の使い方

本書では、認知症の人にあらわれる主な症状をマンガで紹介しています。マンガの右上にあるタイトル（例：徘徊する、同じものをいくつも買ってしまう　など）が主な症状で、続くページではその解説をしています。

また、認知症の人が、「なぜそのような行動をするのか」「そのとき、どのような気持ちでいるのか」を知っていただくための法則（「認知症の９大法則」、「認知症の人の激しい言動を理解するための３原則」）や、介護する人が少しでも楽な気持ちになれるような考え方（「上手な介護の 12 ヵ条」）、さらに、認知症の基礎知識などについてまとめています。必要に応じて、各項目をご利用ください。

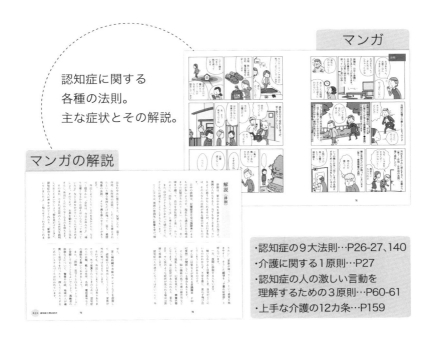

認知症に関する
各種の法則。
主な症状とその解説。

マンガ

マンガの解説

・認知症の9大法則…P26-27、140
・介護に関する1原則…P27
・認知症の人の激しい言動を
理解するための3原則…P60-61
・上手な介護の12カ条…P159

認知症の中核症状と周辺症状

認知症の症状は、もの忘れ、過食、徘徊など、たくさんあるように思われるかもしれませんが、大きくは、以下のように中核症状と周辺症状の２つにわけられます。

周辺症状
（行動・心理症状とも呼ばれています）

行動・心理症状　（BPSD Behavioral and Psychological Symptoms of Dementia）

行動	心理
怒りっぽくなる	不安、焦燥
暴言、暴力	興奮
多弁、多動	抑うつ
食行動異常 (過食、偏食、異食、食事拒否)	妄想、幻覚
徘徊	せん妄
睡眠障害	
失禁、弄便《ろうべん》、不潔行為	
性的異常行動	
介護抵抗	

周辺症状のあらわれ方には個人差があります。本来の性格、育ってきた環境や、現在の人間関係などが影響している場合が多々あります。

また、どれかひとつの症状だけがあらわれたり、すべてがあらわれたりするわけではなく、不安が高じて暴言をはいたり、幻覚が生じて暴れるなど、いくつもの症状が相互に関わりあってあらわれることがあります。

中核症状

❶ 記憶障害	○ 日常生活に支障をきたすレベルのもの忘れがある ○ 最近のことは忘れるが、昔のことは比較的よく覚えている ○ 同じことを何度も言ったり、聞いたり、したりする ○ 約束したことを忘れる ○ 行った場所などの詳細ではなく、行ったこと自体という体験そのものを忘れる	
❷ 遂行実行機能・判断力の低下	○ 仕事の手際が速やかではなくなる ○ 段取りをたて物事を進めることが難しくなる	
❸ 見当識障害	○ 時間の見当識	今日が何月何日か、曜日、季節などがわからなくなる
	○ 場所の見当識	今いる場所、自分の家などがわからなくなる
	○ 人の見当識	現在の自分や家族の存在、顔などがわからなくなる
その他	失認、失語、失行などがあります。	

中核症状は、認知症と診断された人のすべてにあらわれる症状です。問診や検査などの結果とともに、診断基準の一つにもなっています。

脳の機能が低下し、主に、記憶の機能が弱くなることで、上記の症状があらわれます。

編集協力　井澤由里子
装丁・ＤＴＰ　ホップボックス
漫画　瀬戸奈津子

第1章

認知症の中核となる症状

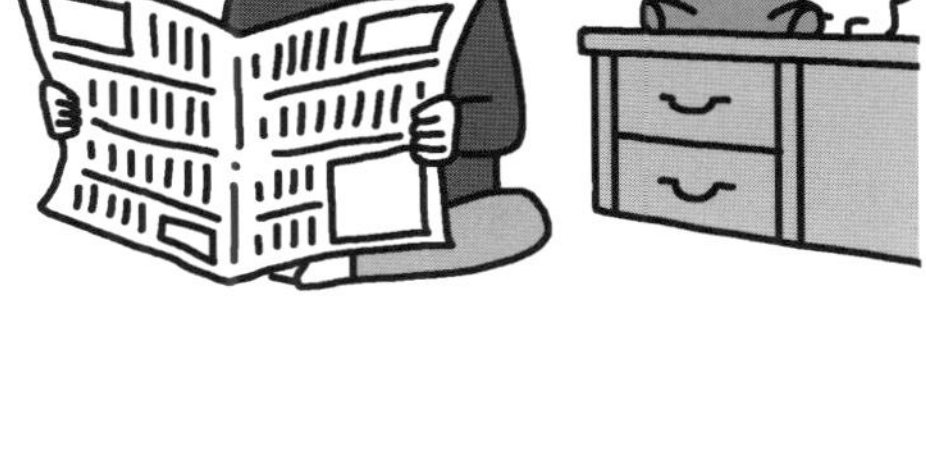

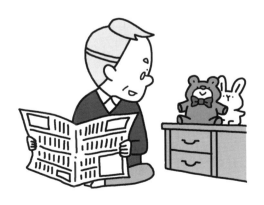

認知症が気になりだした頃

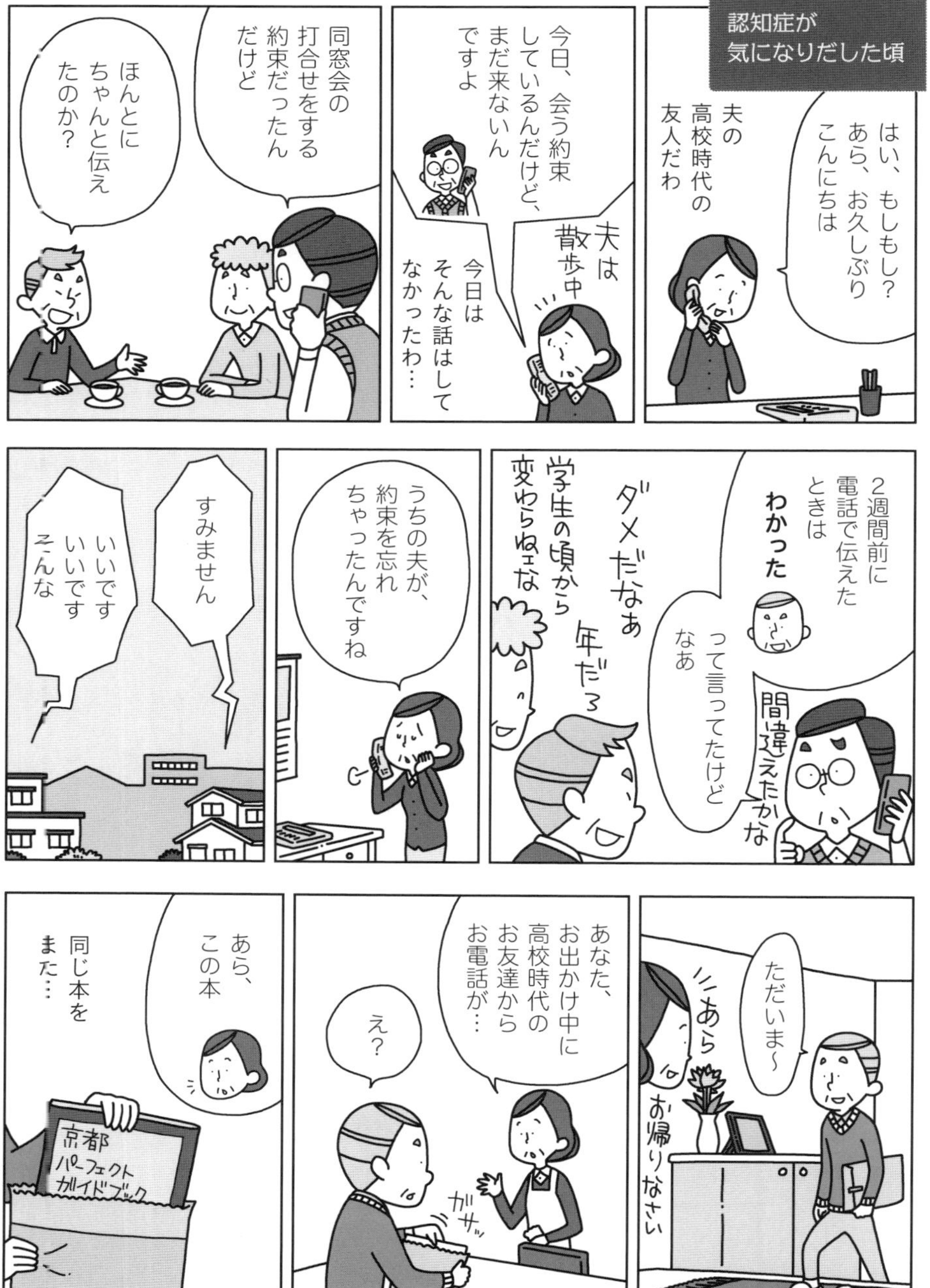
はい、もしもし？
あら、お久しぶり
こんにちは
夫の高校時代の友人だわ
今日、会う約束しているんだけど、まだ来ないんですよ
夫は散歩中
今日はそんな話はしてなかったわ…
同窓会の打合せをする約束だったんだけど
ほんとにちゃんと伝えたのか？
2週間前に電話で伝えたときは**わかった**って言ってたけどなあ
間違えたかな
ダメだなぁ
年だろ
学生の頃から変わらねぇな
うちの夫が、約束を忘れちゃったんですね
すみません
いいです いいです そんな
ただいま〜
あら
お帰りなさい
あなた、お出かけ中に高校時代のお友達からお電話が…
え？
ガサッ
あら、この本
同じ本をまた…
京都パーフェクトガイドブック

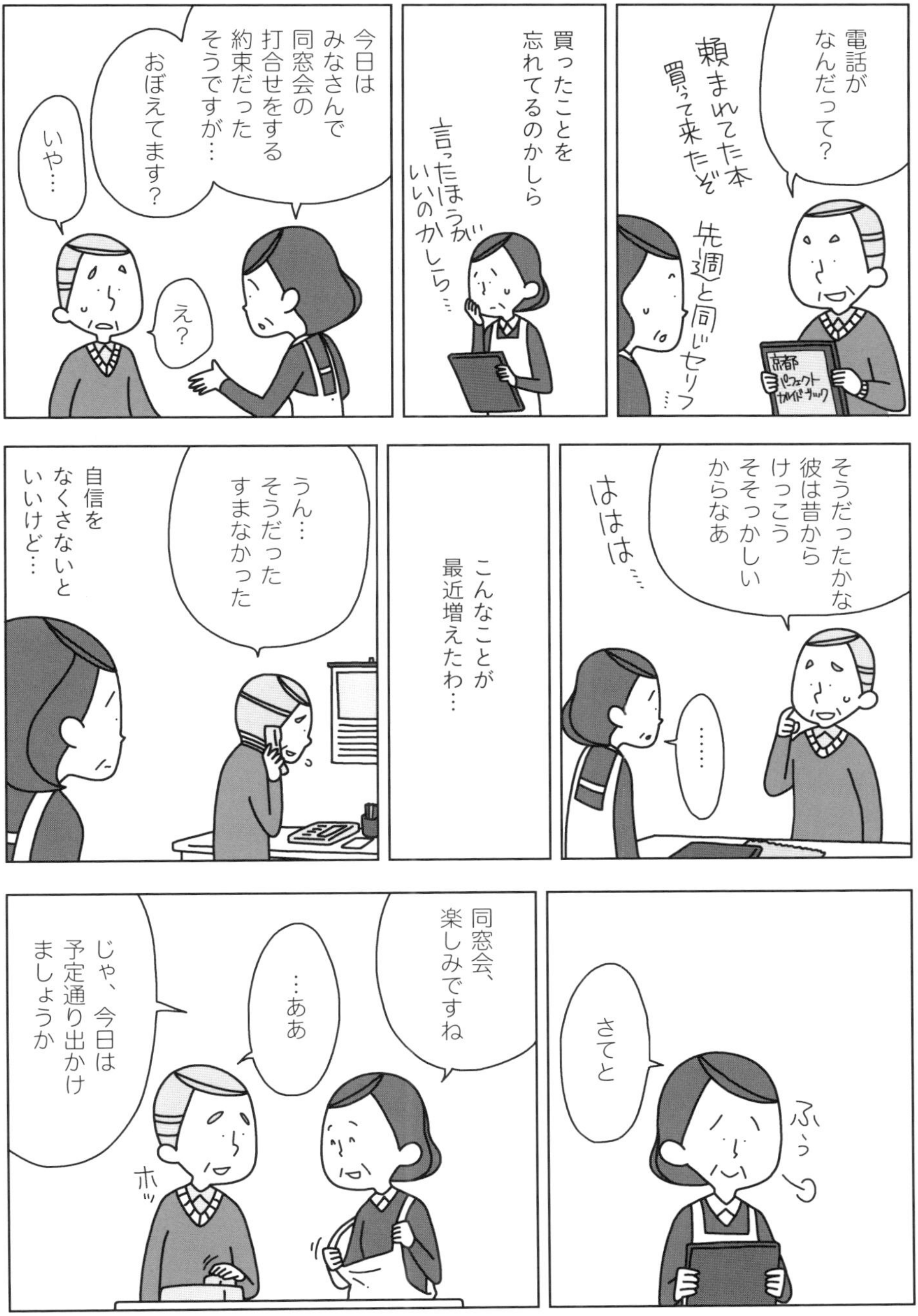
電話がなんだって？
頼まれてた本買って来たぞ
先週と同じセリフ…
京都パーフェクトガイドブック
買ったことを忘れてるのかしら
言ったほうがいいのかしら…
今日はみなさんで同窓会の打合せをする約束だったそうですが…
おぼえてます？
いや…
え？
そうだったかな彼は昔からけっこうそそっかしいからなあ
ははは…
……
こんなことが最近増えたわ…
うん…そうだったすまなかった
自信をなくさないといいけど…
さてと
ふぅ
同窓会、楽しみですね
…ああ
じゃ、今日は予定通り出かけましょうか
ホッ

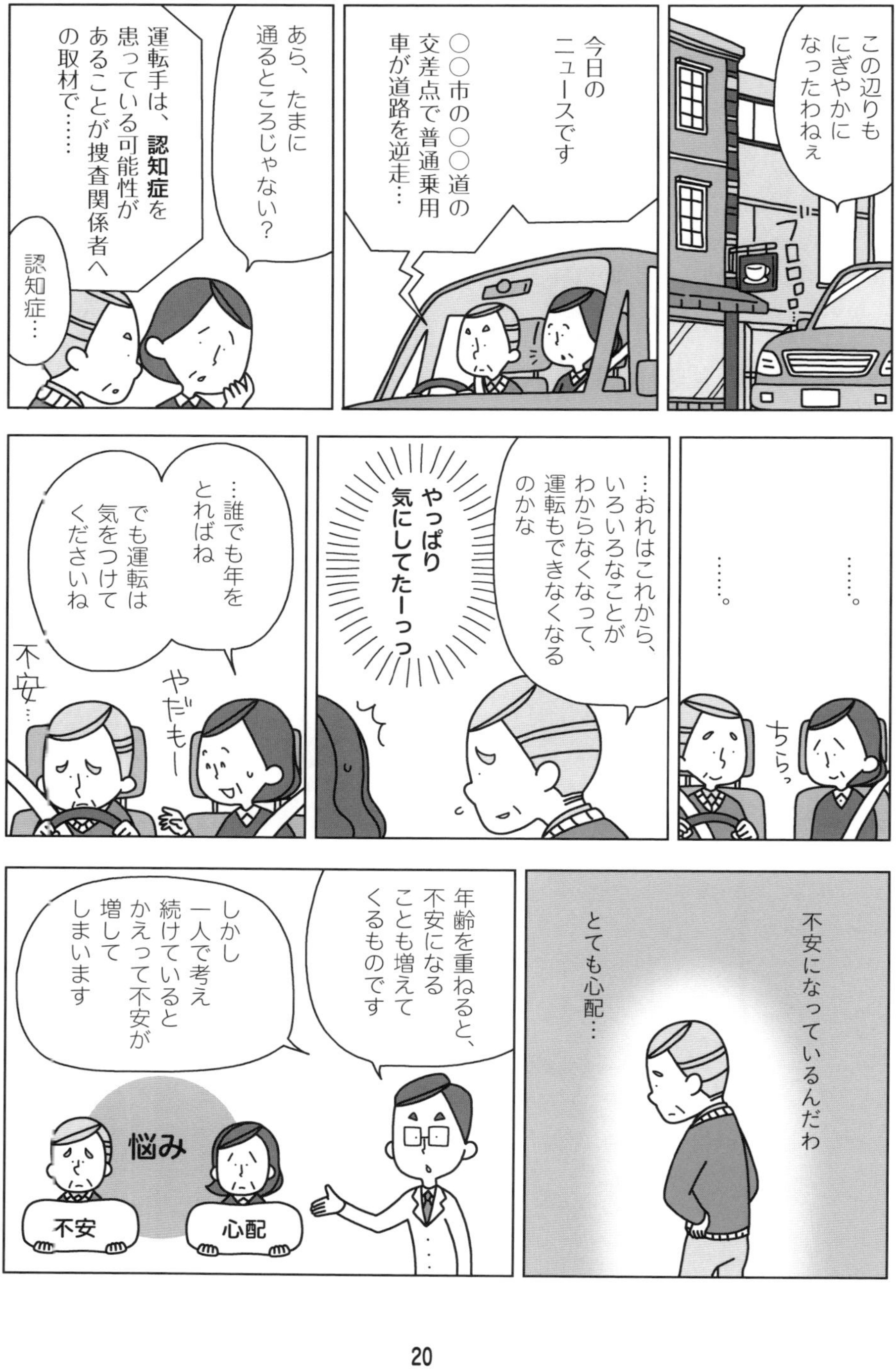

この辺りもにぎやかになったわねぇ
ブロロロロ…
今日のニュースです
○○市の○○道の交差点で普通乗用車が道路を逆走…
あら、たまに通るところじゃない？
運転手は、**認知症**を患っている可能性があることが捜査関係者への取材で……
認知症…
……。
……。
ちらっ
…おれはこれから、いろいろなことがわからなくなって、運転もできなくなるのかな
やっぱり気にしてたーっっ
…誰でも年をとればね
でも運転は気をつけてくださいね
やだもー
不安…
不安になっているんだわ
とても心配…
年齢を重ねると、不安になることも増えてくるものです
しかしー人で考え続けているとかえって不安が増してしまいます
悩み
不安
心配

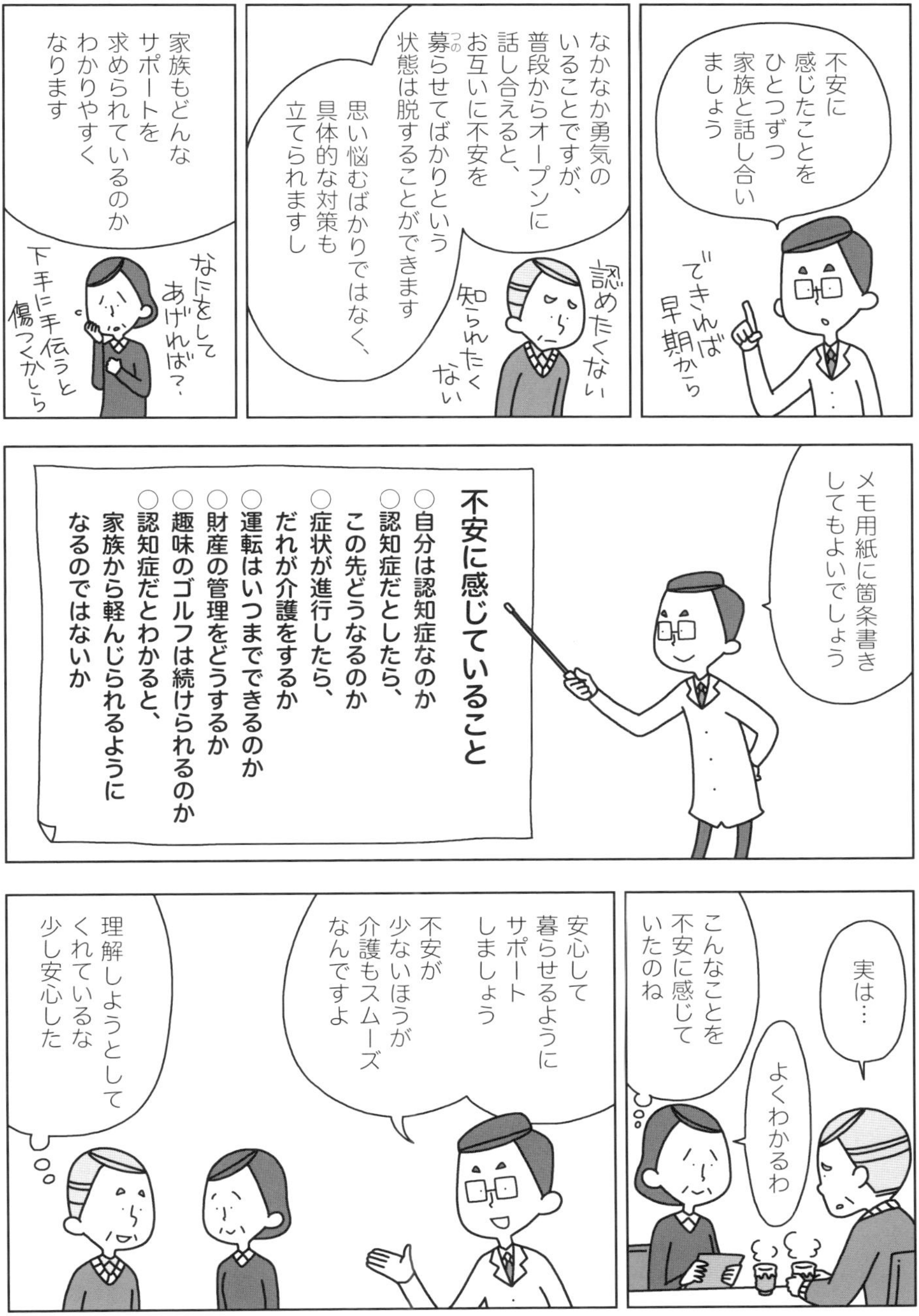

不安に感じたことをひとつずつ家族と話し合いましょう
できれば早期から
なかなか勇気のいることですが、普段からオープンに話し合えると、お互いに不安を募《つの》らせてばかりという状態は脱することができます
思い悩むばかりではなく、具体的な対策も立てられますし
認めたくない
知られたくない
家族もどんなサポートを求められているのかわかりやすくなります
なにをしてあげれば？
下手に手伝うと傷つくかしら
メモ用紙に箇条書きしてもよいでしょう
不安に感じていること
○自分は認知症なのか
○認知症だとしたら、この先どうなるのか
○症状が進行したら、だれが介護をするか
○運転はいつまでできるのか
○財産の管理をどうするか
○趣味のゴルフは続けられるのか
○認知症だとわかると、家族から軽んじられるようになるのではないか
実は…
こんなことを不安に感じていたのね
よくわかるわ
安心して暮らせるようにサポートしましょう
不安が少ないほうが介護もスムーズなんですよ
理解しようとしてくれているな少し安心した

認知症診断後にしておきたいこと

認知症と診断されたあとは、どなたでも不安な気持ちになるものです。ご本人や家族が、まず、なにをするべきかを紹介しましょう。

1・家族と話し合う

まず、するべきことは、身近な人との話し合いです。医師による診断結果を共有し、不安や疑問など、思うところを話し合いましょう。互いの気持ちが明らかになると、今後、何をどうしていくかという方向性が定まって、迷いや余計な混乱が軽減します。

初期の段階では、ご本人にできることがたくさんありますので、多くの場合、家族は必要な部分のみサポートします。進行するにつれて、周囲のサポートが必要になってくるので、そのとき、どのようにするかを話し合っておくとよいでしょう。

●話し合っておきたいこと

- 家の中で危険がないよう環境整備するため、なにが必要かを検討する。
- 中心となって介護する人、その他の役割の分担を決める。
- 財産の管理者（法定後見人）を申請する際は、誰にするかを決める。
- 病気が進行したときに、どのように過ごしたいか、どこで暮らしたいかを検討する。

2・知は力なり。よく知ろう

認知症の症状は、徘徊、過食など多岐にわたると思っている人もいることでしょう。しかし実際には、中核症状と周辺症状（P14参照）に大別され、徘徊や過食は、周辺症状の中のひとつに分類されています。また、これらの症状が起こる原因などには法則があります。

たとえば、認知症の人は、先ほど食事を終えたばかりなのに「お腹が空いた。食べたい」と言うことがあります。実際にはなにも存在しないのに、「壁に大きな虫がたくさんいる」と言うこともあります。周囲が戸惑ってしまうような言動ですが、実はきちんと理由があります。

認知症について知識があれば、さまざまな症状が生じても、その原因や状況が理解できるので、過度に驚かなくてすみます。

認知症の症状自体が問題なのではありません。症状があらわれたとき、周囲との関係性がうまくいかなくなることが問題なのです。これは、認知症を理解することで、ある程度解決できるでしょう。

3・職場、近隣者への報告

認知症を周囲に伝えるかどうかを、悩む人も多いでしょう。職を失うのではないかと不安に思うかもしれません。しかし、なにかトラブルが起きてから初めて知られるよりは、事前に伝えておくほうが、結果的に信頼を失わずに済むのではないでしょうか。

サポートが得られる環境であれば、認知症であることを知らせたあとも、働き続けることは不可能ではありません。

自営業をしているという場合も、理解ある取引先や客の存在によって仕事をかなり長く続けている人もいます。

本人の能力と環境に合わせて働き方を調整し、難しい部分をフォローしてもらう体制を考えていきましょう。

介護保険は、本当に必要な時期に申請を

認知症と診断されたら、すぐに介護保険の給付申請をしなければと思っている人も少なくありません。しかし、認知症初期に要介護認定を受けると、当然ながら、その状態での要介護度が認定されます。

初期は、自分でできることが多いので、介護保険サービスを利用せずにすむ場合が大半です。つまり、介護保険の申請は、早ければ早いほうがよいというわけではないのです。日常生活に支障をきたすようになってきたときに初めて申請したほうが、過不足のないサービスを受けることができます。介護保険の申請から認定までには1ヵ月ほど要しますが、サービス自体は、申請したその日から利用できます。あわてず、最適な時期に申請しましょう。

認知症の記憶障害は3種類にわけられます

認知症の代表的な症状である「記憶障害」は主に3種類にわけられます。

1つ目は、「記銘力の低下」です。私たちが、見たり聞いたりしたことを思い出す力を記銘力といいます。認知症になると、この記銘力が低下します。同じことを何度も言ったり聞いたり、約束を忘れたりするのはこのためです。

2つ目は、「全体記憶の障害」です。たとえば、昨日の昼食の内容を忘れることはどなたにもあることかもしれませんが、認知症の人は、昼食をとったこと自体を忘れる場合があります。体験したこと、そのものを忘れるのです。

3つ目は、「記憶の逆行性喪失」です。私たちには、現在から過去までの記憶が蓄積されています。この記憶が、認知症になると、過去に遡って失われていきます。

たとえば認知症の人が、10年前に亡くなった夫のために、会社から帰ってくるのを待ちながら台所で夕食を作っているとします。これは、最近の記憶は失われたものの、夫が生きていた頃のことはよく覚えていて、10年以上前の記憶の中で暮らしているのです。最近のことは覚えていないけれど、昔のことはよく覚えていることがあるのはこのためです。

認知症をよく理解するために

認知症の9大法則 介護に関する1原則

認知症の特性を理解し、認知症の人がどのような気持ちでいるのかがわかると、互いの関係はよりよくなります。それが、認知症を理解するための法則と原則です。

認知症の9大法則 （P140）

第1法則・記憶障害に関する法則

認知症の記憶障害は、大きく3種類にわけられます。1つ目は、見たり聞いたりしたことを覚える能力（記銘力）が低下する「記銘力低下」。

2つ目は、食べたこと、旅行したことなど、体験したこと自体を忘れる「全体記憶の障害」。

3つ目は、現在から過去に遡って記憶が失われる「記憶の逆行性喪失」です。最近のことを忘れても、昔のことを比較的よく覚えているのはこのためです。

第2法則・症状の出現強度に関する法則

認知症症状は、家族や介護者など、より身近な人に対して、より強く出る傾向にあります。

第3法則・自己有利の法則

認知症の人は、自分にとって不利なことは認めたがらない傾向があります。認知症になったことで不安を覚え、その事実を認めたくないという自己防衛本能でしょう。

第4法則・まだら症状の法則

認知症になっても、その症状が継続して一定にあらわれるわけではなく、まだらに出現します。初期はしっかりした部分も多く、進行しても常識的な部分はある程度残ります。

第5法則・感情残像の法則

見たり聞いたり体験したこと自体は忘れても、そのときに感じた、嬉しい、嫌だという感情は残像のように残ることがあります。

第6法則・こだわりの法則

ひとつのことにこだわりが強くなり、否定されると、いっそうこだわりが増すこともあります。否定せず、穏やかに接しましょう。

第7法則・作用・反作用の法則

認知症の人に対して強い言い方や対応をすると、同じように強い反応が返ってきます。

第8法則・認知症症状の了解可能性に関する法則

病気に対する知識を深め、相手の立場に立って考えてみると、たいていのことは理解できます。

第9法則・衰弱の進行に関する法則

認知症の人は、認知症になっていない人と比べて老化の進行が早いという統計があります。

介護に関する1原則

9大法則をヒントに、認知症の人から見えている世界を理解し、認知症の人に現実とのギャップを感じさせないようサポートしましょう。

何度も同じことを聞く・言う

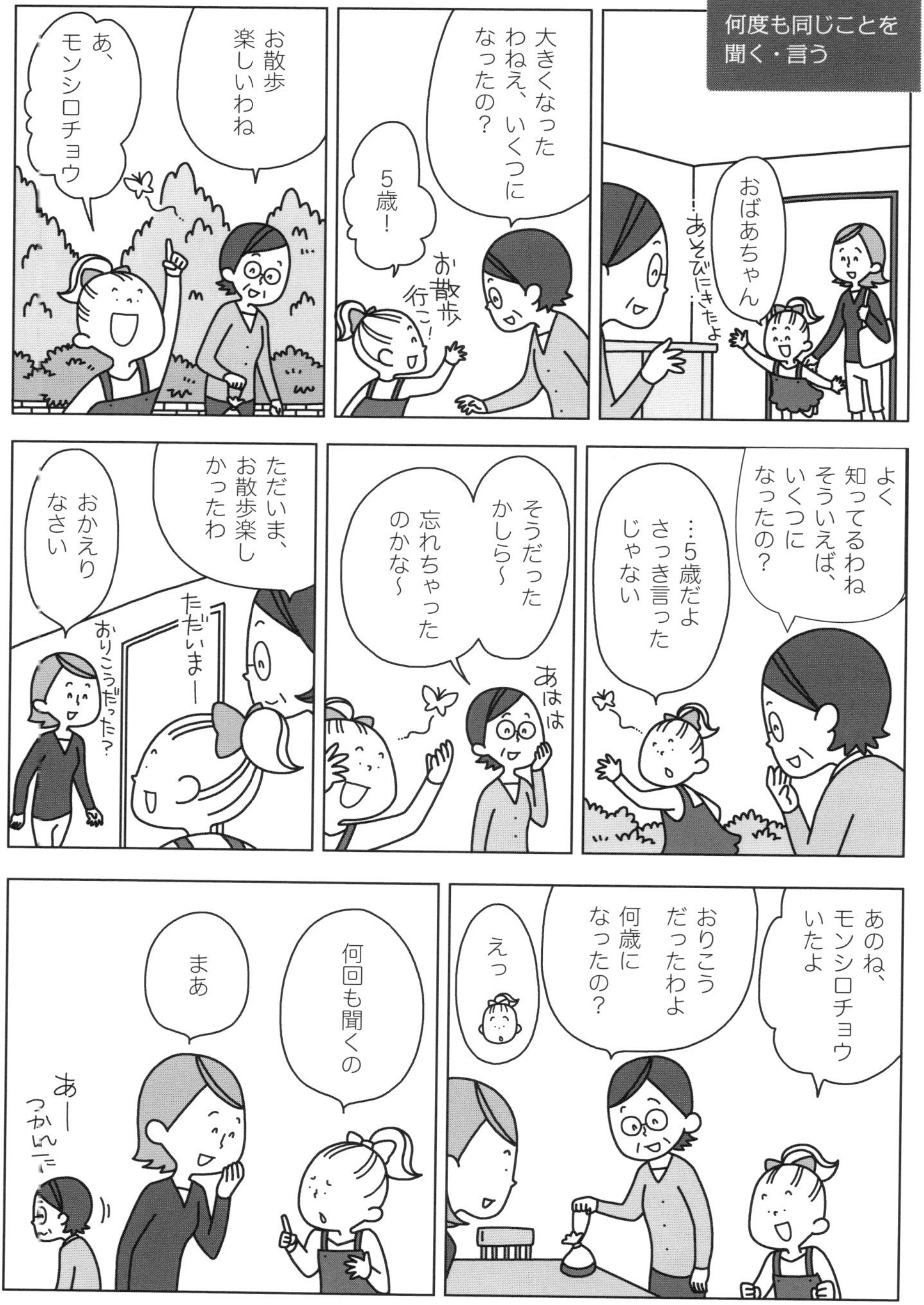
おばあちゃん
あそびにきたよ
大きくなったわねえ、いくつになったの？
5歳！
お散歩行こ！
お散歩楽しいわね
あ、モンシロチョウ
よく知ってるわね そういえば、いくつになったの？
…5歳だよ さっき言ったじゃない
そうだったかしら～
忘れちゃったのかな～
あはは
ただいま、お散歩楽しかったわ
ただいまー
おりこうだった？
おかえりなさい
あのね、モンシロチョウいたよ
おりこうだったわよ 何歳になったの？
えっ
何回も聞くの
まあ
あー つかれた

言いたい言葉が出てこない

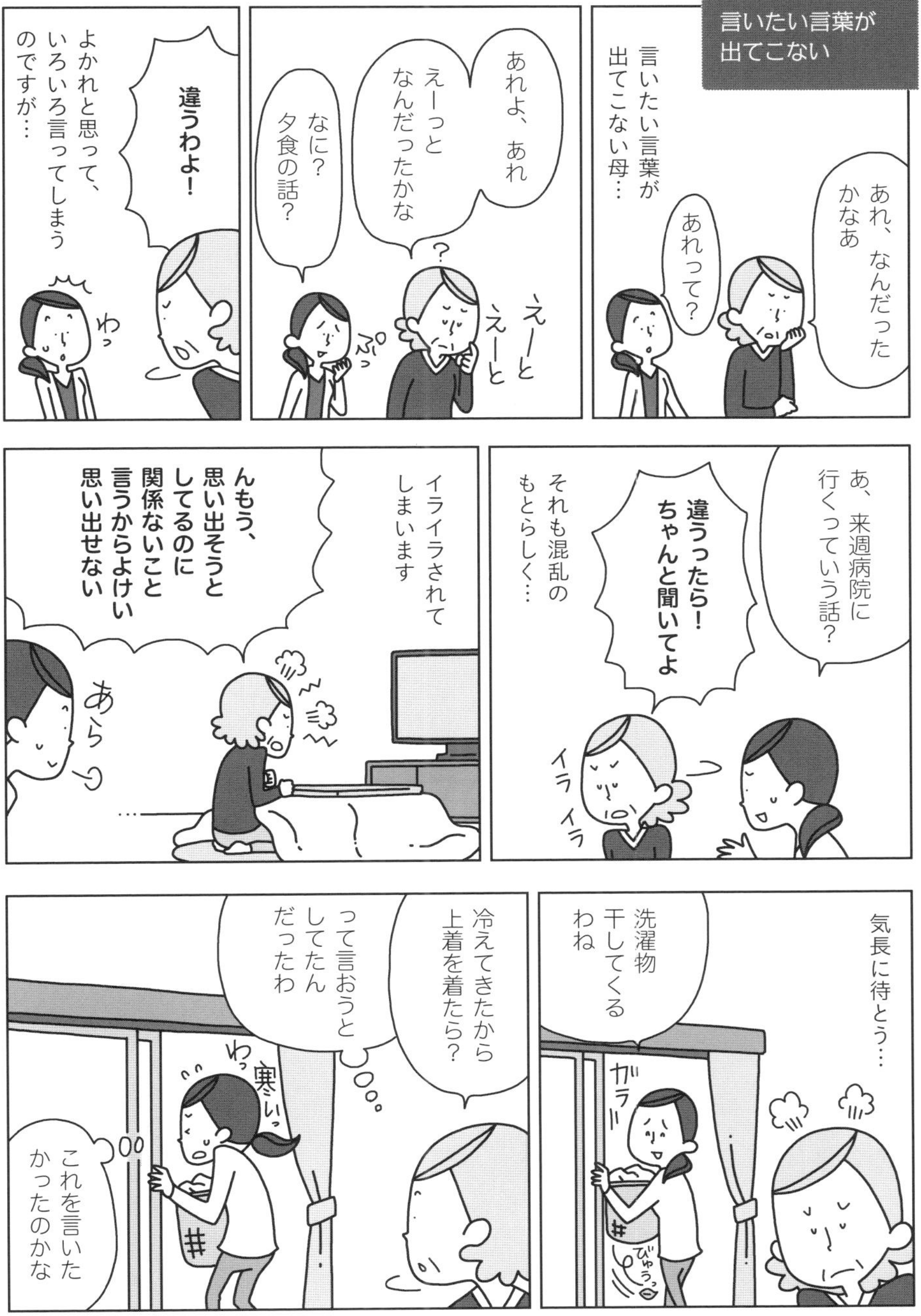
言いたい言葉が出てこない母…
あれ、なんだったかなあ
あれって？
あれよ、あれ
えーっと
なんだったかな
なに？
夕食の話？
?
えーえーと
ぷっ
違うわよ！
よかれと思って、いろいろ言ってしまうのですが…
わっ
あ、来週病院に行くっていう話？
違うったら！
ちゃんと聞いてよ
それも混乱のもとらしく…
イラ イラ
イライラされてしまいます
んもう、思い出そうとしてるのに関係ないこと言うからよけい思い出せない
あら
…
気長に待とう…
洗濯物干してくるわね
ガラ
びゅうっ
冷えてきたから上着を着たら？
って言おうとしてたんだったわ
わっ
寒い
これを言いたかったのかな

解説（記憶障害・失語）

認知症の人が、何度も同じことを言ったりするのは、記憶障害（第1法則・記憶障害に関する法則）によるものです。ついさっき言ったことでもまったく覚えていないことがあります。

覚えていないということは、ご本人からしたら、「言った」という事実は存在しません。つまり、何度も同じことを言っているわけではないのです。

ただし、記憶障害は常にあらわれているわけではなく、また態度がしっかりして見えるときもあるので（第4法則・まだら症状の法則）、同じことをくり返し言う様子に、周囲の人は混乱してしまいます。認知症の症状なのか、そうでないのかがわかりにくいのです。

たとえば同じものについて何度も、「これ、なに？」などと聞かれるような場合、尋ねる人の態度がしっかりしていると「なぜ何度も同じことを聞くのかな」と思うことでしょう。

くり返し尋ねられているうちに、つい「さっきから何度も言っているでしょう」「同じことを何度も言わせないで」などと注意してしまいがちです。

しかし、ご本人は、毎回、初めて聞いているつもりなのです。

注意されても覚えていないのですから、なぜそんなことを言われるのかわかりません。仮に事実を説明しようとしても、認知症の人は、否定されるとかえってこだわり続ける（第6法則・

こだわりの法則）傾向があるので、こだわりを強めてしまうだけです。

また、自分が何度も同じことを言ったことや、注意を受けた内容は忘れてしまいますが、否定されたときの嫌な気持ちは残りやすいので（第5法則・感情残像の法則）、逆に嫌な気持ちを後々まで抱いてしまう可能性があります。

周囲の人は、くり返し同じことを言われても、初めて聞かれたときのように、何度でも答え、「そうだね」と相槌を打ちながら、関心が別なことに向かうようにします。

こうした一つひとつの症状は、長期間は続かないものです。このことを覚えておくと、割り切って接することができるでしょう。

このほか、認知症初期には、失語という症状があらわれる人がいます。読み、書き、会話など、言葉に関する機能が低下し、自分の言いたいことが口から出てきづらくなったり、物や人の名前を思い出しづらくなります。これがもどかしく、イライラしてしまう原因にもなります。

認知症の人が思い出そうとしている最中に、周囲の人が、よかれと思って推測で言葉を補ってあげようとすると、よけいに混乱させてしまうことがあります。このようなときは、イライラしやすい心理状態を理解し、急《せ》かしたりせず、言葉が出てくるまで穏やかな態度で待ちましょう。

こちらから声をかけてもよさそうなときは、認知症の人が、「イエス」「ノー」など簡単に答えられるような質問をするのもよいでしょう。

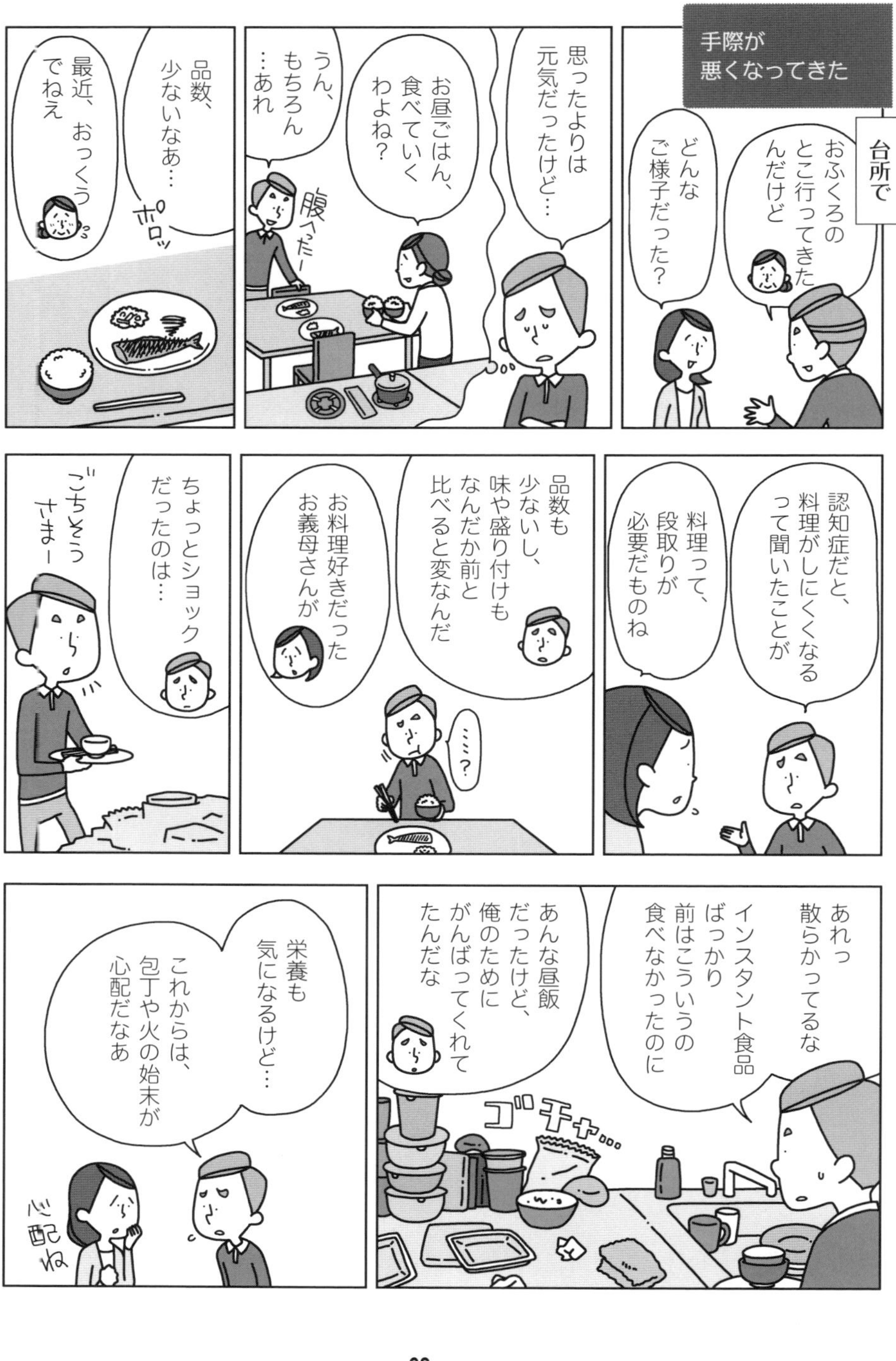
手際が悪くなってきた
台所で
おふくろのとこ行ってきたんだけど
どんなご様子だった？
思ったよりは元気だったけど…
お昼ごはん、食べていくわよね？
うん、もちろん…あれ
腹へったー
品数、少ないなあ…
ポロッ
最近、おっくうでねえ
認知症だと、料理がしにくくなるって聞いたことが
料理って、段取りが必要だものね
品数も少ないし、味や盛り付けもなんだか前と比べると変なんだ
お料理好きだったお義母さんが
…？
ちょっとショックだったのは…
ごちそうさまー
あれっ散らかってるな
インスタント食品ばっかり
前はこういうの食べなかったのに
あんな昼飯だったけど、俺のためにがんばってくれてたんだな
ゴチャ…
栄養も気になるけど…
これからは、包丁や火の始末が心配だなあ
心配ね

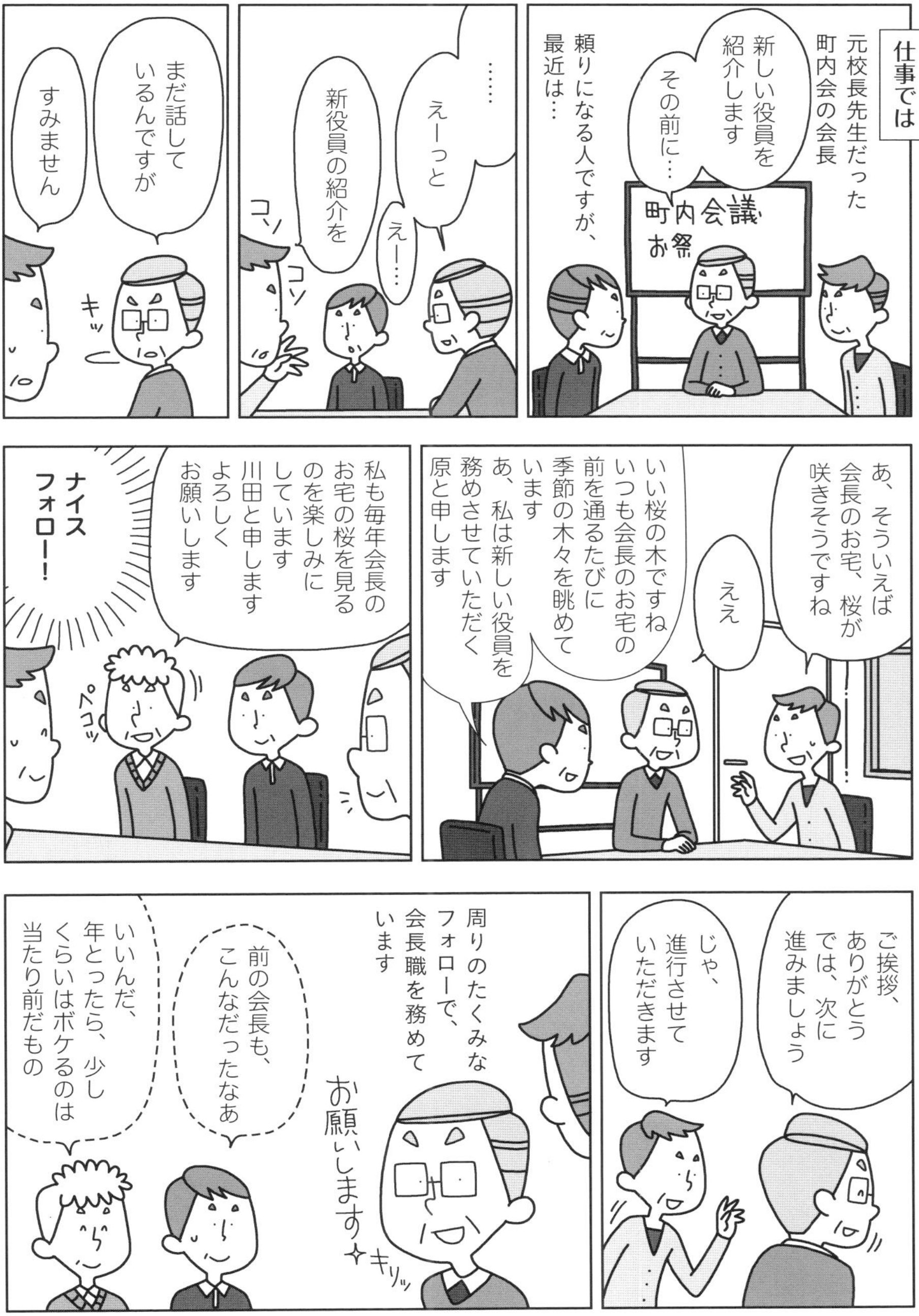
仕事では
元校長先生だった町内会の会長
新しい役員を紹介します
その前に…
頼りになる人ですが、最近は…
町内会議
お祭
……
えーっと
えー…
新役員の紹介を
コツ
コツ
まだ話しているんですが
すみません
キッ
あ、そういえば会長のお宅、桜が咲きそうですね
ええ
いい桜の木ですね いつも会長のお宅の前を通るたびに季節の木々を眺めています あ、私は新しい役員を務めさせていただく原と申します
私も毎年会長のお宅の桜を見るのを楽しみにしています 川田と申します よろしくお願いします
ペコッ
ナイスフォローー!
ご挨拶、ありがとう では、次に進みましょう
じゃ、進行させていただきます
周りのたくみなフォローで、会長職を務めています
お願いします
キリッ
前の会長も、こんなだったなあ
いいんだ、年とったら、少しくらいはボケるのは当たり前だもの

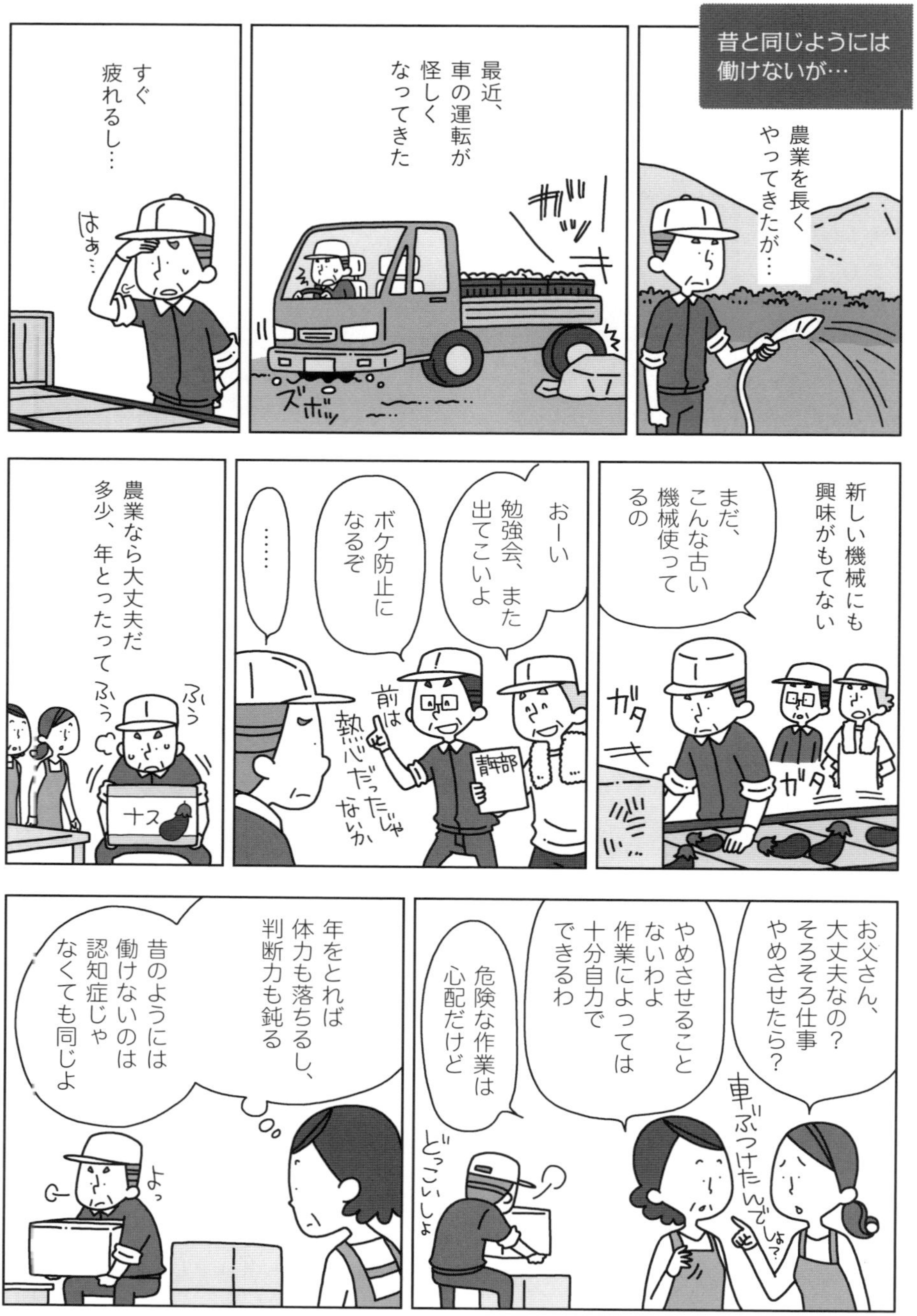
昔と同じようには
働けないが…
農業を長く
やってきたが…
最近、
車の運転が
怪しく
なってきた
ガッキ
ズボッ
すぐ
疲れるし…
はぁ…
新しい機械にも
興味がもてない
まだ、
こんな古い
機械使って
るの
ガタ
ガタ
おーい
勉強会、また
出てこいよ
ボケ防止に
なるぞ
……
前は
熱心だったじゃないか
青年部
農業なら大丈夫だ
多少、年とったって
ふぅ
ふぅ
ナス
お父さん、
大丈夫なの？
そろそろ仕事
やめさせたら？
車ぶつけたんでしょ？
やめさせること
ないわよ
作業によっては
十分自力で
できるわ
危険な作業は
心配だけど
どっこいしょ
年をとれば
体力も落ちるし、
判断力も鈍る
昔のようには
働けないのは
認知症じゃ
なくても同じよ
よっ

解説（遂行実行機能の低下）

料理や仕事などの段取りに手間取るのは、物事の手順を考えながら進行する能力である遂行実行機能（P15参照）の弱まりが原因です。

認知症になると、料理を2、3品同時に作ることがむずかしくなったり、献立が考えられず何日も続けて同じ料理を出したりするようになることがあります。

また、ミスを重ねたり、約束事を忘れてしまったりして、社会生活にも影響があらわれます。

このような場合は、ご本人ができる部分を活かしながら、それ以外の部分を周囲がサポートをしていくとよいでしょう。

料理の場合は、今までどおりにすべて任せるのが難しいようなら、1品だけおかずを作ってもらうようにしたり、仕事であれば、業務量を減らしてもらうようにします。

ただ単に負担を減らすだけではなく、それと同時に、ご本人が得意なことをする時間を増やすとよいでしょう。

たとえば、趣味によっては認知機能が衰えても続けることができます。趣味の手芸などを人に教えている人もいます。認知症進行後でも、衰えない部分はあるのです。月謝の集金や事務などが困難だったとしても、そうした部分は他の人に手伝ってもらえばよいのです。

認知症になっても、その人らしく暮らしている人は、たくさんいらっしゃいます。

問題は、自動車の運転です。75歳以上の人の運転免許更新時に高齢者講習等の受講と、認知機能検査の受検が必要であり、この検査で、「記憶力・判断力が低くなっています」という判定結果が出ると、認知症専門医による診断が必要になります（2017年3月11日改定）。

全国一律に行われる公平性という面もありますが、業務上、どうしても車が必要という人や、車がないと不便な環境に暮らしている人もいらっしゃるので難しい問題です。

ところで、どんな職業の人が認知症になりやすいか、ということをよく聞かれますが、職種において、認知症になりやすい、なりにくいということはないように思います。

かつては、公務員などの職種、生真面目な性格の人が認知症になりやすいなどといわれたこともありましたが、実際には、そのような統計はありません。

たとえば、校長先生だった人が認知症になると、周囲の人は「校長先生だった人が！」と驚き印象に残ります。一方で見知らぬ高齢者が認知症になっても誰も驚きません。こうした印象からの先入観でしょう。

認知症と診断されると、ご本人にも、ご家族にも生活上さまざまな変化が生じると思います。ストレスを感じることも多くなるでしょう。

ストレスを解消するためにもできるだけ工夫して趣味や仕事を続け、いきいきと楽しく過ごしていただきたいと思います。

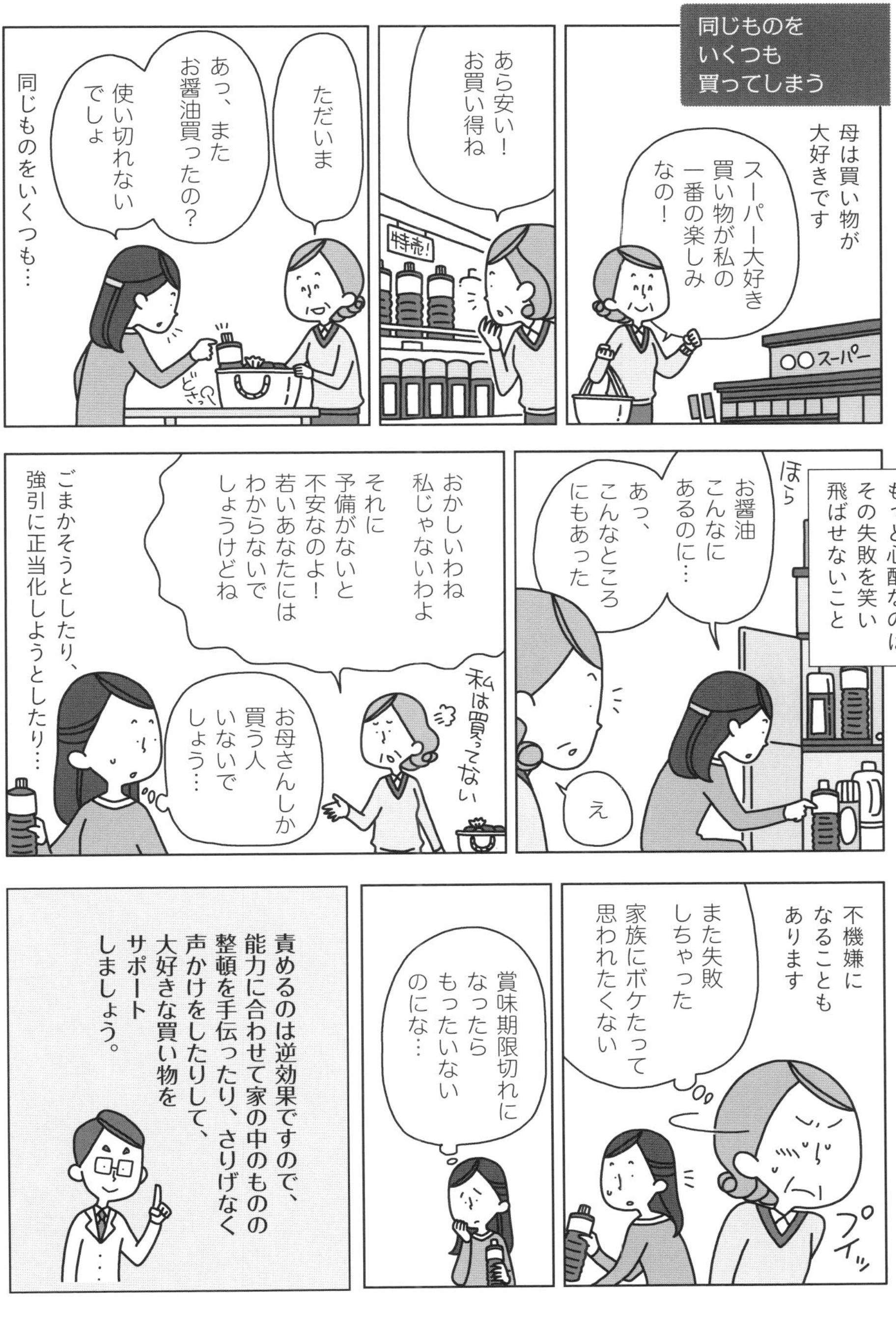
同じものを
いくつも
買ってしまう
母は買い物が大好きです
スーパー大好き 買い物が私の一番の楽しみなの！
○○スーパー
あら安い！ お買い得ね
特売！
ただいま
あっ、また お醤油買ったの？ 使い切れないでしょ
どきっ
同じものをいくつも…
もっと心配なのは その失敗を笑い飛ばせないこと
ほら
お醤油 こんなにあるのに…
あっ、こんなところにもあった
え
おかしいわね 私じゃないわよ それに 予備がないと不安なのよ！ 若いあなたには わからないでしょうけどね
私は買ってない
お母さんしか 買う人 いないでしょう…
ごまかそうとしたり、強引に正当化しようとしたり…
不機嫌になることもあります
また失敗しちゃった 家族にボケたって 思われたくない
プイッ
賞味期限切れに なったら もったいない のにな…
責めるのは逆効果ですので、能力に合わせて家の中のものの整頓を手伝ったり、さりげなく声かけをしたりして、大好きな買い物をサポートしましょう。

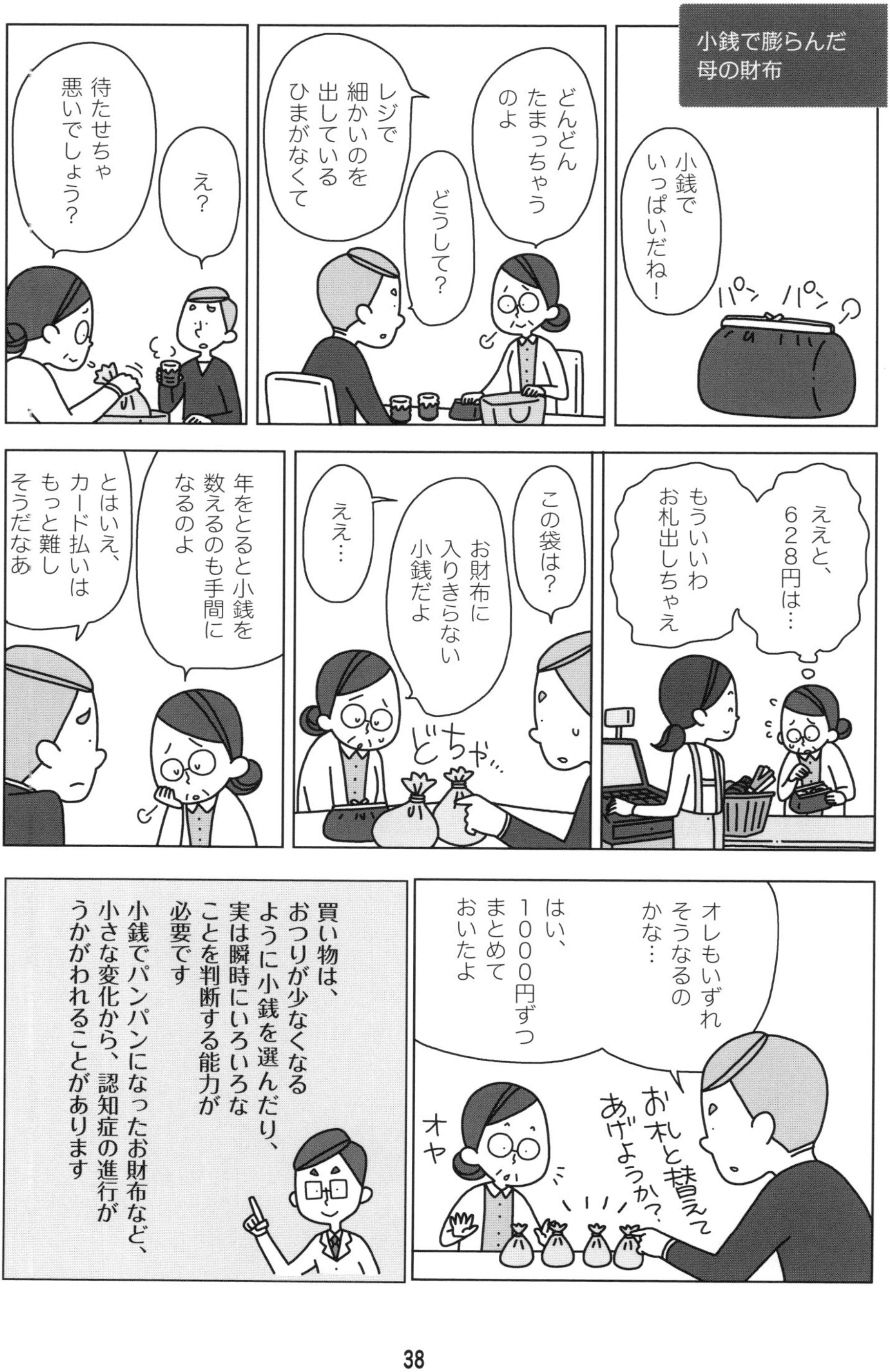
小銭で膨らんだ母の財布
小銭でいっぱいだね！
パンパン
どんどんたまっちゃうのよ
どうして？
レジで細かいのを出しているひまがなくて
え？
待たせちゃ悪いでしょう？
ええと、628円は…
もういいわお札出しちゃえ
この袋は？
お財布に入りきらない小銭だよ
ええ…
どちゃ…
年をとると小銭を数えるのも手間になるのよ
とはいえ、カード払いはもっと難しそうだなあ
オレもいずれそうなるのかな…
はい、1000円ずつまとめておいたよ
お札と替えてあげようか？
オヤ
買い物は、おつりが少なくなるように小銭を選んだり、実は瞬時にいろいろなことを判断する能力が必要です
小銭でパンパンになったお財布など、小さな変化から、認知症の進行がうかがわれることがあります

解説（計算等の能力の低下）

認知症が進行すると、買い物などの行動にも次第に支障が出てきます。たとえば、もの忘れによって買ったことを忘れるだけでなく、計算力も低下します。とくに引き算が苦手になるので、お釣りの小銭が財布にたまるという例は多くみられます。

さらに、認知症が進行すると、商品を買う際には、お金を支払うものだということ自体を忘れ、手続きをしないまま商品を持って店外に出てしまうという例もあります。家族は可能な限り、認知症の人の買い物に付き添うようにしましょう。

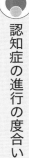

認知症の進行の度合い

中核症状は診断基準のひとつになっていて、ほとんどの人にあらわれますが、進行の度合には個人差があります。

認知症の進行は、主に初期、中期、後期に分類されます。初期では、もの忘れが中心で、体力もエネルギーもあるため、2章で紹介する過食、夜間不眠、暴言など、激しい症状があらわれる人もいます。しかし、中期、後期になると、多くの人は、体力、気力が弱まって、食が細くなり、外出が減り、穏やかになっていきます。

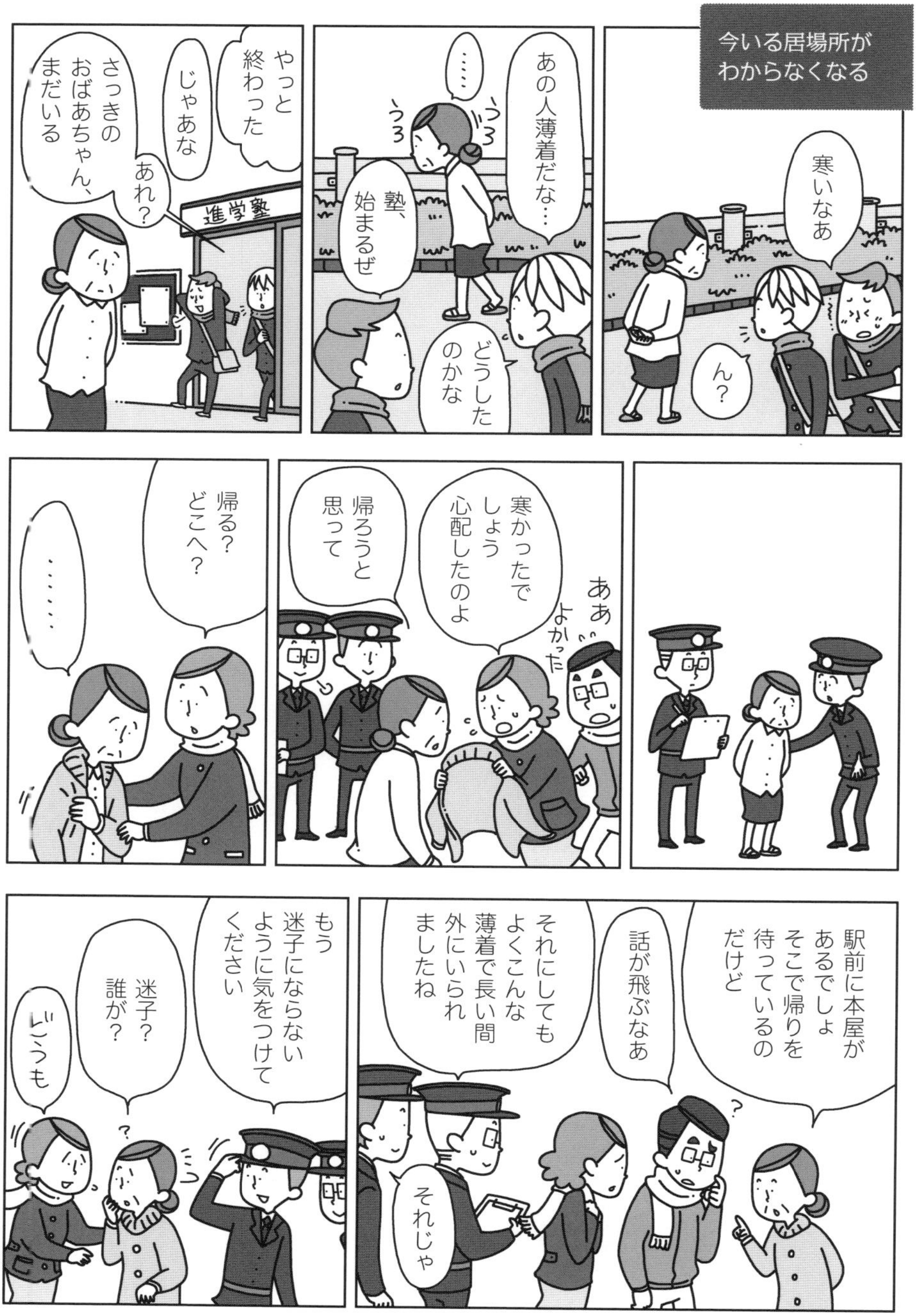
今いる居場所が
わからなくなる
寒いなあ
ん？
あの人薄着だな…
……
うろうろ
塾、始まるぜ
どうしたのかな
やっと終わった
じゃあな
進学塾
さっきのおばあちゃん、まだいる
あれ？
ああよかった
寒かったでしょう心配したのよ
帰ろうと思って
帰る？どこへ？
……
駅前に本屋があるでしょ
そこで帰りを待っているのだけど
話が飛ぶなあ
それにしてもよくこんな薄着で長い間外にいられましたね
それじゃ
もう迷子にならないように気をつけてください
迷子？誰が？
どうも

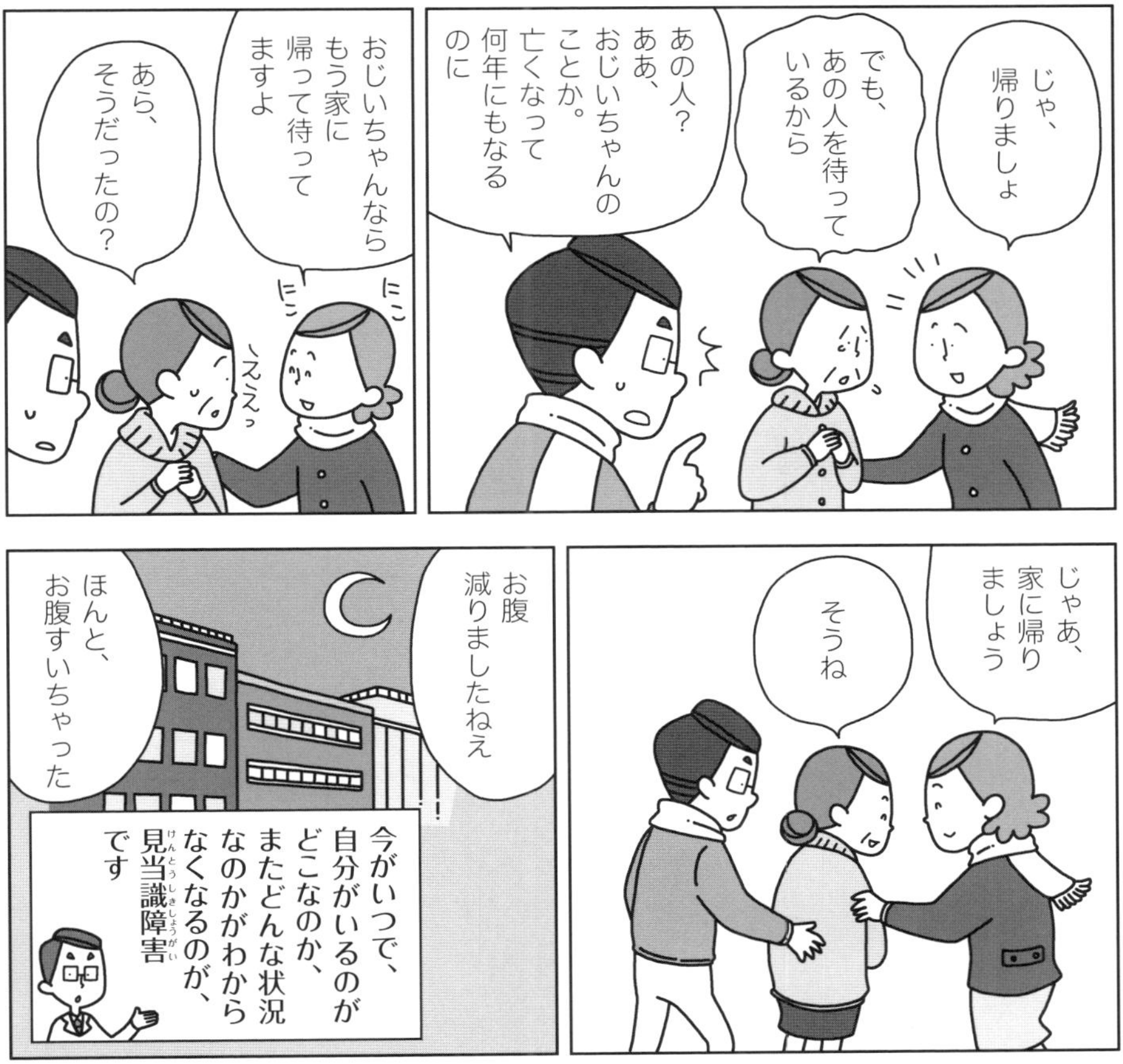
じゃ、帰りましょ
でも、あの人を待っているから
あの人？ああ、おじいちゃんのことか。亡くなって何年にもなるのに
おじいちゃんならもう家に帰って待ってますよ
ええっ
あら、そうだったの？
じゃあ、家に帰りましょう
そうね
お腹減りましたねえ
ほんと、お腹すいちゃった
今がいつで、自分がいるのがどこなのか、またどんな状況なのかがわからなくなるのが、見当識障害《けんとうしきしょうがい》です

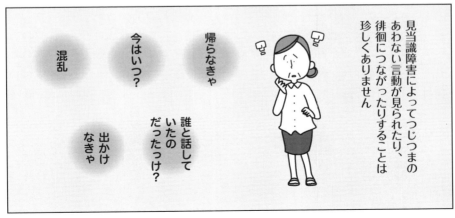

見当識障害によってつじつまのあわない言動が見られたり、徘徊につながったりすることは珍しくありません
帰らなきゃ
今はいつ？
混乱
誰と話していたのだったっけ？
出かけなきゃ

解説（見当識障害）

自分の居場所がわからなくなるのは、見当識障害によるものです。見当識とは、自分は今どこにいるのか、今はいつなのかということを認識する能力（認知機能）のことです。私たちは、この認知機能があるから、昨日と今日と明日の区別がつき、自分が、何県何市のどこにいるかということが把握できています。

この見当識障害は、場所だけでなく、人や物にも起こります。場所の見当識障害では、外出先だけでなく、通勤していた会社の場所、自宅のトイレの場所がわからなくなる場合もあります。長年、使い慣れた道具の用途が、突然わからなくなったりすることもあります。

亡くなった人をまだ生きているように感じるのは記憶障害（第1・記憶障害に関する法則）の中の記憶の逆行性喪失も関係しています。

ある方は現在70歳なのに、認知症により40歳頃まで過去に遡った約30年の記憶が失われてしまっていて、自分を40歳くらいだと思っていました。時代感覚も、人間関係も当時のままで、当時の記憶の中で暮らしています。つまり今が実際には２０１７年だとすると、ご本人は１９８７年頃の世界を生きているのです。こう考えていただくと、今を生きている周囲との間にギャップが生じる理由がわかるのではないでしょうか。

認知症の人と話をしていて、現在の状況がわからなくなっていると感じたら、いつ頃のことを覚えているかを探りながら話をしてみてはいかがでしょうか。認知症の人から見えている時代や場所がわかると、サポート方法を考えるヒントになるかもしれません。

なお、認知症の人が亡くなっている家族のことを待ったり、探そうとしたりする場合は、事実を伝えるより、「○○さんは、もう、家に帰っていますよ」「今夜は、出張だそうですよ」などと言って対応した方が早く落ちつくでしょう。帰宅する頃には、もう落ちついて、探していたことを忘れている場合も多いものです。

帰宅後も覚えているかもしれませんが、夕食や入浴に誘って、気持ちの矛先を変えていきます。

それから、季節にそぐわない衣類を着るのも認知症の人によくあることです。寒い冬に薄着で出かけるのは、感覚が鈍くなり、暑さや寒さを感じにくくなっていることが原因です。見当識障害により季節感が失われていることもあります。

ここで寒いだろうからと無理に着替えさせようとすると、ご本人は、今、着ている衣類に固執して（第6・こだわりの法則）、多くの場合は着替えたがりません。

また、自分のしていることを否定されたと思い、嫌な気持ちを抱き続けることがあります（第5・感情残存の法則）。

「もう一枚羽織ってはどうですか？ 暖かいですよ」など提案するような声かけがよいでしょう。

認知症の診断と治療の基礎知識

認知症の人は、身近な人に対しては、もの忘れなどの症状が強くあらわれますが、医師や看護師に対しては比較的しっかりした受け答えをする傾向がみられます。そのため、認知症の度合いを診察室での患者さんの様子だけで、医師が正確に判断するのは困難です。

さまざまな検査とともに、ご本人だけではなく家族からもふだんの様子や生活歴などを聞き、両方の話を参考にします。

認知症があらわれる原因となる病気（P46参照）がある場合は、その病気の治療を行います。原因疾患によっては外科手術が必要な場合もあります。

その後、本人や家族の希望や生活環境などを参考にしながら、主治医と治療方針をたて、定期的に受診していきます。

受診の割合は、月に１回、３ヵ月に１回などさまざまです。受診回数が多いから医師の対応がきめ細かいわけではありませんし、患者さんの症状が重いというわけではありません。

❶ 検査、診断

↓

❷ 認知症があらわれる原因となる主な病気（P46参照）が確定します

↓

❸ 治療方針を選択します

❶検査、診断

医師による問診、認知機能検査（医療機関によって行うテストは異なります）、画像検査などによって認知症の診断が確定します。

●問診	
もの忘れなどの変化があらわれた時期、ふだんの様子、生活歴、既往歴、ご家族からみた患者さんの様子などについて、聞かれます。	
●主な認知機能検査	
記憶力をみる	ミニ・メンタル・ステイト・エグザミネーション（MMSE）、改訂長谷川式簡易知能評価スケール。
注意力をみる	トレイルメイキングテスト（２枚の紙上に書いてある文字、数字を線でつなぎ、その速度から同時に物事を進める能力をみるテストです）。
言語力をみる	くだもの、動物などの単語をできるだけたくさん言い、どのくらいの数の単語が言えるかを調べるテストです。
視空間能力	A４用紙に、時計の文字盤、数字、長針、短針を書いて10時10分の状態を完成させるテストです。
●画像検査	
頭部CT、MRI	アルツハイマー型認知症の人で、ある程度進行していると、脳の海馬が萎縮している様子が画像でわかります。
SPECT	脳の血流低下があるか、あればその部位の状態を見ます。
PET	ブドウ糖に似た弱い放射性物質を静脈に注射して、脳のブドウ糖の利用状態を調べ、脳の活動状態を見ます。

	原因	治療方法
	脳梗塞（血管に血の塊が詰まる）、脳出血（血管が破れて出血する）、くも膜下出血などによって、脳の一部の神経細胞に栄養や酸素が行き渡らなくなり、神経細胞が死滅することで脳機能が低下します。	危険因子となる高血圧、糖尿病、脂質異常症などの改善、及び薬物療法を行います。発症直後は、血腫を除去する手術や、血の塊を溶かす治療が行われ、その後は麻痺などの症状を改善するためのリハビリを行います。
	頭部の外傷後、頭蓋骨の内側で、脳を包んでいる硬膜と脳の間に血腫がたまり、その血腫が脳を圧迫して、吐き気、嘔吐、半身まひ、言語障害などさまざまな症状を引き起こします。高齢者に多く、ご本人が気づかない程度の、ごく軽度の打撲で起こる場合もあります。	打撲直後では頭部CTで異常が認められないことが多く、確認できないことが大半です。3週間から数ヵ月後に、血腫がCT検査で確認できた場合は、外科手術を行います。
	脳と頭蓋骨の間に流れている脳脊髄液が、脳の中心部にある脳室にたまり、脳室が圧迫して発症します。	初期は、外科手術（シャント）で脳の髄液を排出します。発見が遅れると、脳の損傷が進み、治療効果がなくなることがあります。
	頭蓋骨の中にできる腫瘍で、脳内の細胞が腫瘍となる原発性脳腫瘍と、脳以外でできた腫瘍が転移した転移性脳腫瘍があります。	脳腫瘍の摘出手術や放射線治療などを行います。
	脳内でアミロイドβが蓄積したり、またタウたんぱくが変性して、神経原線維変化が起きることで、脳の神経細胞が損傷され、発症すると考えられています。	進行を遅らせる目的で、薬物療法（ドネペジル塩酸塩：商品名アリセプトほか）などを行う場合があります。完治はむずかしくても、進行を穏やかにすることは可能です。
	たんぱく質（レビー小体）が、神経細胞内に蓄積して毒性をもち、神経細胞を死滅させることで発症すると考えられています。	進行を遅らせる目的で、薬物療法を行う場合があります。
	脳の前頭葉、側頭葉が萎縮します。前頭葉は、思考、行動、言動、意欲など脳の中枢的な働きをしています。側頭葉は、言語の理解、記憶、聴覚、嗅覚などを司っています。	症状を緩和する目的で、薬物療法を行う場合があります。

❷ 認知症があらわれる原因となる主な病気

		あらわれる症状
脳血管性疾患	血管性認知症	記憶障害、言語障害、歩行障害、しびれ、めまいなど。
打撲などの外傷が原因となる疾患、外科的疾患	慢性硬膜下血腫	頭痛、歩行障害、運動麻痺、意欲低下、見当識障害など。
	正常圧水頭症	初期：歩行障害、尿失禁、頻尿、注意力・意欲の低下による無気力など。
腫瘍疾患	脳腫瘍	慢性頭痛、吐き気、嘔吐、視覚異常、手足のしびれ、言語障害、てんかんなど。
脳の神経細胞の変性による疾患	アルツハイマー型認知症	初期：記憶障害、遂行実行機能の低下など。 中期、後期：見当識障害（人、時、場所などがわからなくなる）、視空間認知（見たり聞いたりしたことを把握する能力）の衰えなど。
	レビー小体型認知症	幻覚、睡眠中のせん妄、妄想。進行後は、手足のふるえ、体の硬直、動作の緩慢さなど。
	前頭側頭型認知症	人格の変化など（初期には記憶障害はあまり強くあらわれない場合が多い）。

非薬物療法

●運動療法

ウオーキング、水泳、筋力トレーニングなどの運動による血流改善、また、高血圧の人は血圧の低下、コレステロール値が高い人は血中コレステロールの低下などを目指します。

●食事療法など

栄養バランスのとれた食事を摂取します。肥満気味の人は減量、高血圧の人は血圧の低下、コレステロール値が高い人は血中コレステロールの低下などを目指します。

●リハビリテーション（一例）

回想法	認知症の人は、比較的昔のことは覚えていることがあります。その特性を活かして、過去の話を思い出したり、懐かしいおもちゃやレコード、昔の雑誌などを手に取りながら、ほかの人と話したり話を聞いたりします。他者との会話は、思いもよらない反応があり、脳にとってよい刺激になります。
音楽療法	音楽によるリラックス効果や、声を出して歌うことで、楽しんだり、気分が高揚するなど、複数の刺激があります。

※リハビリテーションについては、第４章でも紹介しています。

❸ 治療方法の選択

主な認知症治療には以下のものがあります。

薬物療法

●認知症の進行を抑える薬	
・ドネペジル塩酸塩（商品名アリセプトほか）	病気の進行に伴って減少する脳内の神経伝達物質アセチルコリンの分解を抑制し、減少を抑える作用があります。
・ガランタミン臭化水素酸塩（商品名レミニール）	ドネペジル塩酸塩と同様の作用があります。
・リバスチグミン（商品名リバスタッチパッチ　イクセロンパッチ）	貼り薬のため、経口薬を嫌がる患者さんにも、症状が合えば使えます。
・メマンチン塩酸塩（商品名メマリー）	神経細胞の働きを活発化させる作用があります。
●認知症の周辺症状を軽減する薬	
・リスペリドン（商品名リスパダールほか） ・クエチアピンフマル塩酸（商品名セロクエルほか）	攻撃的になったり、興奮したりしている時に使用します。
・クロチアゼパム（商品名リーゼほか）	幻覚や夜間せん妄時に使用します。
・チアプリド塩酸塩（商品名グラマリールほか）	脳卒中の人に起きた徘徊などに使用することがあります。
・エスタゾラム（商品名ユーロジンほか） ・エチゾラム（商品名デパスほか） ・ゾルピデム酒石酸塩（商品名マイスリーほか）	睡眠導入薬として使用します。

通院を嫌がる

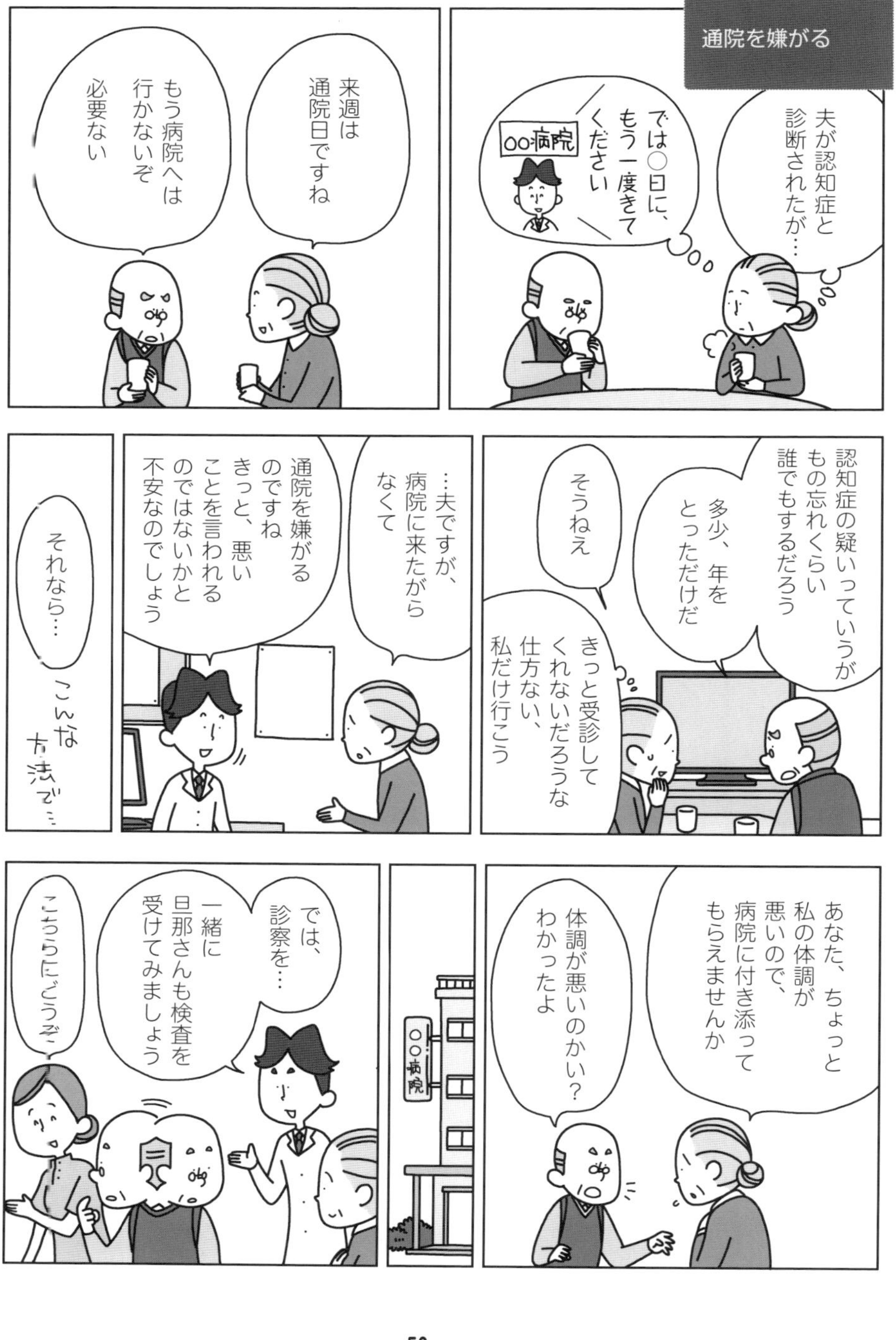
夫が認知症と診断されたが…
〇〇病院
では○日に、もう一度きてください
来週は通院日ですね
もう病院へは行かないぞ 必要ない
認知症の疑いっていうが もの忘れくらい 誰でもするだろう
多少、年をとっただけだ
そうねえ
きっと受診してくれないだろうな 仕方ない、私だけ行こう
…夫ですが、病院に来たがらなくて
通院を嫌がるのですね きっと、悪いことを言われるのではないかと不安なのでしょう
それなら…
こんな方法で…
あなた、ちょっと私の体調が悪いので、病院に付き添ってもらえませんか
体調が悪いのかい？ わかったよ
〇〇病院
では、診察を…
一緒に旦那さんも検査を受けてみましょう
こちらにどうぞ

薬を嫌がる

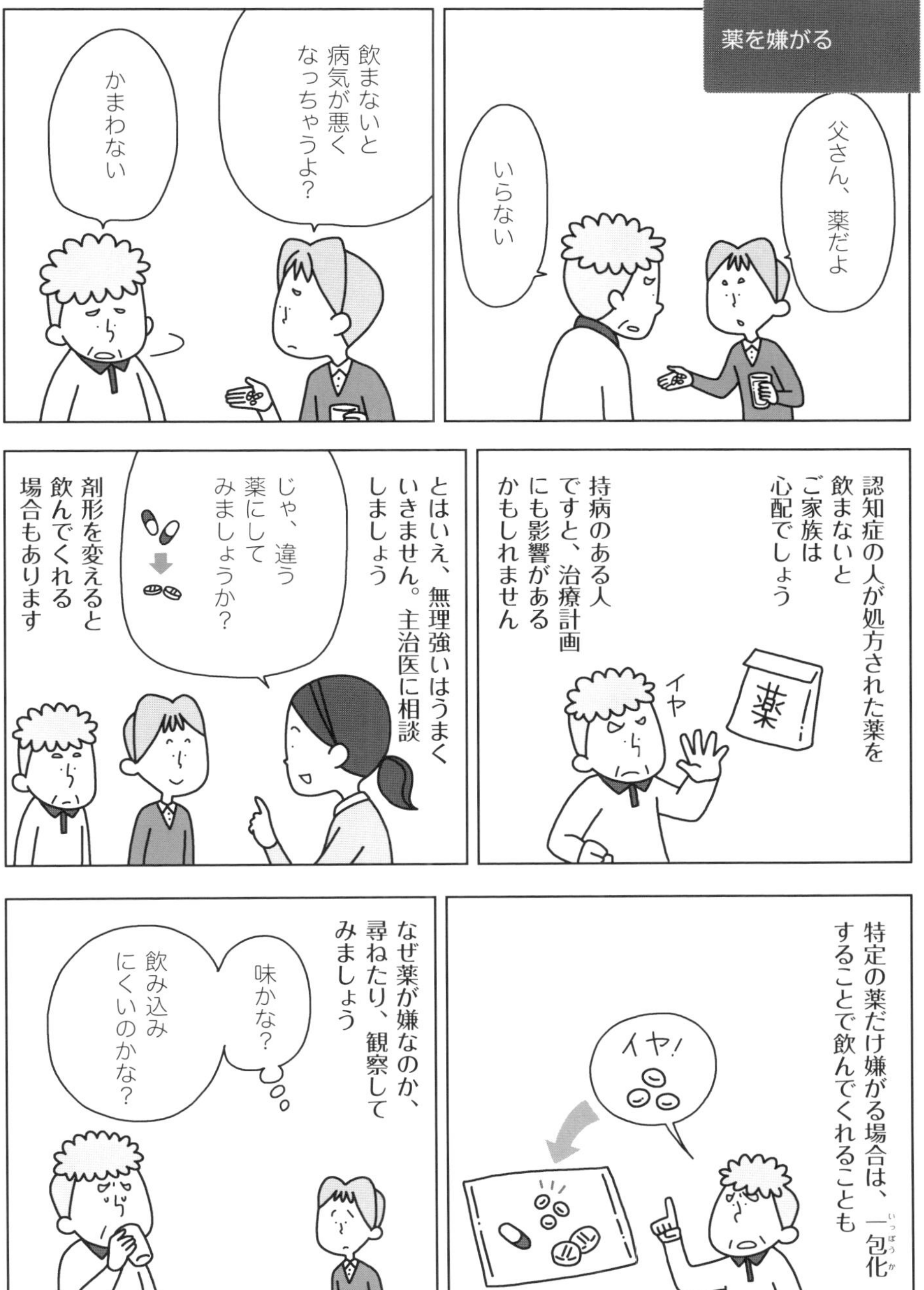
父さん、薬だよ
いらない
飲まないと病気が悪くなっちゃうよ?
かまわない
認知症の人が処方された薬を飲まないとご家族は心配でしょう
持病のある人ですと、治療計画にも影響があるかもしれません
イヤ
薬
とはいえ、無理強いはうまくいきません。主治医に相談しましょう
じゃ、違う薬にしてみましょうか?
剤形を変えると飲んでくれる場合もあります
特定の薬だけ嫌がる場合は、一包化《いっぽうか》することで飲んでくれることも
イヤ!
なぜ薬が嫌なのか、尋ねたり、観察してみましょう
味かな?
飲み込みにくいのかな?

解説（通院等の拒否）

病院で認知症を疑われると、多くの人はショックを受けます。そして、その後、受診をしたがらないことも少なくありません。

しかし、受診しないでいると手遅れになる認知症もあるのです。

認知症は、治らないものだと思われていますが、認知症があらわれる原因となる主な病気（P46参照）の中には、慢性硬膜下血腫、正常圧水頭症など治療をすれば治る病気もあります。こうした原因疾患に適切に対処すれば認知症が治るケースもあります。また、病気によっては早期に外科手術が必要な場合もあり、受診のタイミングが遅れると、病気が悪化しかねません。

治療できる機会を逃さないように、身近な方はぜひとも受診を促していただきたいと思います。

家族が、「私の診察に付き添ってください」などと誘い出し、一緒に病院に行くのもよいでしょう。信頼している第三者やかかりつけ医の言葉になら耳を傾ける場合もあります。

ご本人が病院に行きたがらない場合は、ご家族だけでも担当医に状況を相談しながら、治療が途絶えないようにしましょう。

薬を飲みたがらないという場合には、原因がどこにあるのか観察します。また薬を飲む時間に、同居していない他の家族から認知症の人に電話してもらい、服薬を促してもらっている人もいます。ふだん接していない人には素直に接する場合も多いものです。

第2章

認知症の周辺症状

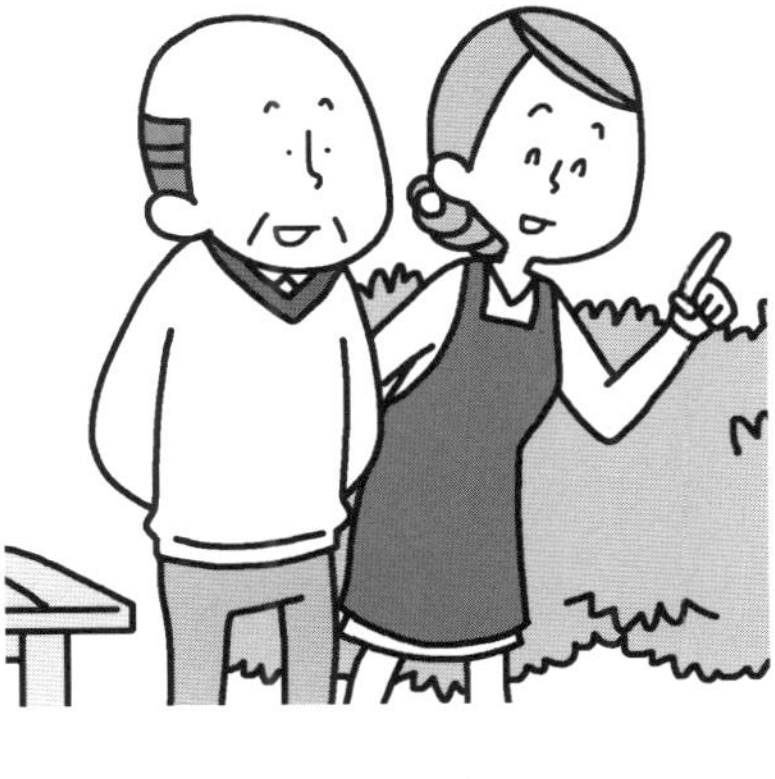

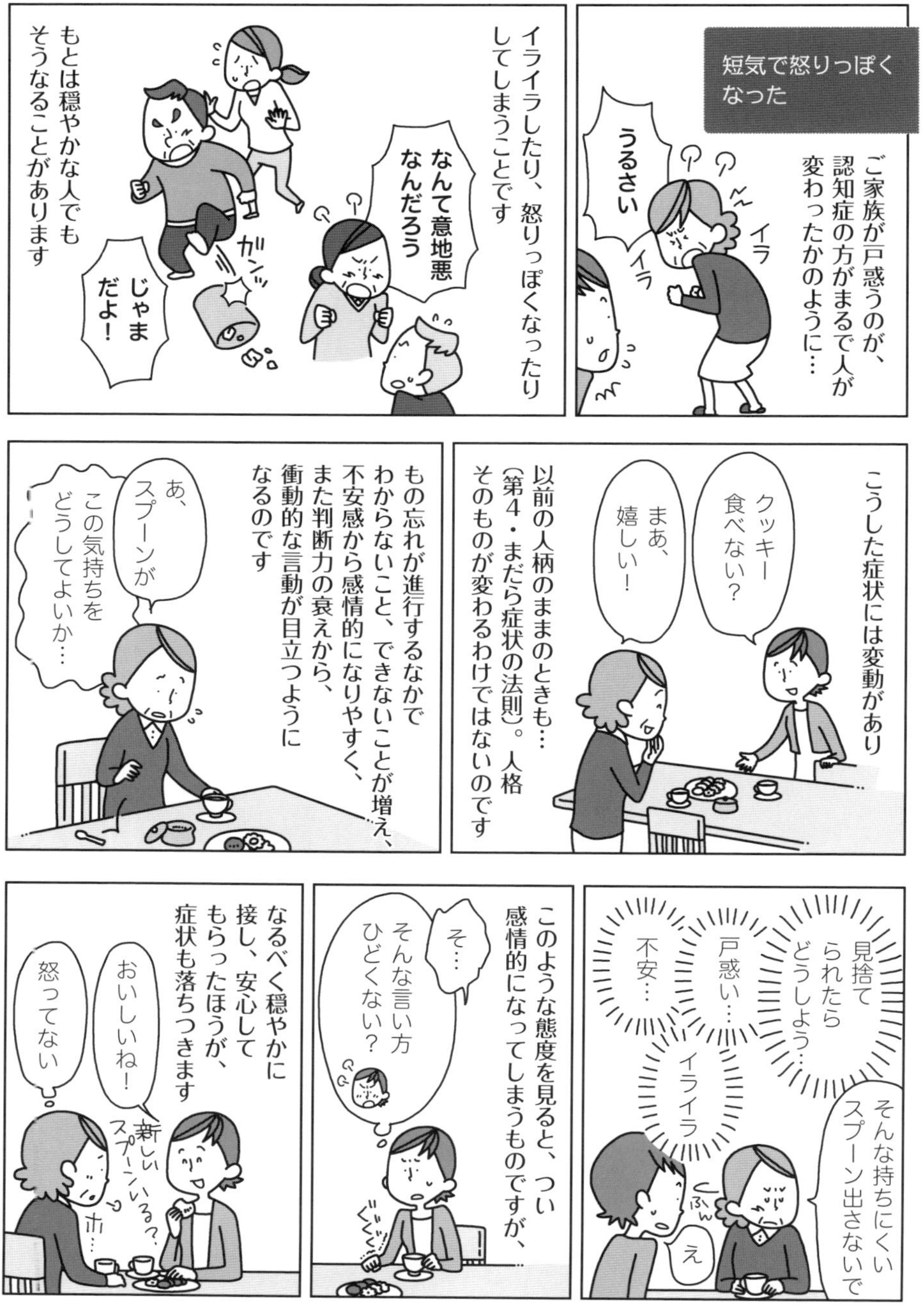

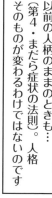

短気で怒りっぽくなった
ご家族が戸惑うのが、認知症の方がまるで人が変わったかのように…
うるさい
イラ
イラ
イライラしたり、怒りっぽくなったりしてしまうことです
なんて意地悪なんだろう
ガンッ
じゃまだよ！
もとは穏やかな人でもそうなることがあります
こうした症状には変動があり
クッキー食べない？
まあ、嬉しい！
以前の人柄のままのときも…（第4・まだら症状の法則）。人格そのものが変わるわけではないのです
もの忘れが進行するなかでわからないこと、できないことが増え、不安感から感情的になりやすく、また判断力の衰えから、衝動的な言動が目立つようになるのです
あ、スプーンが
この気持ちをどうしてよいか…
そんな持ちにくいスプーン出さないで
見捨てられたらどうしよう…
戸惑い…
不安…
イライラ
ふん
え
このような態度を見ると、つい感情的になってしまうものですが、
そ…
そんな言い方ひどくない？
なるべく穏やかに接し、安心してもらったほうが、症状も落ちつきます
おいしいね！
新しいスプーンいる？
怒ってない
ホ…

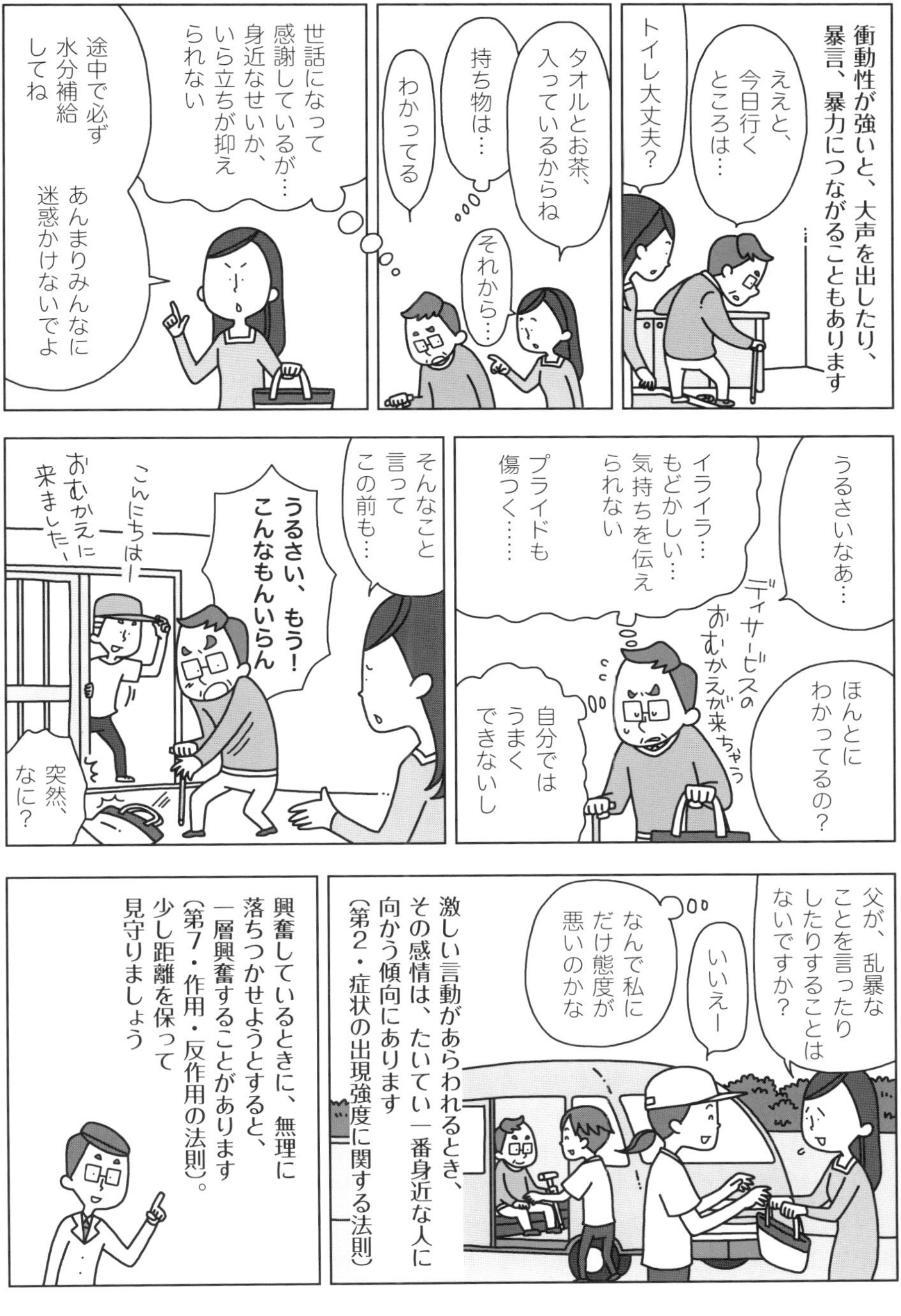
衝動性が強いと、大声を出したり、暴言、暴力につながることもあります
ええと、今日行くところは…
トイレ大丈夫?
…
タオルとお茶、入っているからね
持ち物は…
わかってる
それから…
世話になって感謝しているが…身近なせいか、いら立ちが抑えられない
途中で必ず水分補給してね
あんまりみんなに迷惑かけないでよ
うるさいなあ…
イライラ…もどかしい…気持ちを伝えられない
プライドも傷つく……
デイサービスのおむかえが来ちゃう
ほんとにわかってるの?
自分ではうまくできないし
そんなこと言ってこの前も…
うるさい、もう!こんなもんいらん
こんにちは!
おむかえに来ました
突然、なに?
父が、乱暴なことを言ったりしたりすることはないですか?
いいえー
なんで私にだけ態度が悪いのかな
激しい言動があらわれるとき、その感情は、たいてい一番身近な人に向かう傾向にあります(第2・症状の出現強度に関する法則)
興奮しているときに、無理に落ちつかせようとすると、一層興奮することがあります(第7・作用・反作用の法則)。少し距離を保って見守りましょう

悪口を言う

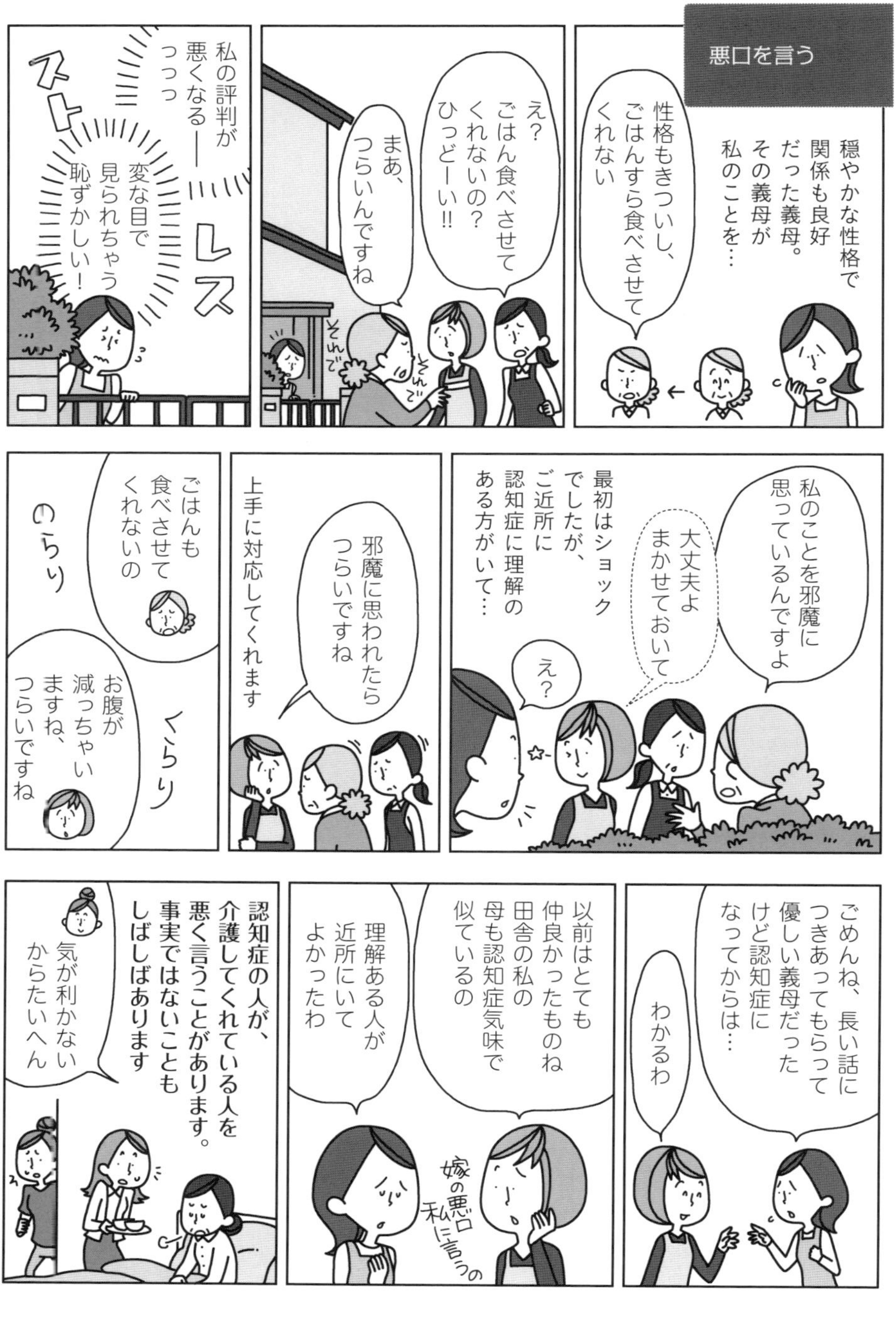
穏やかな性格で関係も良好だった義母。その義母が私のことを…
性格もきついし、ごはんすら食べさせてくれない
え？ごはん食べさせてくれないの？ひっどーい!!
まあ、つらいんですね
それで それで
私の評判が悪くなる——っっっ
変な目で見られちゃう 恥ずかしい！
ストレス
私のことを邪魔に思っているんですよ
大丈夫よ まかせておいて
え？
最初はショックでしたが、ご近所に認知症に理解のある方がいて…
邪魔に思われたらつらいですね
上手に対応してくれます
ごはんも食べさせてくれないの
のらり
お腹が減っちゃいますね、つらいですね
くらり
ごめんね、長い話につきあってもらって 優しい義母だったけど認知症になってからは…
わかるわ
以前はとても仲良かったものね 田舎の私の母も認知症気味で似ているの
理解ある人が近所にいてよかったわ
嫁の悪口私に言うの
認知症の人が、介護してくれている人を悪く言うことがあります。事実ではないこともしばしばあります
気が利かないからたいへん

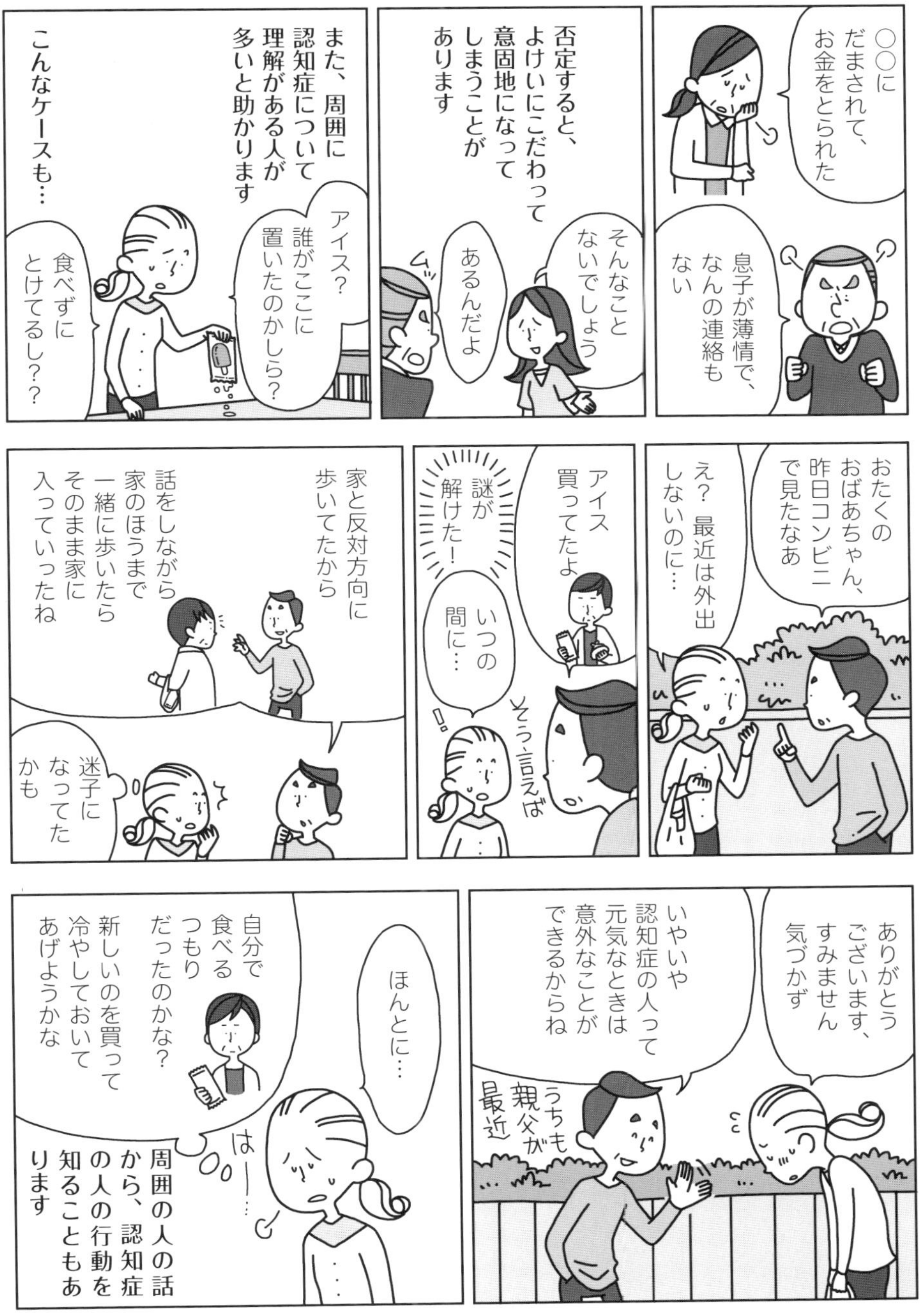

○○にだまされて、お金をとられた
息子が薄情で、なんの連絡もない
否定すると、よけいにこだわって意固地になってしまうことがあります
そんなことないでしょう
ムッ
あるんだよ
また、周囲に認知症について理解がある人が多いと助かります
アイス？誰がここに置いたのかしら？
こんなケースも…
食べずにとけてるし？？
おたくのおばあちゃん、昨日コンビニで見たなあ
え？最近は外出しないのに…
…
アイス買ってたよ
謎が解けた！
いつの間に…
そう言えば
！
家と反対方向に歩いてたから
話をしながら家のほうまで一緒に歩いたらそのまま家に入っていったね
迷子になってたかも
ありがとうございます、すみません気づかず
いやいや認知症の人って元気なときは意外なことができるからね
うちも親父が最近
ほんとに…
自分で食べるつもりだったのかな？新しいのを買って冷やしておいてあげようかな
はー…
周囲の人の話から、認知症の人の行動を知ることもあります

解説（怒りっぽい、悪口を言う）

怒りっぽくなったり、周囲の人に家族の悪口を言ったりするのは、認知症初期の段階でよくあることです。

認知症の症状には、1章で説明した中核症状（記憶障害、遂行実行機能の低下、見当識障害　P15参照）とともに、次ページの表のように、暴言、暴力、徘徊、食行動異常などがあらわれることがあり、これらを周辺症状（BPSD行動・心理症状　P14参照）と呼んでいます。

認知症の人の暴言、暴力などの激しい言動を目の当たりにすると、周囲は驚き、人が変わってしまったのではないかと感じるかもしれません。

しかしそのようなときは、どうか認知症の人が見ている世界や、状況を想像していただきたいと思います。

認知症の人は、症状が進行するにつれて、記憶力が失われたり、今までできていたことが思うようにできなくなってきた自分に不安やもどかしさを感じています。

また、認知症になる前と同じように明晰な部分も残っているため、認知機能が衰えていくことが自覚できるのです。こうしたこともいら立ちや、激しい言動などが出やすくなる原因となります。

つまり、周辺症状のあらわれは、その人の心理状況のサインでもあります。

中核症状は、認知症と診断されたほとんどの人にあらわれるのに対して、周辺症状の出現は個人差が大きくなります。

過去の生活環境や、もともとの性格が関係している場合もありますし、過去には見られなかったような性質があらわれる場合もあります。

周辺症状は、周囲の人が接し方を変えたり、環境を整えたり、治療薬の服用で改善する例が多数あります。ご家族は医師に相談したり、本書を参考に工夫したりして、対応方法を見出していくようにしましょう。

周辺症状
（行動・心理症状：BPSD）

行動

怒りっぽくなる
暴言、暴力
多弁、多動
食行動異常
（過食、偏食、異食、食事拒否）
徘徊
睡眠障害
失禁、弄便、
不潔行為
性的異常行動
介護抵抗

中核症状

記憶障害
遂行実行機能・
判断力の低下
見当識障害
失認、失語、失行

心理

不安、焦燥
興奮
抑うつ
幻覚、妄想
せん妄

コラム● 認知症の人の激しい言動を理解するための3原則

以前は穏やかだった人でも、認知症になると激しい言動を見せることがあります。大声を出したり、いら立ったり、大人気ないような振舞いをする人もいます。

最初のうちは、戸惑うことでしょう。認知症をよく知らない人からすると、不可解に感じられるかもしれません。

しかし私は、この激しい言動は認知症の人による自発的な行為ではなく、リアクション（反応）だと考えています。

認知症の人に対して強い言い方や対応をすると、同じように強い反応が返ってくるものです（第7・作用・反作用の法則）。

また大声やきつい口調でなくても、認知症の人を心配する気持ちから「その扉は開けないで」「ごはんをこぼさないようにね」などと先回りして言ってしまいがちです。また、「はいはい」と子どもに対するような言い方をしたり、相手の言葉をさえぎって「わかってます」などと言ってしまうこともあるかもしれません。認知症の人はこうした周囲の言動で、自信を失ったり、傷ついたりしているのです。

認知症の人の、激しい言動を理解するための3つの原則をご説明します。

第1原則　本人の記憶になければ本人にとっては事実ではありません

認知症の人は、直近の記憶がないため、先ほど言ったこと、したことであっても覚えていられません。覚えていないということは、ご本人にとってその事実は存在しないのと同じことなのです。

第2原則　本人が思ったことは本人にとっては絶対的な真実です

今、家族で一緒に食事をしたばかりにもかかわらず、「ごはんはまだ？　ごはんを食べたい」と認知症の人が言っているとき、ご本人は、本当に食べていないと思っています。認知症の人は基本的に、本当はAだと考えているが、Bと言っているということはありません。認知症の人が言っていることは、今、ご本人が実際に事実だと信じていることなのです。

第3原則　認知症が進行してもプライドがあります

相手が認知症だからといって、なにもわからないだろうと見なしたり、「ダメって言ったでしょう」「何度言ったらわかるの？」「はいはい」など、子どもを諭すような言い方をしてしまうことはないでしょうか。

そしてもしも、相手が認知症でなければ、そのような言い方はしないのではないでしょうか。認知症の人にも、そうでない人と同じようにプライドがあります。

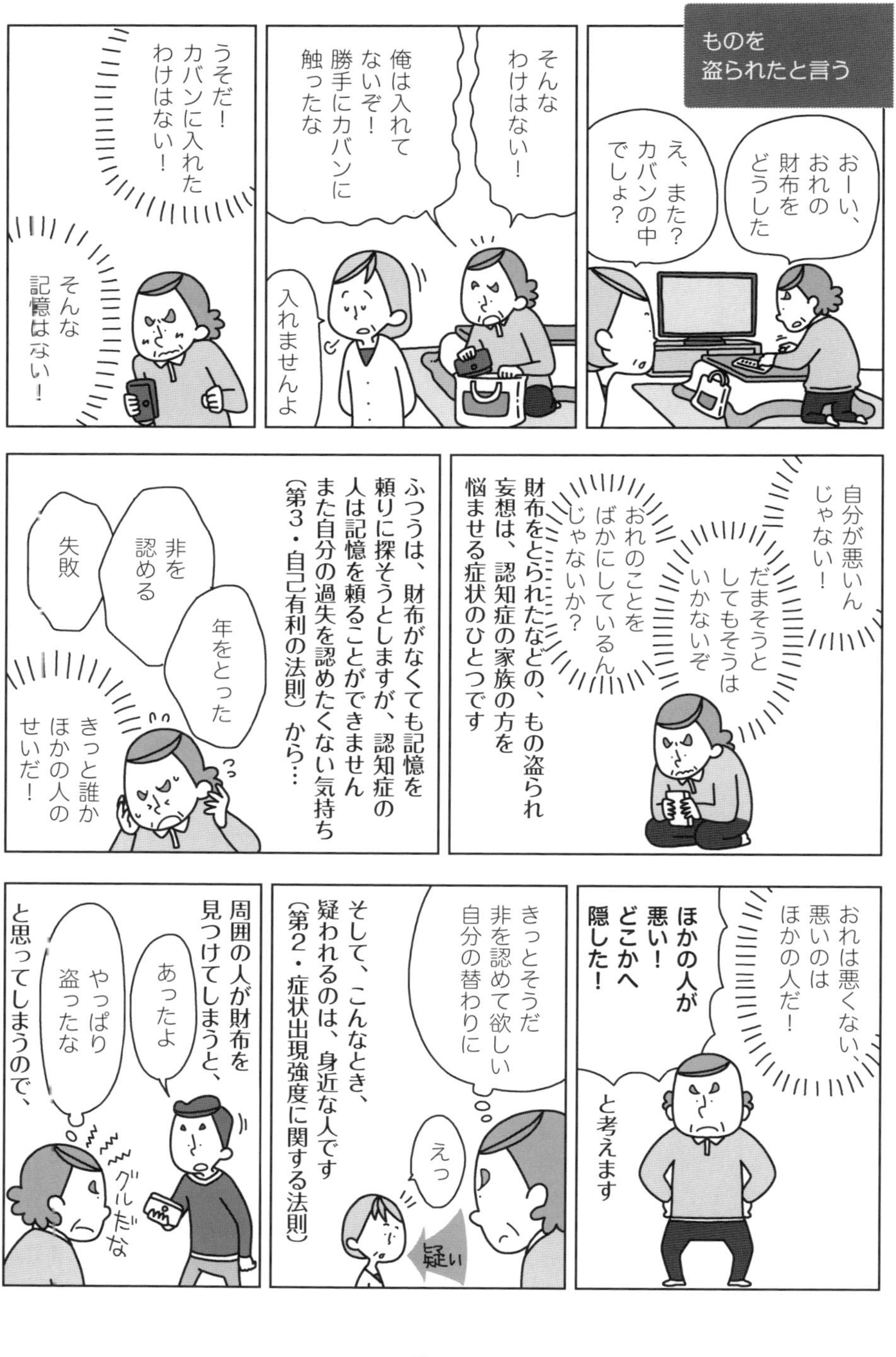
ものを
盗られたと言う
おーい、おれの財布をどうした
え、また？カバンの中でしょ？
そんなわけはない！
俺は入れてないぞ！勝手にカバンに触ったな
入れませんよ
うそだ！カバンに入れたわけはない！
そんな記憶はない！
自分が悪いんじゃない！
だまそうとしてもそうはいかないぞ
おれのことをばかにしているんじゃないか？
財布をとられたなどの、もの盗られ妄想は、認知症の家族の方を悩ませる症状のひとつです
ふつうは、財布がなくても記憶を頼りに探そうとしますが、認知症の人は記憶を頼ることができません
また自分の過失を認めたくない気持ち（第3・自己有利の法則）から…
年をとった
非を認める
失敗
きっと誰かほかの人のせいだ！
おれは悪くない、悪いのはほかの人だ！
ほかの人が悪い！どこかへ隠した！
と考えます
きっとそうだ非を認めて欲しい自分の替わりに
えっ
疑い
そして、こんなとき、疑われるのは、身近な人です（第2・症状出現強度に関する法則）
周囲の人が財布を見つけてしまうと、
あったよ
やっぱり盗ったな
グルだな
と思ってしまうので、

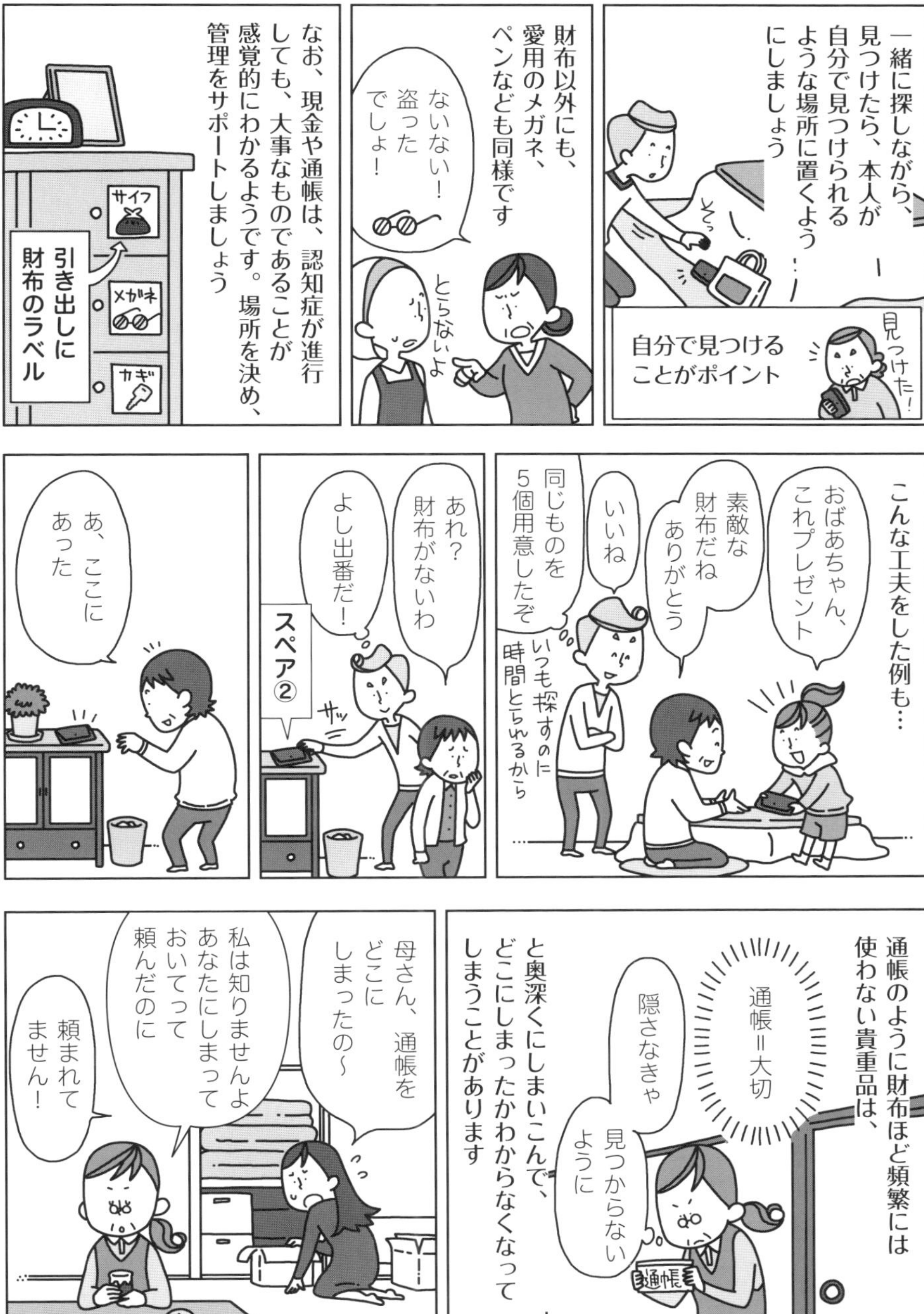
一緒に探しながら、見つけたら、本人が自分で見つけられるような場所に置くようにしましょう
そっ
自分で見つけることがポイント
見つけた!
財布以外にも、愛用のメガネ、ペンなども同様です
ないない!盗ったでしょ!
とらないよ
なお、現金や通帳は、認知症が進行しても、大事なものであることが感覚的にわかるようです。場所を決め、管理をサポートしましょう
サイフ
メガネ
カギ
引き出しに財布のラベル
こんな工夫をした例も…
おばあちゃん、これプレゼント
素敵な財布だね ありがとう
いいね
同じものを5個用意したぞ
いつも探すのに時間とられるから
あれ?財布がないわ
よし出番だ!
スペア②
サッ
あ、ここにあった
通帳のように財布ほど頻繁には使わない貴重品は、
通帳=大切
隠さなきゃ
見つからないように
通帳
と奥深くにしまいこんで、どこにしまったかわからなくなってしまうことがあります
母さん、通帳をどこにしまったの~
私は知りませんよ あなたにしまっておいてって頼んだのに
頼まれてません!

解説（もの盗られ妄想）

「財布を盗られた」などと思うのは、「もの盗られ妄想」といって、認知症の典型的な症状のひとつです。

認知症になると、記憶障害によって、ものをしまった場所や、しまったこと自体を忘れてしまうことがあります。

ものをなくすと、ふつうは「自分がなくしてしまったかもしれない」、「どこかに置き忘れたかもしれない」、と思いますが、認知症の人は自分にとって不利なことを認めたがらない（第3・自己有利の法則）傾向があります。そうした心理から自分がなくしたとは考えずに、誰かに盗まれたのだと思い込みます。

そしてその「誰か」を、多くの場合、一緒に暮らしている家族や、よく来てくれるヘルパーさんだと思い込みます。認知症は家族や、よくお世話をしてくれている近くにいる人に対して症状が強く出る傾向があります（第2・症状の出現強度に関する法則）。近くにいる人に対しては、接する時間が長く、気を許しているため、言いやすいのでしょう。

家族は、もちろん盗んでなどいませんから、誤解を解こうと一生懸命になってしまいますが、強く否定してもうまくいきません。

たいへんよくあることなので、介護のプロは対応も上手ですが、ご家族では心穏やかではいられないのが普通でしょう。

しかし、ここで言い合いになると、解決しないばかりか嫌な気持ちが残ってしまいやすく（第5・感情残像の法則）、関係がより悪化してしまいます。その後の介護にも影響してしまいます。

認知症の人が、「なくした」「盗られた」と言うとき、周囲は話を合わせて一緒に探しつつ、もし見つけたら、最終的にご本人が見つけられるように、わかりやすい場所に出しておきましょう。

またものをなくさないですむように、引き出しに絵と文字でラベルを貼るなどして、しまう場所をわかりやすくするとよいでしょう。

認知症の人は不安な気持ちから疑い深くなっているのです。もの盗られ妄想があるからといって関係が悪くなっているわけではありません。よい気持ちではいられないかもしれませんが、認知症の症状のひとつだと理解して、受け流しましょう。

もの盗られ妄想は、多くの場合、主に認知症の初期から中期にあらわれます。財布や預金通帳など金銭関係のものだけでなく、ご本人が大切にしているものや生活必需品、たとえばメガネや帽子などが見当たらないときも同じようなことを言うことがあります。

その一方で認知症が進行しても、財布や預金通帳は大切なものだという意識は最後まで多くの人にあります。こうしたものを盗られないように、とわざわざ厳重に隠してしまい、見つけられなくなるというトラブルが起こることもあります。

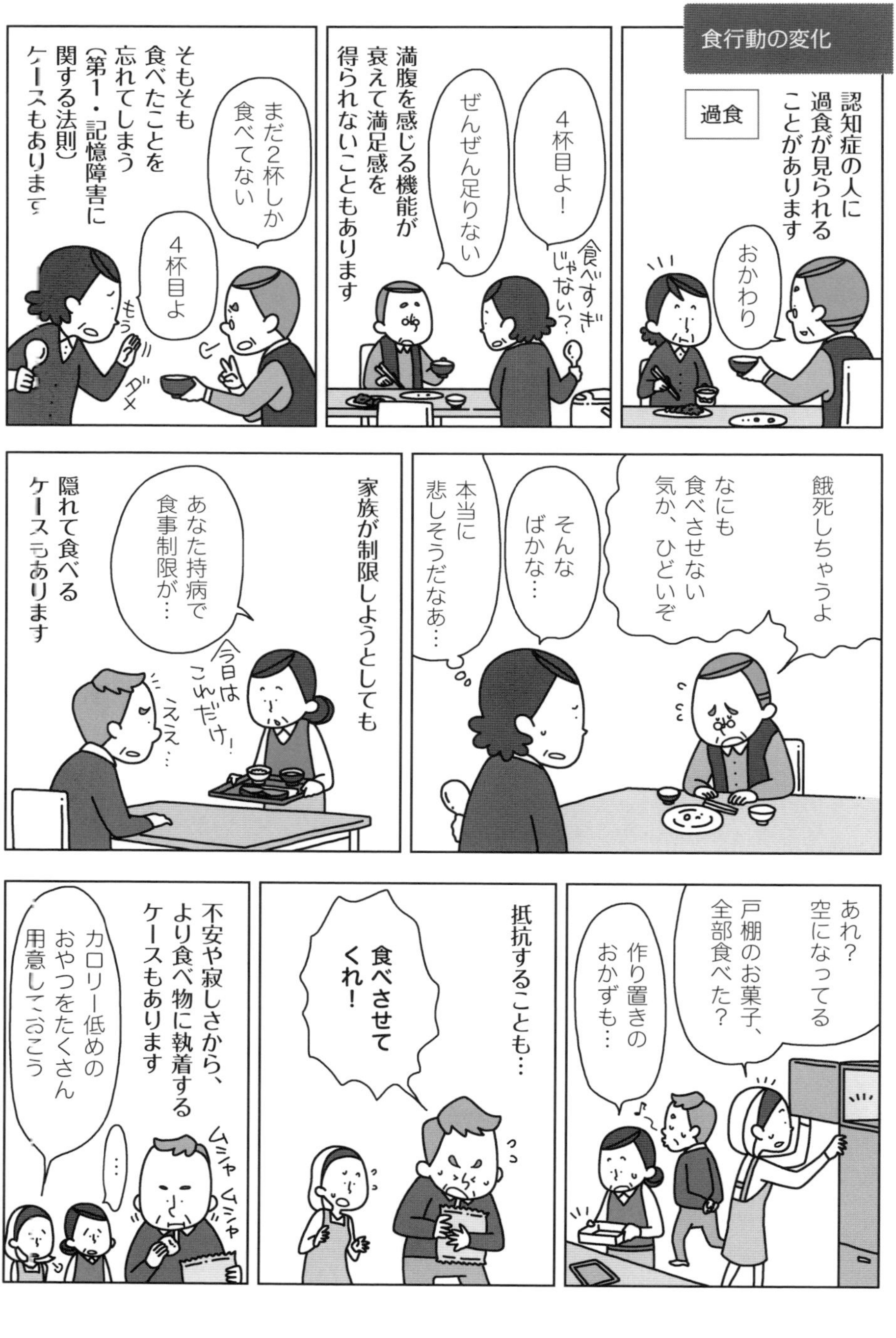
食行動の変化
過食
認知症の人に過食が見られることがあります
おかわり
4杯目よ！
ぜんぜん足りない
食べすぎじゃない？
満腹を感じる機能が衰えて満足感を得られないこともあります
そもそも食べたことを忘れてしまう（第1・記憶障害に関する法則）ケースもあります
まだ2杯しか食べてない
4杯目よ
もう
ダメ
餓死しちゃうよ なにも食べさせない気か、ひどいぞ
そんなばかな…
本当に悲しそうだなあ…
家族が制限しようとしても
あなた持病で食事制限が…
今日はこれだけ！
ええ…
隠れて食べるケースもあります
あれ？空になってる戸棚のお菓子、全部食べた？
作り置きのおかずも…
抵抗することも…
食べさせてくれ！
不安や寂しさから、より食べ物に執着するケースもあります
ムシャムシャ
…
カロリー低めのおやつをたくさん用意しておこう

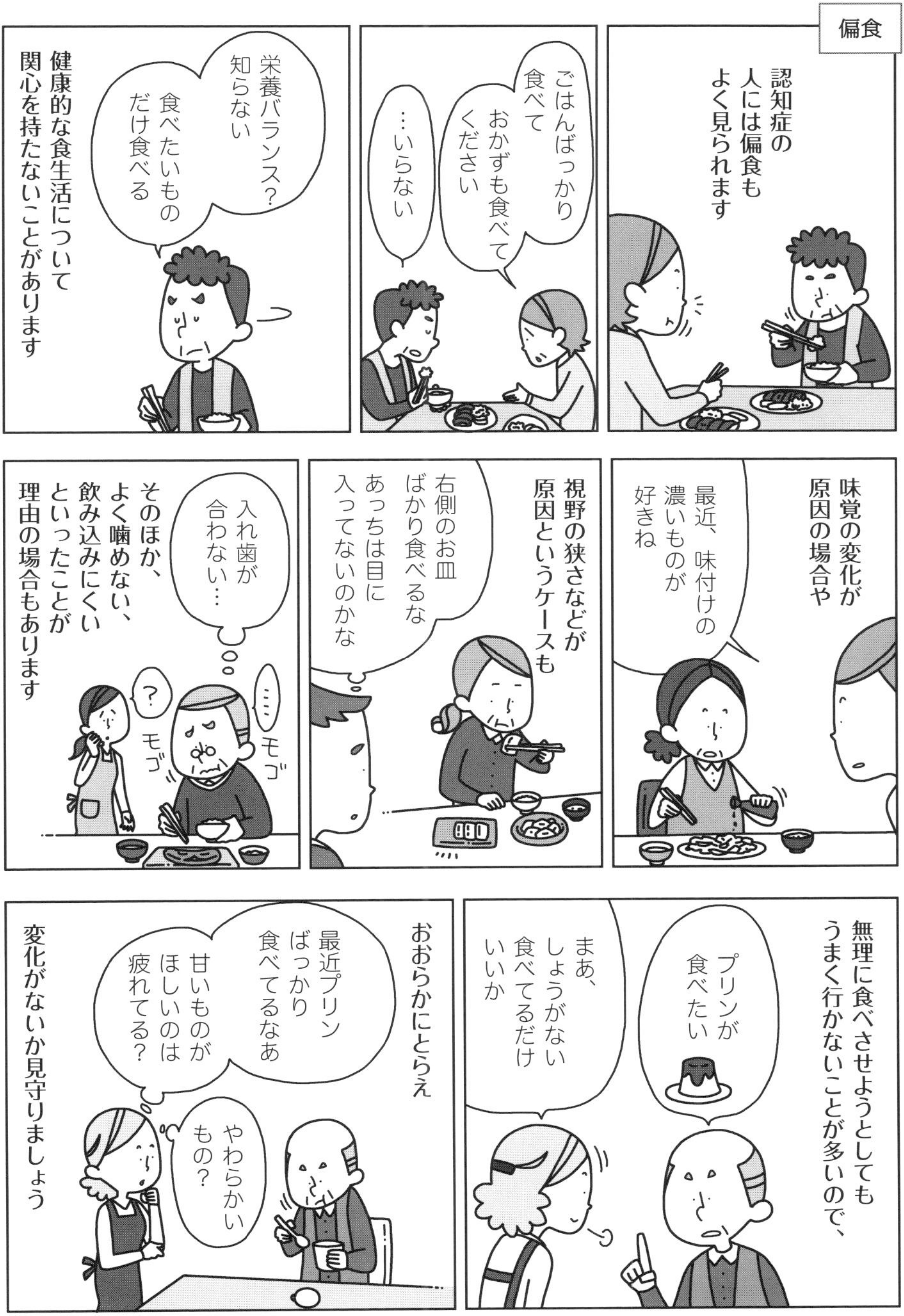
偏食
認知症の人には偏食もよく見られます
ごはんばっかり食べて おかずも食べてください
…いらない
栄養バランス? 知らない 食べたいものだけ食べる
健康的な食生活について関心を持たないことがあります
味覚の変化が原因の場合や
最近、味付けの濃いものが好きね
視野の狭さなどが原因というケースも
右側のお皿ばかり食べるな あっちは目に入ってないのかな
入れ歯が合わない…
……
?
モゴモゴ
そのほか、よく噛めない、飲み込みにくいといったことが理由の場合もあります
無理に食べさせようとしてもうまく行かないことが多いので、
プリンが食べたい
まあ、しょうがない 食べてるだけいいか
おおらかにとらえ
最近プリンばっかり食べてるなあ 甘いものがほしいのは疲れてる?
やわらかいもの?
変化がないか見守りましょう

異食

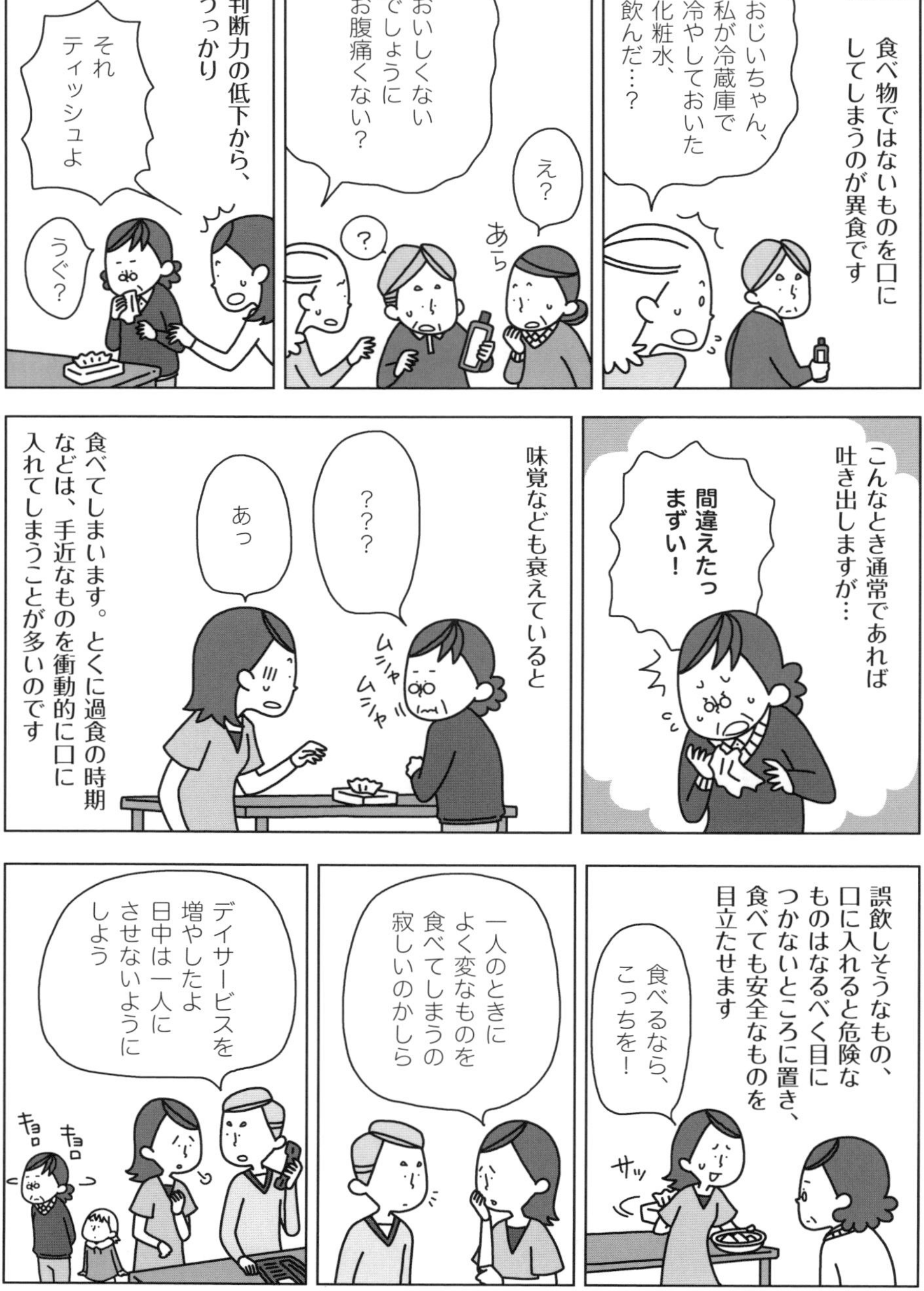

食べ物ではないものを口にしてしまうのが異食です
おじいちゃん、私が冷蔵庫で冷やしておいた化粧水、飲んだ…？
え？
あら
？
おいしくないでしょうにお腹痛くない？
判断力の低下から、うっかり
それティッシュよ
うぐ？
こんなとき通常であれば吐き出しますが…
間違えたっまずい！
味覚なども衰えていると
？？？
ムシャムシャ
あっ
食べてしまいます。とくに過食の時期などは、手近なものを衝動的に口に入れてしまうことが多いのです
誤飲しそうなもの、口に入れると危険なものはなるべく目につかないところに置き、食べても安全なものを目立たせます
食べるなら、こっちを！
サッ
一人のときによく変なものを食べてしまうの寂しいのかしら
デイサービスを増やしたよ日中は一人にさせないようにしよう
キョロキョロ

食べない

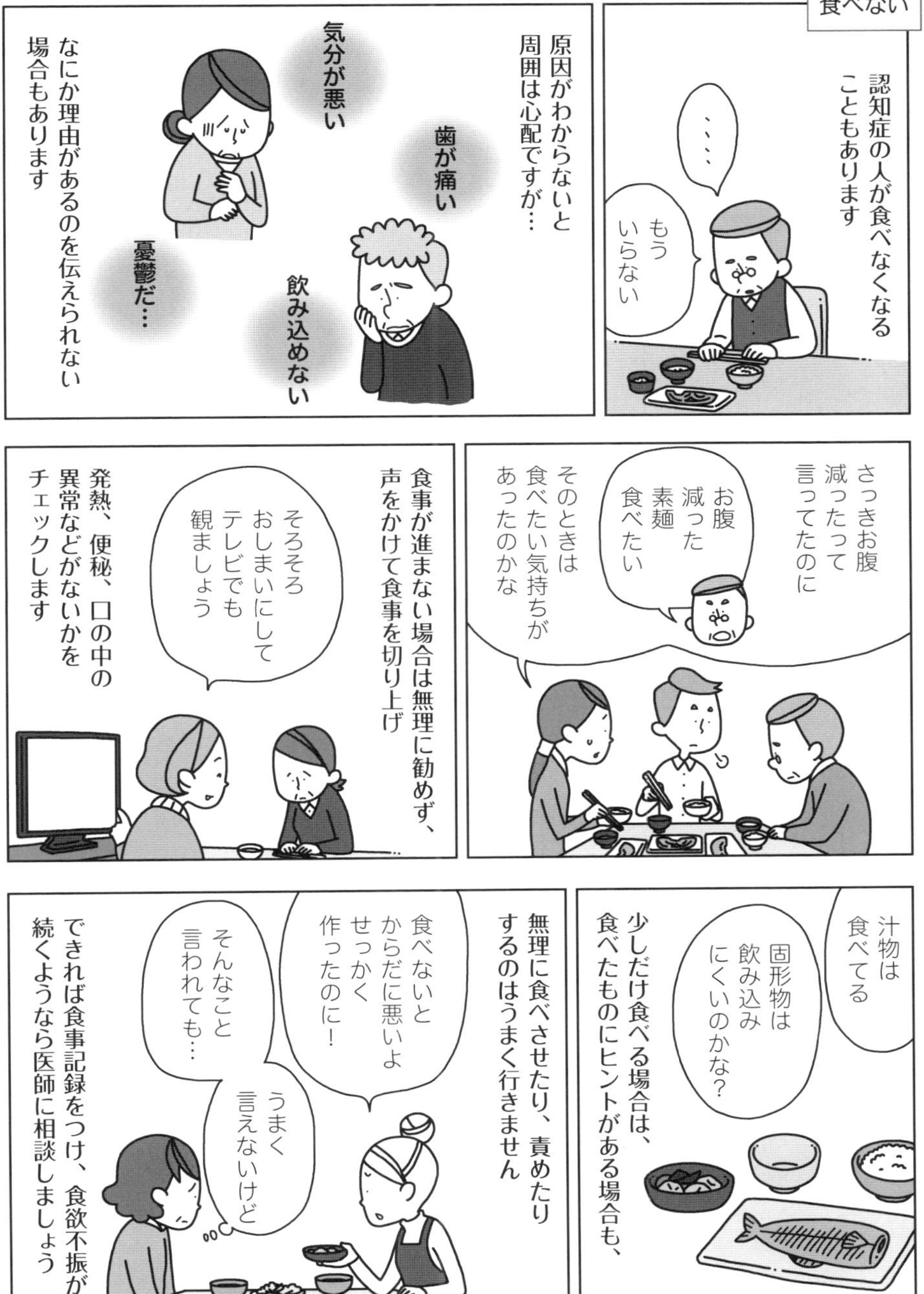

認知症の人が食べなくなることもあります
・・・・
もう いらない
原因がわからないと周囲は心配ですが…
歯が痛い
気分が悪い
飲み込めない
憂鬱だ…
なにか理由があるのを伝えられない場合もあります
さっきお腹減ったって言ってたのに
お腹 減った 素麺 食べたい
そのときは食べたい気持ちがあったのかな
食事が進まない場合は無理に勧めず、声をかけて食事を切り上げ
そろそろ おしまいにして テレビでも 観ましょう
発熱、便秘、口の中の異常などがないかをチェックします
汁物は 食べてる
固形物は 飲み込み にくいのかな?
少しだけ食べる場合は、食べたものにヒントがある場合も、
無理に食べさせたり、責めたりするのはうまく行きません
食べないと からだに悪いよ せっかく 作ったのに!
そんなこと 言われても…
うまく 言えないけど
できれば食事記録をつけ、食欲不振が続くようなら医師に相談しましょう

解説（食行動の変化）

数分前に食べたにもかかわらず、また食事を欲するのは、もの忘れのひとつ（第1・記憶障害に関する法則）です。

周囲の人が、「30分前に一緒に食べたでしょう」などと言っても、意味はありません。ご本人が覚えていないということは、その人にとって食べたという事実がなく、本当に食べていないと思っているからです。

ふつうは食事の内容を思い出せなくても、満腹感があるので、食べたこと自体は忘れません。しかし認知症になると、この満腹を感じる働きも弱まってしまい、満腹を感じにくいことがあるのです。

カロリーの摂り過ぎが心配という場合は、ローカロリーの食品を増やしたりして摂取カロリーを抑えます。しかし、基本的には、過食をあまり深刻に考えず、ご本人の食べたいものを食べさせてもよいでしょう。

過食は長く続きません。この時期の認知症の人は活発で、エネルギー消費量も多いので、1日5、6食くらいまでなら食べても問題ないでしょう。

偏食についても、ご本人の食べたいものを食べさせてよいでしょう。ケーキばかり食べていたら、材料は小麦粉と卵と砂糖なのでたんぱく質やブドウ糖が摂取できていると思い、おせんべいであれば炭水化物を摂取しているのだと納得しましょう。

偏食の傾向を把握することは重要です。偏食の影に、歯や口腔内の問題が隠れているかもしれません。

異食は、味覚などの感覚がなくなっていることが原因のひとつです。淋しさや不安から、目についたものを口に入れてしまうこともあります。石けん、土、ゴミ、なかには紙おむつや便などを口に入れてしまう人もいます。

周囲の人は驚いて、つい強い口調で止めようとしてしまいがちですが、ここは気持ちを抑えて穏やかに対応してください。

飲みこませないように、そっと声をかけて吐き出させましょう。そして別の安全な食品をすすめて、注意をそらすとよいでしょう。

薬、タバコなどは吐かせたほうがよいですが、漂白剤など、誤飲したものによっては、吐かせないほうがよいこともあります。すぐに担当の医師に診てもらってください。

口にすると危険なものは手の届きにくい所に片付け、できれば鍵をかけておくとよいでしょう。

なお、食事の拒否は認知症が比較的進行してから起こることが多いものです。間食の回数を増やしたり、脱水症状にならないよう気をつけましょう。

ご本人が食べたがらないのにスプーンで口に運ぶなど、無理に食事を摂らせようとすると、誤嚥や窒息の危険性もあります。

食事の内容や量などを記録し、担当医に相談しましょう。

収集癖

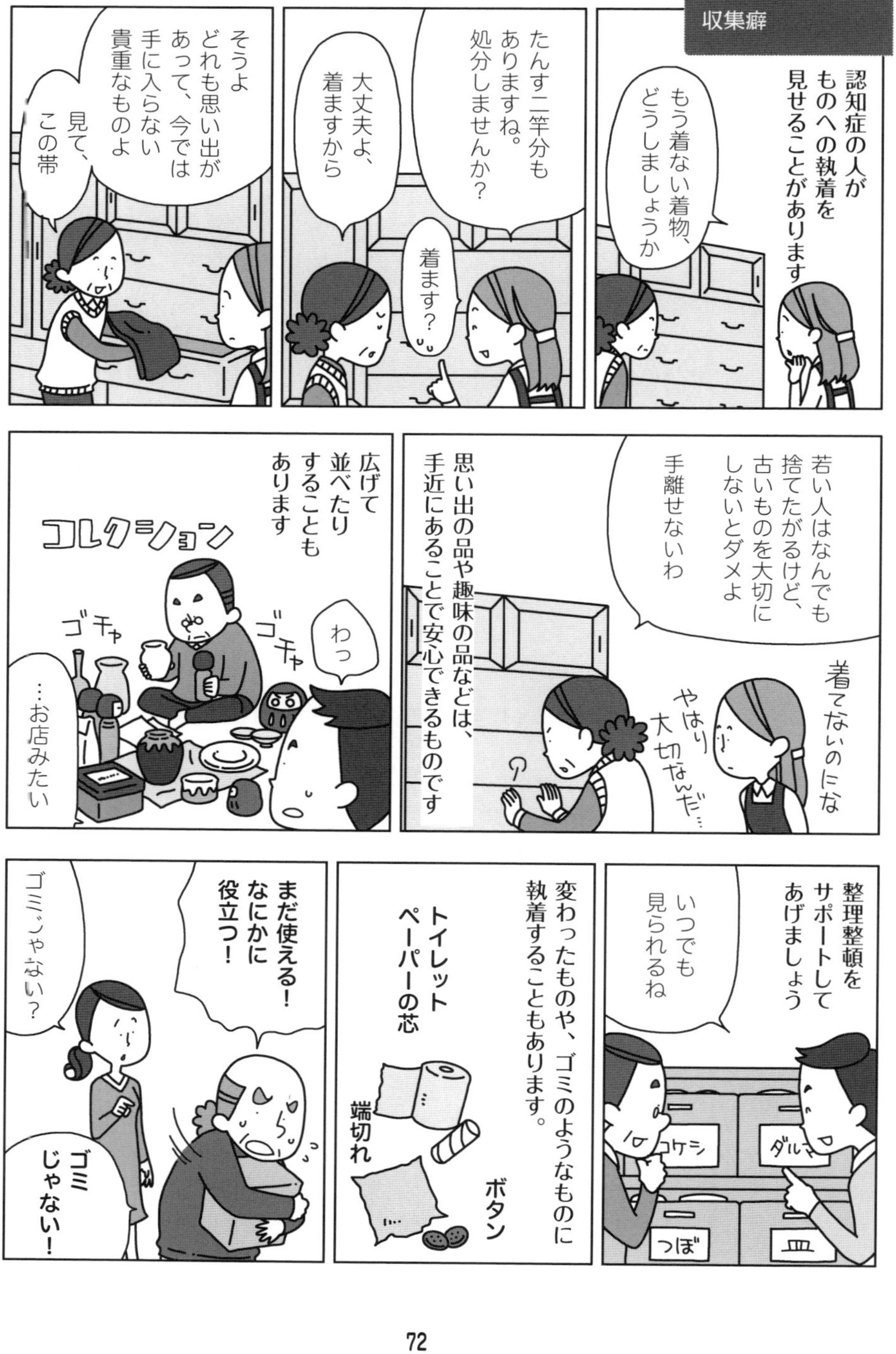
認知症の人がものへの執着を見せることがあります
もう着ない着物、どうしましょうか
たんす二竿分もありますね。処分しませんか？
着ます？
大丈夫よ、着ますから
そうよ どれも思い出があって、今では手に入らない貴重なものよ
見て、この帯
若い人はなんでも捨てたがるけど、古いものを大切にしないとダメよ
手離せないわ
着てないのにな
やはり大切なんだ…
思い出の品や趣味の品などは、手近にあることで安心できるものです
広げて並べたりすることもあります
コレクション
ゴチャ
ゴチャ
わっ
…お店みたい
整理整頓をサポートしてあげましょう
いつでも見られるね
コケシ
つぼ
皿
変わったものや、ゴミのようなものに執着することもあります。
トイレットペーパーの芯
端切れ
ボタン
まだ使える！なにかに役立つ！
ゴミじゃない？
ゴミじゃない！

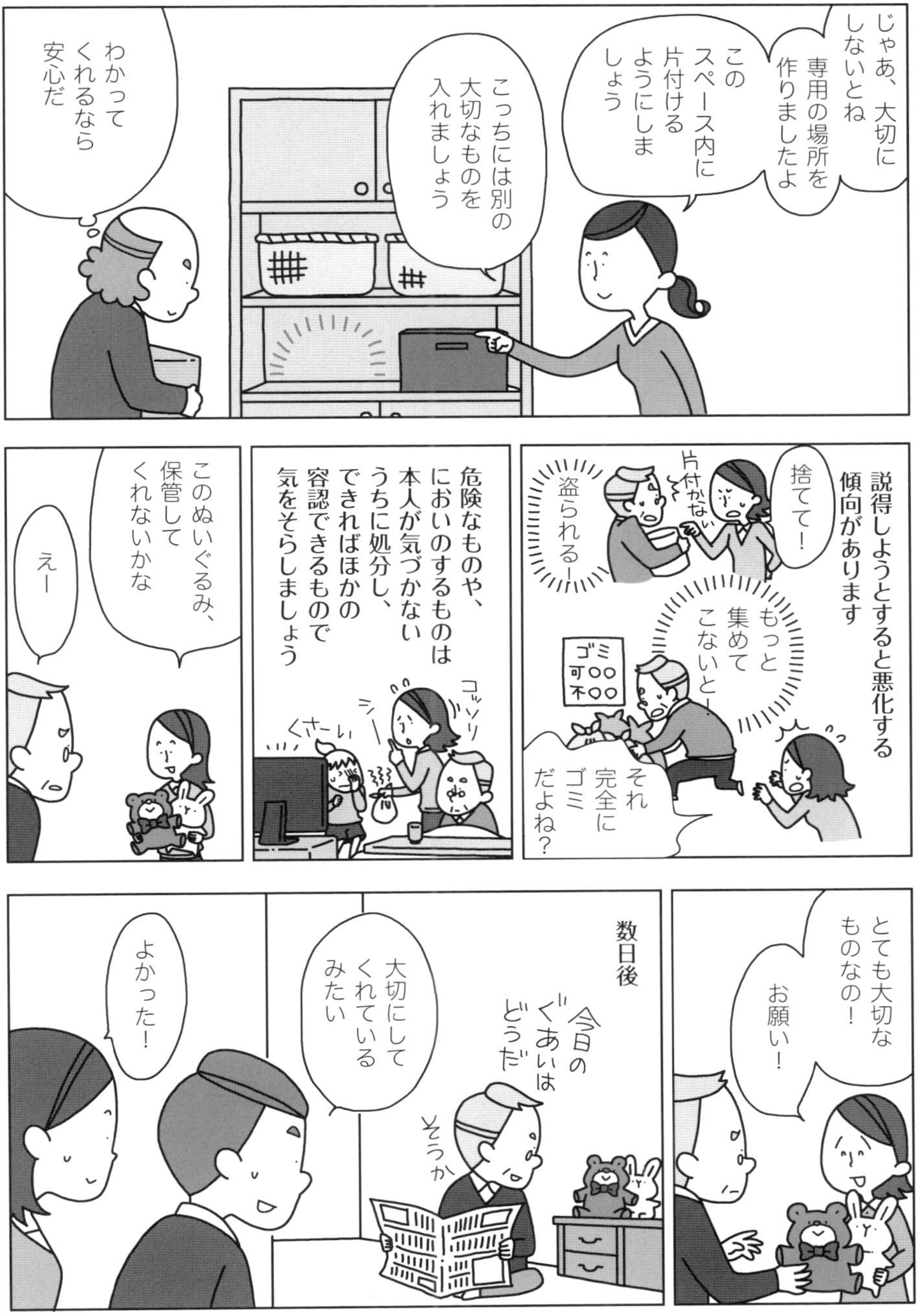
じゃあ、大切にしないとね
専用の場所を作りましたよ
このスペース内に片付けるようにしましょう
こっちには別の大切なものを入れましょう
わかってくれるなら安心だ
説得しようとすると悪化する傾向があります
捨てて!
片付かない
盗られる!
もっと集めてこないと!
ゴミ
可○○
不○○
それ完全にゴミだよね?
危険なものや、においのするものは本人が気づかないうちにできればほかの容認できるもので気をそらしましょう
コッソリ
シー
くさーい
このぬいぐるみ、保管してくれないかな
えー
とても大切なものなの!
お願い!
数日後
今日のぐあいはどうだ
そうか
大切にしているみたい
よかった!

解説（収集癖）

自分が大切にしているものは身近に置いておきたいものです。認知症の人も同様で、自分の大切なものが、目に見えるところにあると安心するようです。

とくに、認知症が進行すると、もの忘れが増えます（第1・記憶障害に関する法則）。すると、大事なものが確かにあるのか、絶えず心配になります。記憶力の衰えから、一度確認しても記憶を保持できず、安心することができないのです。その不安から、目の前に出したり、広げて並べたりして確認したくなるのです。同じ理由から、見えないところへしまうのを嫌がることもあります。

傍目には散らかしているように見えるので、片付けようとすると衝突が起こります。

ものに囲まれていると安心できると感じるためか、他人からは不用品に思えるものを集める人もいます。なかには、ゴミ捨て場から、まだ使えると廃材や大きな家具などを拾ってきてしまう人もいます。

今のお年寄りは物不足だった時代を経験しており、ものを大切にする思想が根付いています。不用品にしか見えないようなものでも何かに使えると考えたり、再び物不足になることを心配して、トイレットペーパーや食料品などを大量に溜め込む人も多い世代です。

家族からしたら、家が散らかってたいへんでしょう。しかし無理に手放させようとしても反発されてしまいます。

まずは、理解を見せ、ある程度容認することです。汚れているもの、危険なものなどでなければ受け入れます。

認知症の人が集めた物を置いてよい場所を決めて、「和室のほうが明るいですよ」「隣の部屋のほうがずっと置いておけますよ」などと誘導して、そこに収まる分はよしとしましょう。

思い出の品物はいつでも手に取れるようにしまい方を工夫しましょう。認知症の人が安心できることが大切なのです。ときには、一緒に広げたり並べたりしながら、思い出を聞いてみるのもよいでしょう。一緒に作業することで、理解を得られたと安心し、関係がスムーズになる例もあります。


汚れているもの、危険なものは、本人が気づかないうちにそっと処分しましょう。

明らかに不要で場所を取るものは、「知人が欲しがっているから譲ってあげて」などと声をかけると、役に立ててもらえることを喜んで手放してくれることもあります。

食品、薬、化粧品など賞味期限、使用期限のあるものなどの場合は、ご本人に声をかけて少しずつ使い切りましょう。

小さいものを部屋のあちこちの引き出しにしまっている人もいます。ときどき、認知症の人の部屋の片付けを手伝いながら、危険なもの、不衛生なものがないか、貴重品がまぎれ込んでいないかなどを確認するとよいでしょう。

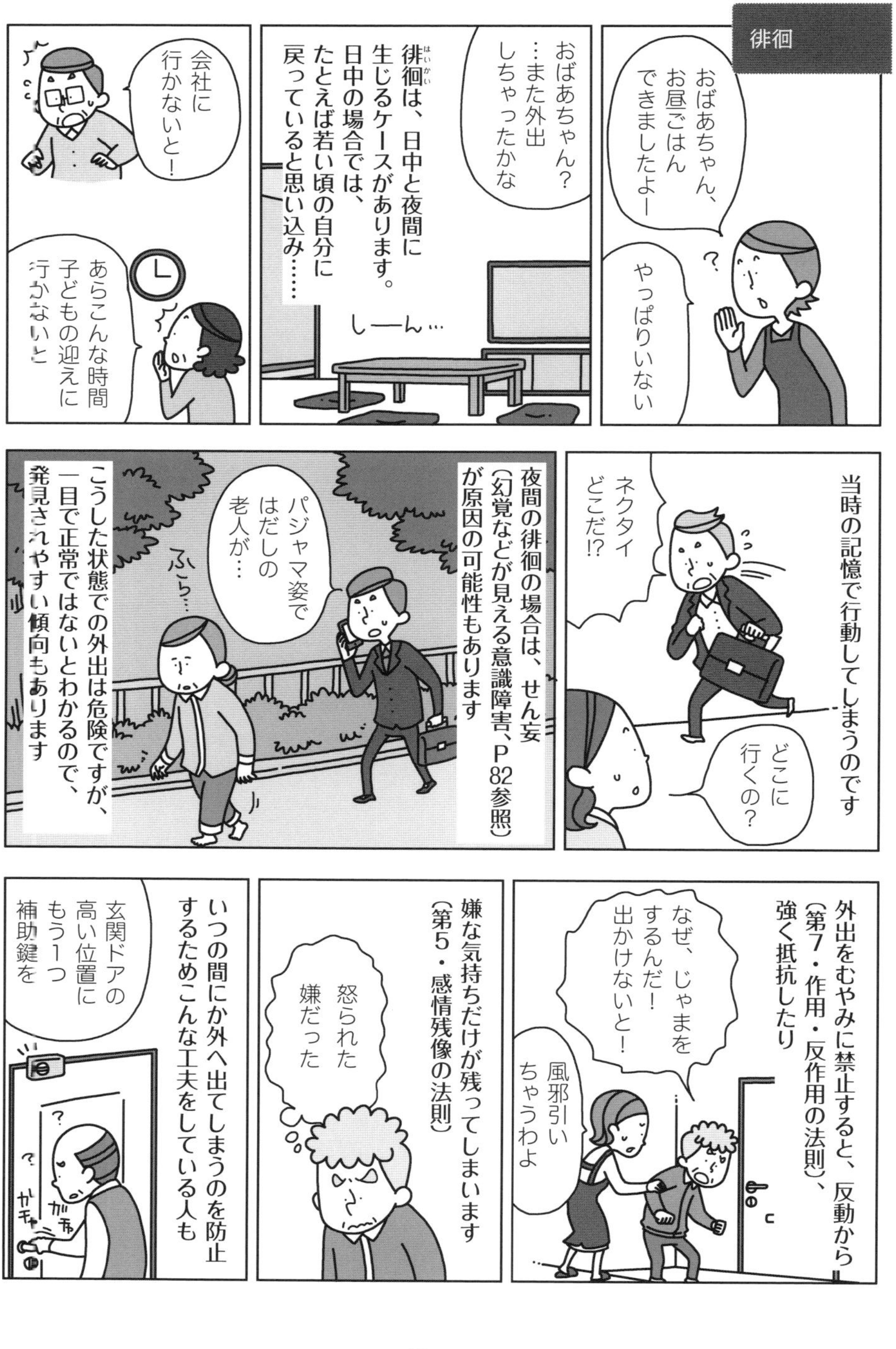
徘徊
おばあちゃん、お昼ごはんできましたよー
?
やっぱりいない
おばあちゃん？…また外出しちゃったかな
徘徊《はいかい》は、日中と夜間に生じるケースがあります。日中の場合では、たとえば若い頃の自分に戻っていると思い込み……
しーん…
会社に行かないと！
あらこんな時間子どもの迎えに行かないと
当時の記憶で行動してしまうのです
ネクタイどこだ!?
どこに行くの？
夜間の徘徊の場合は、せん妄（幻覚などが見える意識障害、P82参照）が原因の可能性もあります
パジャマ姿ではだしの老人が…
ふら…
こうした状態での外出は危険ですが、一目で正常ではないとわかるので、発見されやすい傾向もあります
外出をむやみに禁止すると、反動から（第7・作用・反作用の法則）、強く抵抗したり
なぜ、じゃまをするんだ！出かけないと！
風邪引いちゃうわよ
嫌な気持ちだけが残ってしまいます（第5・感情残像の法則）
怒られた嫌だった
いつの間にか外へ出てしまうのを防止するためこんな工夫をしている人も
玄関ドアの高い位置にもう1つ補助鍵を
?
?
ガチャ
ガチャ

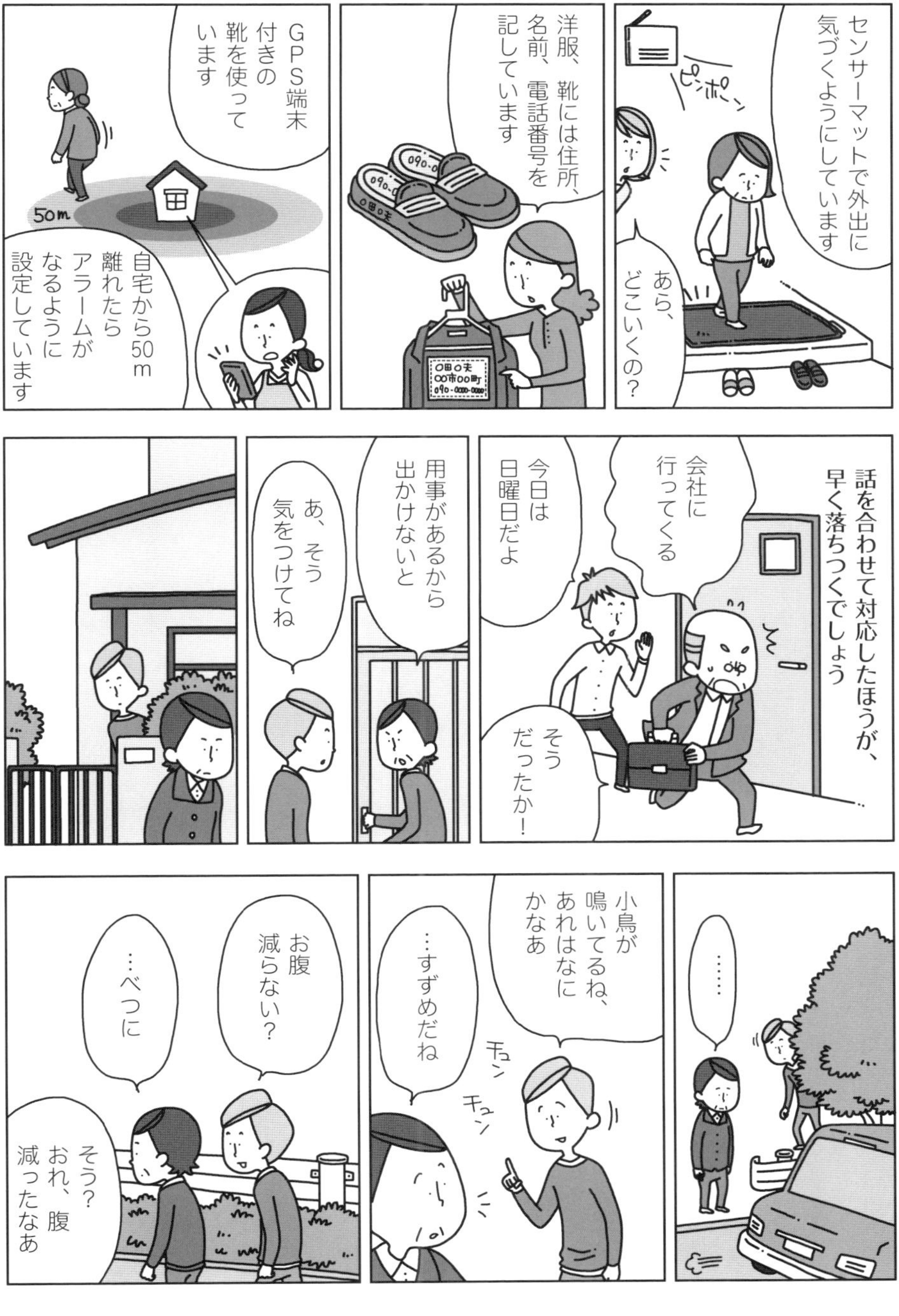
センサーマットで外出に気づくようにしています
ピンポーン
あら、どこいくの？
洋服、靴には住所、名前、電話番号を記しています
GPS端末付きの靴を使っています
50m
自宅から50m離れたらアラームがなるように設定しています
話を合わせて対応したほうが、早く落ちつくでしょう
会社に行ってくる
今日は日曜日だよ
そうだったか！
用事があるから出かけないと
あ、そう 気をつけてね
……
小鳥が鳴いてるね、あれはなにかなあ
チュン
チュン
…すずめだね
お腹減らない？
…べつに
そう？おれ、腹減ったなあ

解説（徘徊）

徘徊《はいかい》は、家の中や外を歩きまわる行為です。周囲の人からすると、当てもなくさまよっているように思うかもしれませんが、その行き先には、その人なりの目的がある場合が多いものです。

日中の徘徊は、記憶障害や見当識障害によるものが多いようです。現在から過去のある時点までの記憶が失われてしまい、たとえば、若い頃まで遡って、自分を会社員だと思い、かつてのように「出社しなくては」と考えるのです。また、自分の子どもが小さかった頃のように、子どものお迎えをしようとする人もいます。

とくに夕方は、周囲の雰囲気に影響を受け「帰りたい」「家族が帰ってくる」という感覚を抱きやすく、そうした願望を〝夕暮れ症候群〟と呼んでいます。

一方、夜間に徘徊する人もいます。暗いなかでふと目覚めたとき、自分がどこにいるのかわからず、不安を感じ、思わず飛び出してしまうことがあるのです。

せん妄（幻覚などが見える意識障害　Ｐ80・82参照）が関係している場合もあります。せん妄は、脳の機能の低下や薬の副作用などによって混乱したり、幻覚を見たり、興奮状態になります。急に症状があらわれたり、変化します。せん妄のような症状が見られる場合は医師に相談します。

認知症の人が迷子になってはたいへんと、外出をむやみに禁止すると、反発したり（第7・作用・反作用の法則）、したいことを禁止されたという嫌な気持ちだけが残って（第5・感情残像の法則）、より不満を募らせることがあります。

外出しようとしているのを見かけたら、なるべく穏やかに「会社は、今日お休みだよ」「帰りは遅くなるからお迎えはいらないって言っていたよ」などと声をかけていったん引き止めましょう。そのうえで、お茶を勧めたりして気をそらし、外出にこだわらなくなるのを待ちます。

そのほか、できれば近所の人には状況を説明しておくとよいでしょう。姿を見かけたときに、認知症の人に声をかけてくれたり、「駅前を歩いていましたよ」と知らせてくれるかもしれません。

家に補助鍵や市販のセンサーなどを設置して、認知症の人が外出しにくくしたり、家族が外出に気づけるようにします。

それでも外出してしまうことは多々ありますので、外で保護されたときのために、認知症の人の衣類、靴には住所、名前、電話番号などの連絡先を書いておきましょう。

また、「徘徊・見守りSOSネットワーク」に登録しておくこともよいでしょう。登録方法などは市区町村の窓口に問い合わせてください。高齢者の徘徊などについて、警察や行政、地域の人が連携して見守りを行ったり、探してくれたりするためのシステムづくりが行われています。

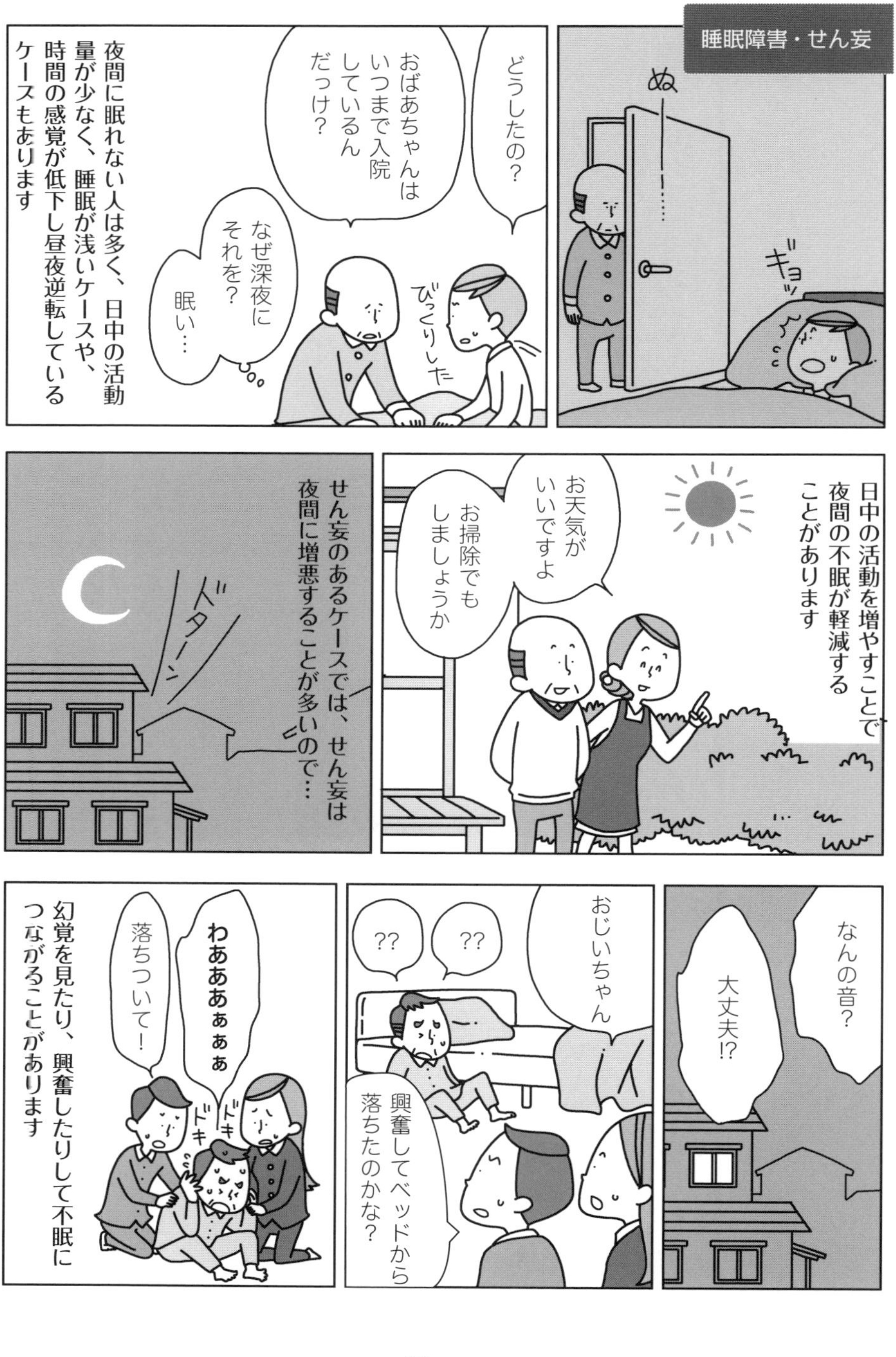
睡眠障害・せん妄
ぬーー……
ギョッ
どうしたの？
おばあちゃんはいつまで入院しているんだっけ？
びっくりした
なぜ深夜にそれを？
眠い…
夜間に眠れない人は多く、日中の活動量が少なく、睡眠が浅いケースや、時間の感覚が低下し昼夜逆転しているケースもあります
日中の活動を増やすことで夜間の不眠が軽減することがあります
お天気がいいですよ
お掃除でもしましょうか
せん妄のあるケースでは、せん妄は夜間に増悪することが多いので…
バターン
なんの音？
大丈夫!?
おじいちゃん
??
??
興奮してベッドから落ちたのかな？
わああああぁぁぁ
落ちついて！
ドキドキ
幻覚を見たり、興奮したりして不眠につながることがあります

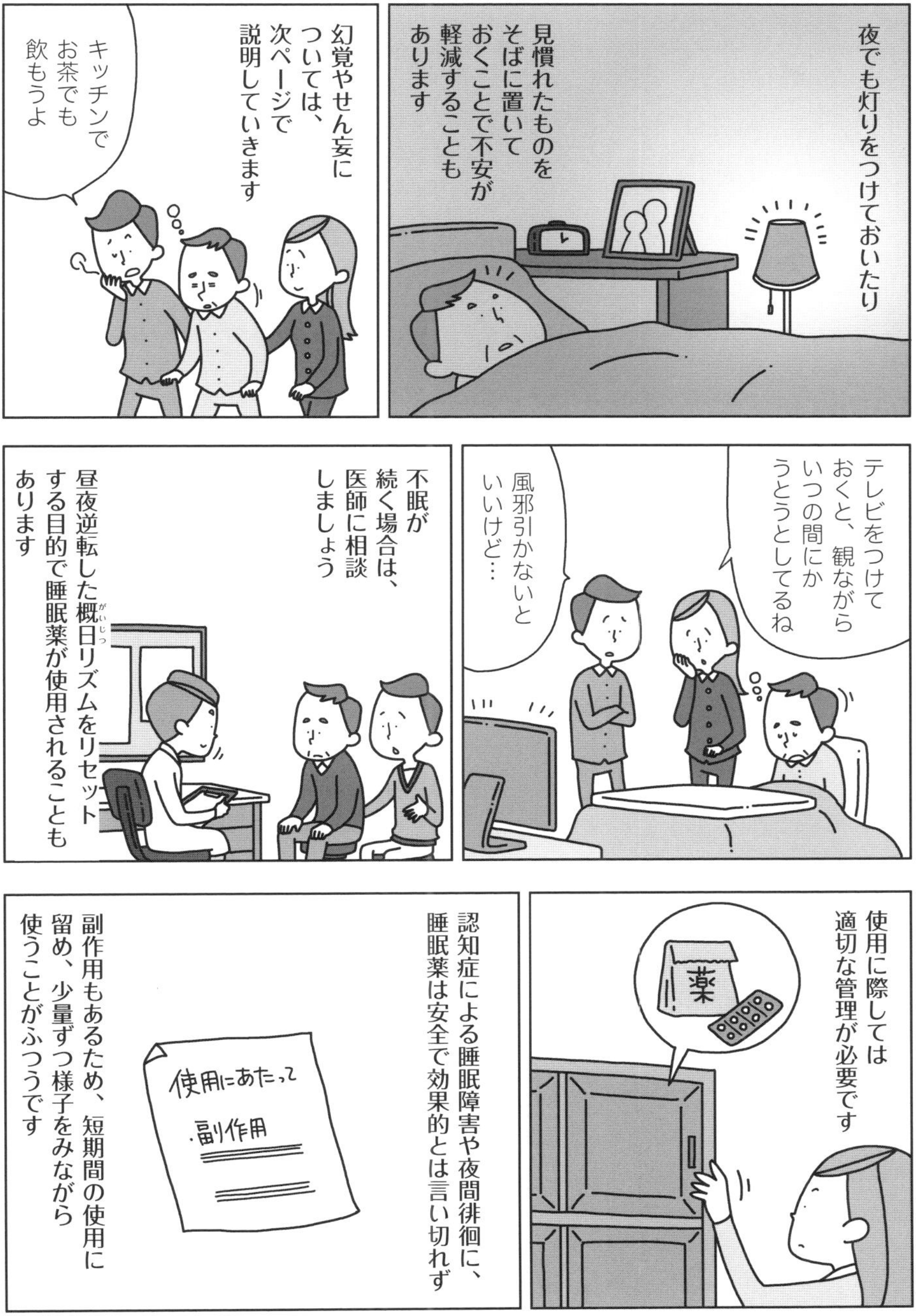
夜でも灯りをつけておいたり
見慣れたものをそばに置いておくことで不安が軽減することもあります
幻覚やせん妄については、次ページで説明していきます
キッチンでお茶でも飲もうよ
テレビをつけておくと、観ながらいつの間にかうとうとしてるね
風邪引かないといいけど…
不眠が続く場合は、医師に相談しましょう
昼夜逆転した概日《がいじつ》リズムをリセットする目的で睡眠薬が使用されることもあります
使用に際しては適切な管理が必要です
薬
認知症による睡眠障害や夜間徘徊に、睡眠薬は安全で効果的とは言い切れず
副作用もあるため、短期間の使用に留め、少量ずつ様子をみながら使うことがふつうです
使用にあたって
・副作用

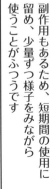

解説（睡眠障害・せん妄）

認知症の人で、夜眠れない人は多くいます。主な原因には、日中の活動量が少ないことや、日中に居眠りをしていることで、夜、深く眠れないことなどが考えられます。

このほか、日中に興奮する出来事があって、その気持ちを抱いたまま（第5・感情残像の法則）、入眠できない場合などもあります。

眠りが浅く、目が覚めやすい状態にあると、せん妄や幻覚などが起こることがあります。

ふつうなら、夜、寝室で突然目が覚めても、自分の寝室だとすぐに理解でき、怖いと感じることはありません。

しかし、認知症の人は、見当識障害によって、毎夜寝ているベッドにいても、自分が今、どこにいるのかがわからなくなってしまうのです。暗いとさらに見当識を得にくくなります。不安感や恐怖心から、大声を出したり、部屋を飛び出したりしてしまいます。

睡眠中も電気をつけておいたり、好きな絵や見慣れたものなどをそばに置いておくと、自分の寝室だと理解しやすく、安心して再び眠れる場合があります。

睡眠障害に、せん妄が加わる人もいます。せん妄とは、認知症の周辺症状のひとつで、主に、レビー小体型認知症の人や、パーキンソン病の薬の副作用でもあらわれる場合があります。脳の働きが弱まって、興奮して大声で騒いだり、人を呼んだり、また、暴れたり、噛みつく、殴る蹴るなど、普段の姿からは考えられないような行動をすることがあります。

せん妄により興奮している場合は、穏やかに話しかけつつ、できるだけ手の届かない場所まで離れましょう。ぶつかったら怪我をするようなものもなるべく片付けます。なんらかの病気が原因でせん妄が起こっていることがありますので医師に報告します。

また、幻覚を訴える人もいます。幻覚は、実際には存在しないものを感じることで、実際にはないものが見えるという幻視、実際にはない音が聞こえるという幻聴などがよくあります。認知症の人が、「部屋でライオンが吠えている」と言って怖がったという例もあります。このようなとき、周囲の人が「なにもいませんよ」とただ否定すると、訴えを理解されなかったという不満だけが残る（第5・感情残像の法則）ので、否定せず、お茶に誘って気持ちの矛先を変えたり、そのほか、実際にいるという場所に立ってみせて「いなくなったね」などと言って安心してもらいましょう。

なお、実際にあるものを、別なものと見間違えたり、聞き間違えたりする錯覚もあります。錯覚は、脳に異常がなくても、疲れたり、体調がよくないときに起こることがあります。

脳障害が原因の錯覚は、頻繁に生じたり、幻覚が鮮明に見えたりするなど、恐怖感がより強いようです。

親身に訴えを聞き、安心できるようにしましょう。

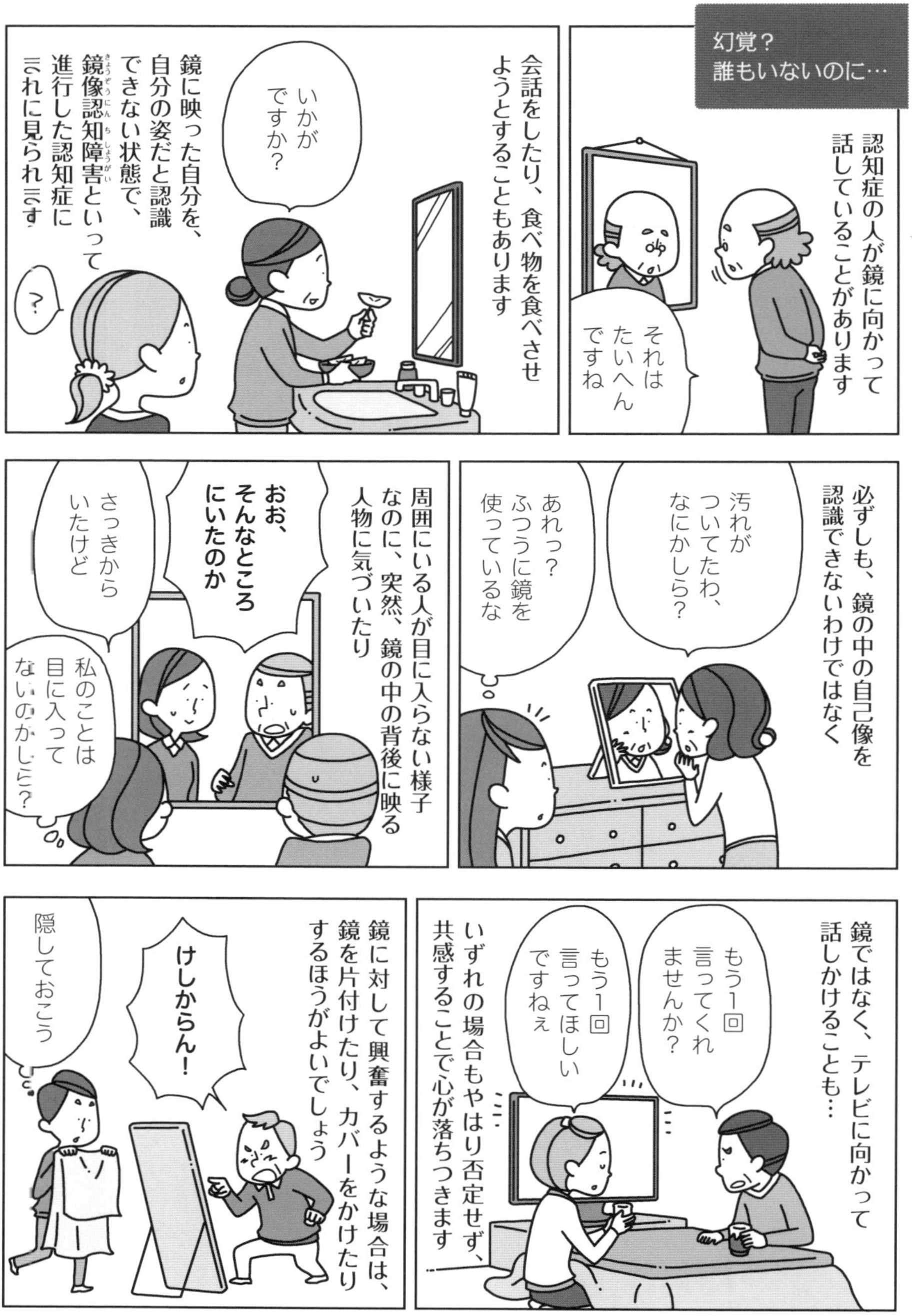
幻覚？
誰もいないのに…
認知症の人が鏡に向かって話していることがあります
それはたいへんですね
会話をしたり、食べ物を食べさせようとすることもあります
いかがですか？
鏡に映った自分を、自分の姿だと認識できない状態で、鏡像《きょうぞう》認知《にんち》障害《しょうがい》といって進行した認知症にまれに見られます
?
必ずしも、鏡の中の自己像を認識できないわけではなく
汚れがついてたわ、なにかしら？
あれっ？ふつうに鏡を使っているな
周囲にいる人が目に入らない様子なのに、突然、鏡の中の背後に映る人物に気づいたり
おお、そんなところにいたのか
さっきからいたけど
私のことは目に入ってないのかしら？
鏡ではなく、テレビに向かって話しかけることも…
もう1回言ってくれませんか？
もう1回言ってほしいですねぇ
いずれの場合もやはり否定せず、共感することで心が落ちつきます
鏡に対して興奮するような場合は、鏡を片付けたり、カバーをかけたりするほうがよいでしょう
けしからん！
隠しておこう

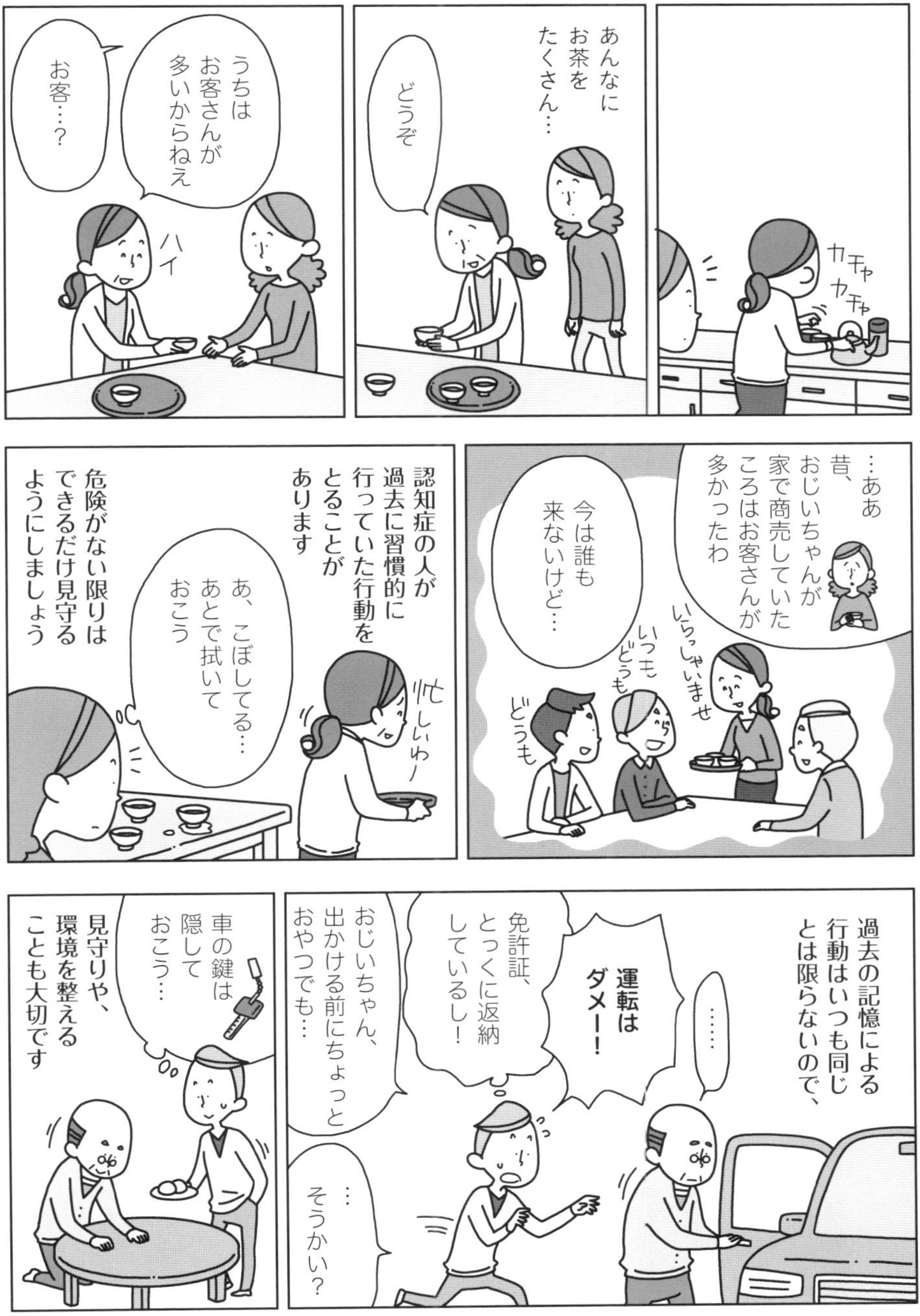
カチャ
カチャ
あんなにお茶をたくさん…
どうぞ
うちはお客さんが多いからねえ
ハイ
お客…?
…ああ
昔、おじいちゃんが家で商売していたころはお客さんが多かったわ
今は誰も来ないけど…
いらっしゃいませ
いつもどうも
どうも
認知症の人が過去に習慣的に行っていた行動をとることがあります
忙しいわ!
あ、こぼしてる…あとで拭いておこう
危険がない限りはできるだけ見守るようにしましょう
過去の記憶による行動はいつも同じとは限らないので、
……
運転はダメー!
免許証、とっくに返納しているし!
おじいちゃん、出かける前にちょっとおやつでも…
…そうかい?
車の鍵は隠しておこう…
見守りや、環境を整えることも大切です

解説（鏡像認知障害・常同行動）——

鏡に映っている自分と話すのは、鏡の中の自分の姿を正しく認識できないために起こる「鏡《きょう》像《ぞう》認《にん》知《ち》障害《しょうがい》」という状態で、進行したアルツハイマー型認知症の人にまれにあらわれます。

ご本人は、なにかが鏡に映っているということは把握しているようですが、その映っている人物を自分だと認識できていません。胸像認知障害は鏡だけでなく、窓ガラスやテレビの画面などに映っていても起こります。

主な原因は、現在から若い頃までの記憶がなくなる記憶の逆行性喪失（第1・記憶障害に関する法則）と、人に対する見当識障害です。

たとえば自分を30歳だと思っているのに、鏡に映っているのは高齢者で、自分が思う姿とは異なるために、それが自分だとは思わないのです。それでも、まったくの他人とはまた違い、「見覚えのある懐かしい人」という気持ちにはなるようです。

周囲の人は不安を感じるかもしれません。しかし、止める必要はないでしょう。認知症の人は孤独感を抱きがちです。相手が鏡であっても思いのうちを話せる場があるならば、それはとてもよいことだと思います。

鏡像認知障害が、長い間続いている例は多くありません。穏やかな様子であればそっとしておいて、その会話から、「おばあちゃんはこんなことを考えているんだ」とうかがうことのできる情報源のひとつと捉えるとよいでしょう。

認知症の人が鏡の中の人に対して気分を害したり、強い口調になったりしている場合は、止めたほうがよいでしょう。鏡に対して、手や足を出して怪我をしたり、興奮が強くなる可能性があります。鏡を隠したり、目の届かないところに移動させましょう。

記憶の逆行性喪失から、実際の状況にそぐわないのに、昔、習慣的に行っていた振る舞いをすることもあります。

昔の記憶に戻り、当時行っていた行動をしているのでしょう。

認知症の人が常同《じょうどう》行動といって、目的や意味はなく、手を何度も叩いたり、同じ時間に家を歩き回るなど、特定の行動をくり返す行動をすることがあります。とくに、前頭側頭型《ぜんとうそくとう》認知症によくみられます。前頭側頭型認知症は、脳の前頭葉《ぜんとうよう》から側頭葉《そくとうよう》が萎縮します。

前頭葉は、思考、創造などの役割を担い、意欲や感情をコントロールしている部分です。その場にふさわしいかどうかにかかわらず、なんらかの刺激により、思いつくままの行動をとってしまいます。

常同行動には、このほかにも、同じ時間、同じコースを歩く、同じ時間に同じ行動をする、同じ物を食べる、同じ言葉をくり返し言う、同じ話を何度もする、などいろいろなパターンがあります。

認知症の人は、変化や刺激を嫌がるので、生活するにおいて大きな支障や危険がないようであれば、そのままにして見守りましょう。

認知症の人の脳に起きている変化

アルツハイマー型認知症は、大脳《だいのう》皮質《ひしつ》の神経細胞周辺にアミロイドβ《ベータ》という老廃物が蓄積して老人斑《ろうじんはん》と呼ばれるシミがあらわれることと、神経細胞の中に糸くずのような繊維状の塊（神経原線維変化）が凝集することで、脳の神経細胞が死滅、減少することが原因と考えられています。通常、脳の神経細胞は1日に約10万個が死滅しますが、アルツハイマー型認知症の人の脳では、その何倍もの数の神経細胞が死滅します。

認知症の最大の特徴であるもの忘れは、左ページの図のように、脳の前頭葉、側頭葉、頭《とう》頂葉《ちょうよう》、後頭葉《こうとうよう》、そして海馬《かいば》と扁桃体《へんとうたい》のそれぞれの働きが関係しています。たとえば前頭葉は、思考、判断、行動、言語（話す、書くなど）、物事に向き合う意欲などに関係しています。側頭葉は、聴覚、嗅覚、情緒などに関係しています。

海馬は、短期記憶を司っています。正常な状態では、情報をまず海馬で保管し、ここで必要だと判断された情報が前頭葉や側頭葉などに保管されます。

アルツハイマー型認知症の人の脳では、海馬が萎縮するために、直近のことを覚えていられないのだと考えられます。

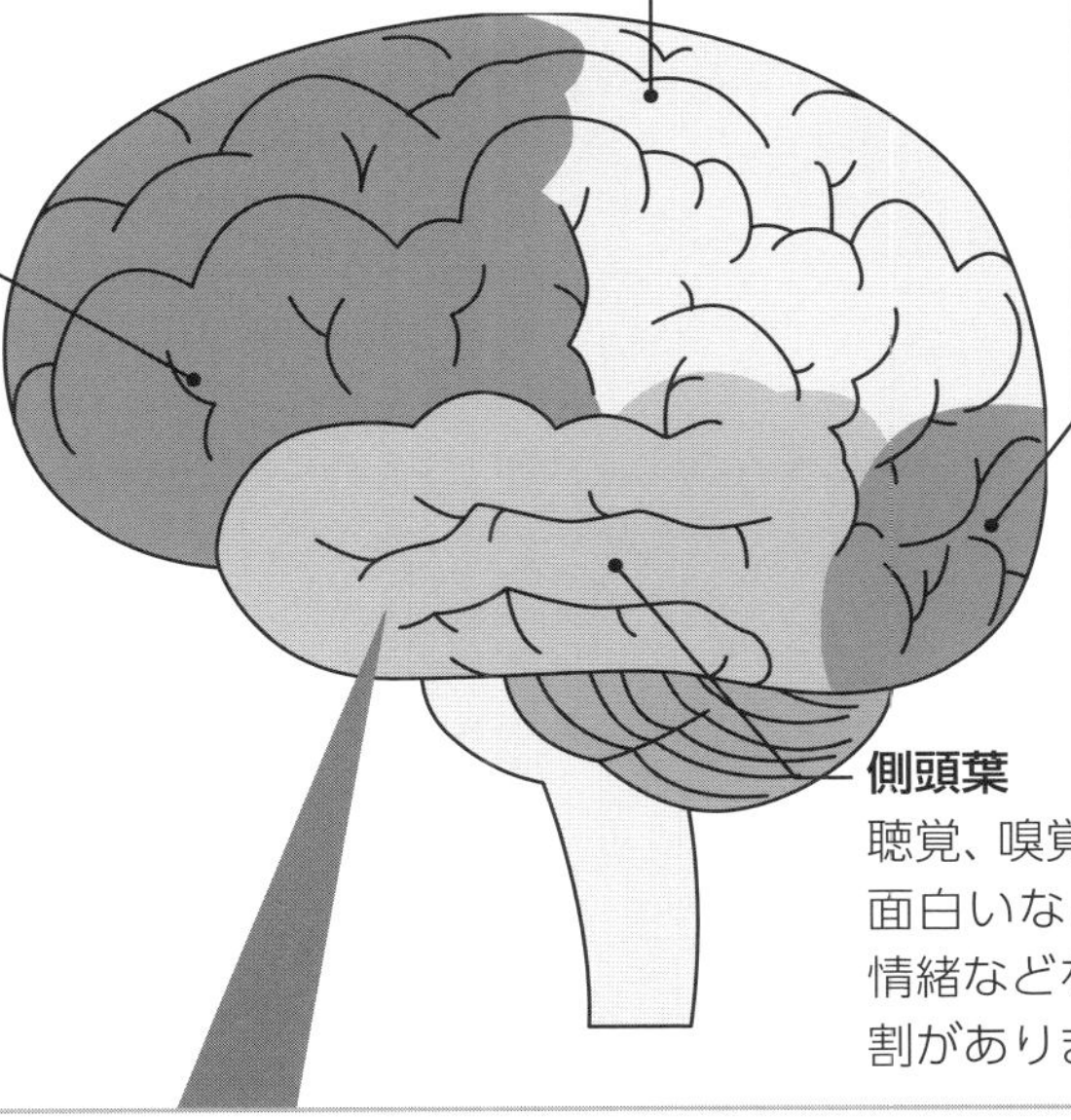
前頭葉
思考、判断、行動、言語（話す、書くなど）、物事に向き合う意欲などを司っています。
頭頂葉
触れたもの、温度などを感じとる役割を担います。
後頭葉
視覚情報の処理を受け持っています。
側頭葉
聴覚、嗅覚、おいしい、面白いなどの感情や、情緒などを調整する役割があります。

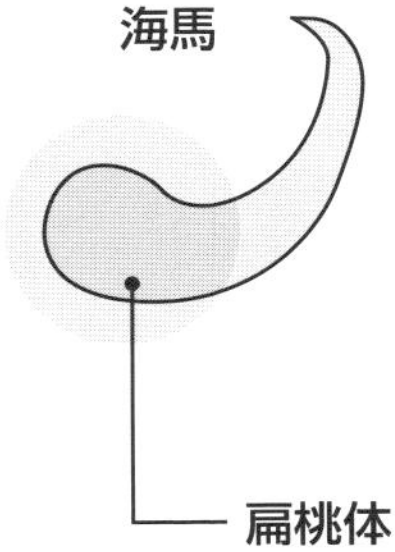

記憶に関する司令塔です。
見たり聞いたりしたことを覚えていられるのは、この海馬の働きによるものです。
進行しているアルツハイマー型認知症の人は、この部位の萎縮がみられます。

扁桃体
恐怖心、不安、好き嫌いなど、感情的な要素を司っています。
海馬の近くにあって、常に情報をやり取りしています。

コラム● 性的異常行動が見られたら

認知症の人の気持ちに添ってあげることが大切というお話をしましたが、それが難しいのが、周辺症状（P14参照）のひとつである性的異常行動です。

認知症の人が周囲の人に性的な言動をするもので、男性に限らず、女性にも起こります。

原因は、記憶の逆行性喪失により、自分のことを若いと思い込んでいたり、判断力の低下によって、衝動を抑制できず、気遣いや羞恥心を失っていることが考えられます。相手を配偶者や恋人と勘違いしている場合もあります。寂しさのあらわれでもあります。

ご家族の心理的な負担も大きいものです。また力の強い男性の場合、家族や介護者では抑えられないこともあり、より深刻です。

止めようとすると反発して悪化したり、暴力につながることもあります。

手や背中をさすって寂しさを紛らわせてあげたり、ほかの事に興味を向けたりすることで症状が落ちつくこともあります。

抑えることが難しい場合は、医師に相談します。対策として、執着する相手と距離を置くために施設への一時入所を行ったり、薬物治療などで鎮静を図ったりすることがあります。

第3章

認知症が進んでも保たれるその人らしさ

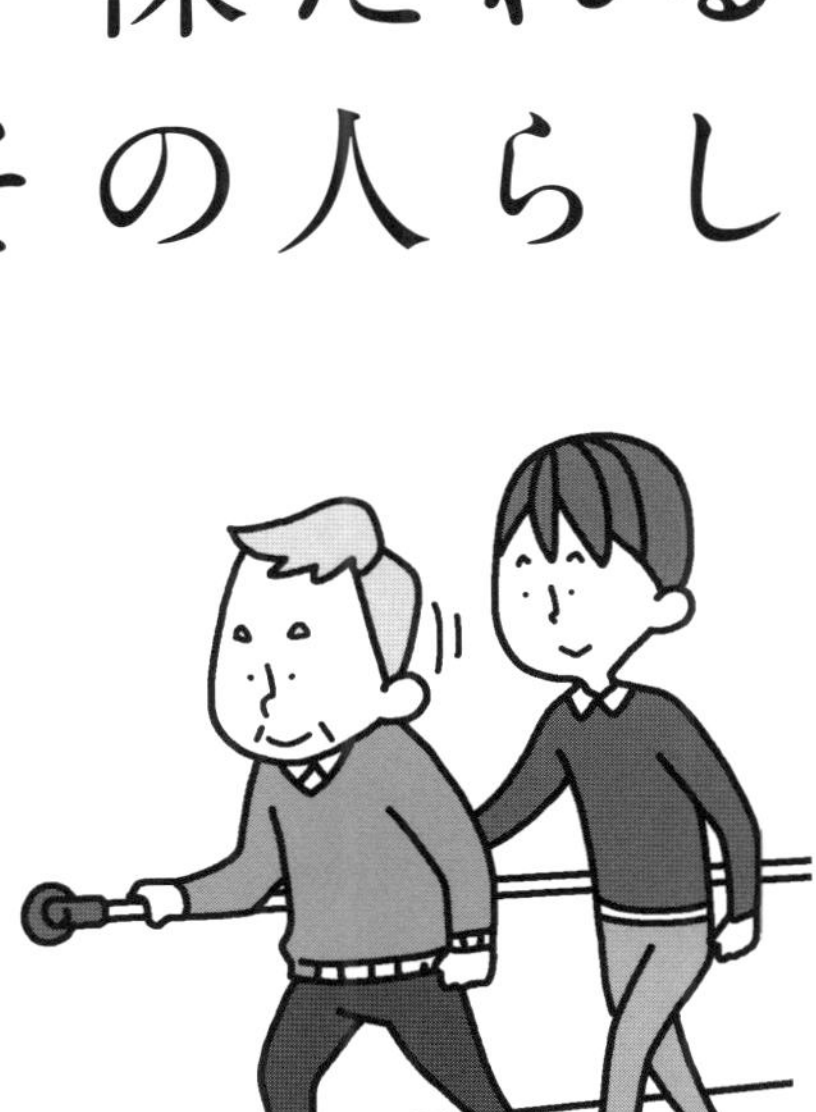

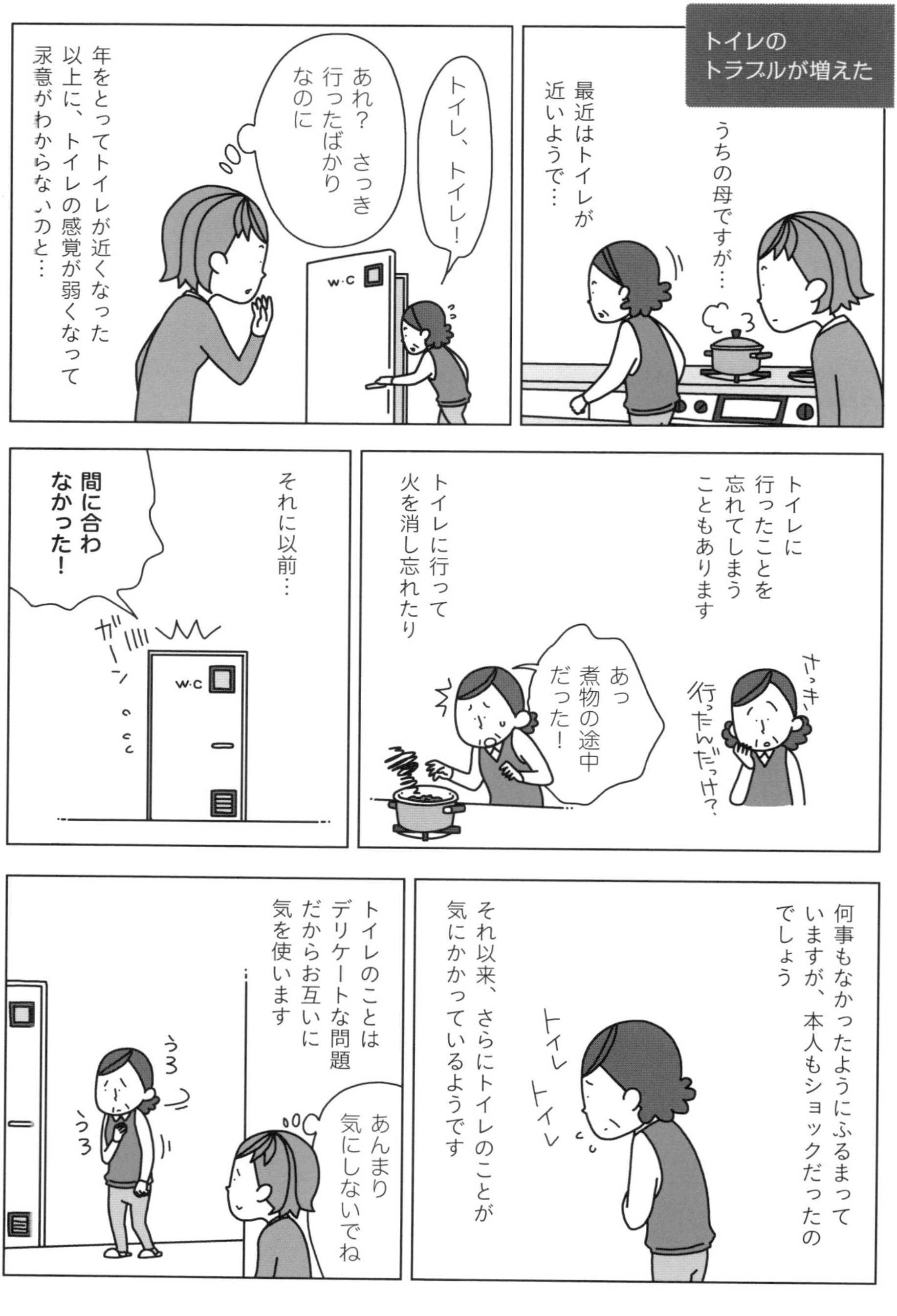
トイレのトラブルが増えた
うちの母ですが…
最近はトイレが近いようで…
トイレ、トイレ！
あれ？ さっき行ったばかりなのに
年をとってトイレが近くなった以上に、トイレの感覚が弱くなって尿意がわからないのと…
トイレに行ったことを忘れてしまうこともあります
さっき行ったんだっけ？
あっ 煮物の途中だった！
トイレに行って火を消し忘れたり
それに以前…
ガーン
間に合わなかった！
何事もなかったようにふるまっていますが、本人もショックだったのでしょう
それ以来、さらにトイレのことが気にかかっているようです
トイレ トイレ
トイレのことはデリケートな問題だからお互いに気を使います
うろうろ
あんまり気にしないでね

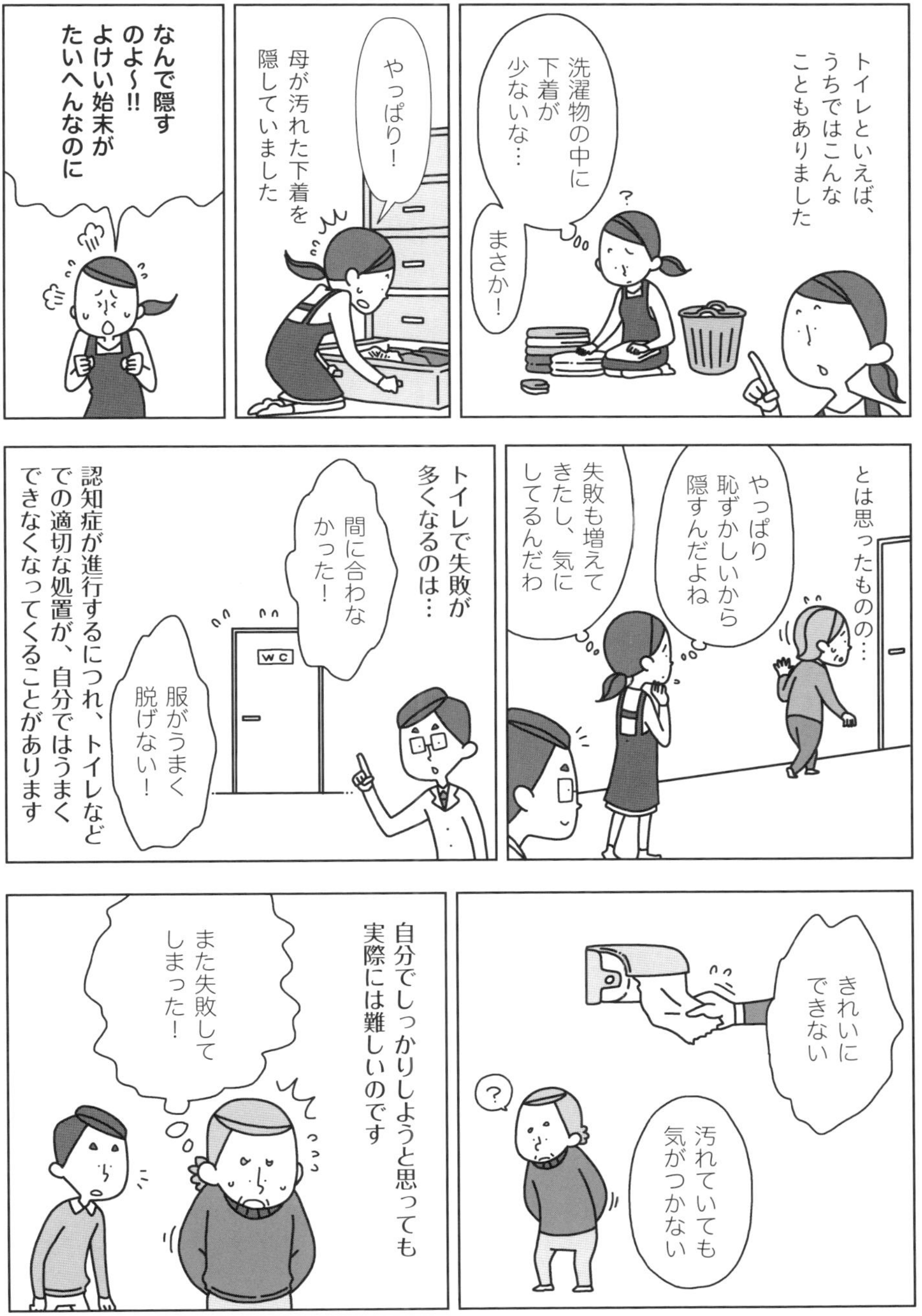
トイレといえば、うちではこんなこともありました
洗濯物の中に下着が少ないな…
まさか！
やっぱり！
母が汚れた下着を隠していました
なんで隠すのよ～!! よけい始末がたいへんなのに
とは思ったものの…
やっぱり恥ずかしいから隠すんだよね
失敗も増えてきたし、気にしてるんだわ
トイレで失敗が多くなるのは…
間に合わなかった！
WC
服がうまく脱げない！
認知症が進行するにつれ、トイレなどでの適切な処置が、自分ではうまくできなくなってくることがあります
きれいにできない
汚れていても気がつかない
自分でしっかりしようと思っても実際には難しいのです
また失敗してしまった！

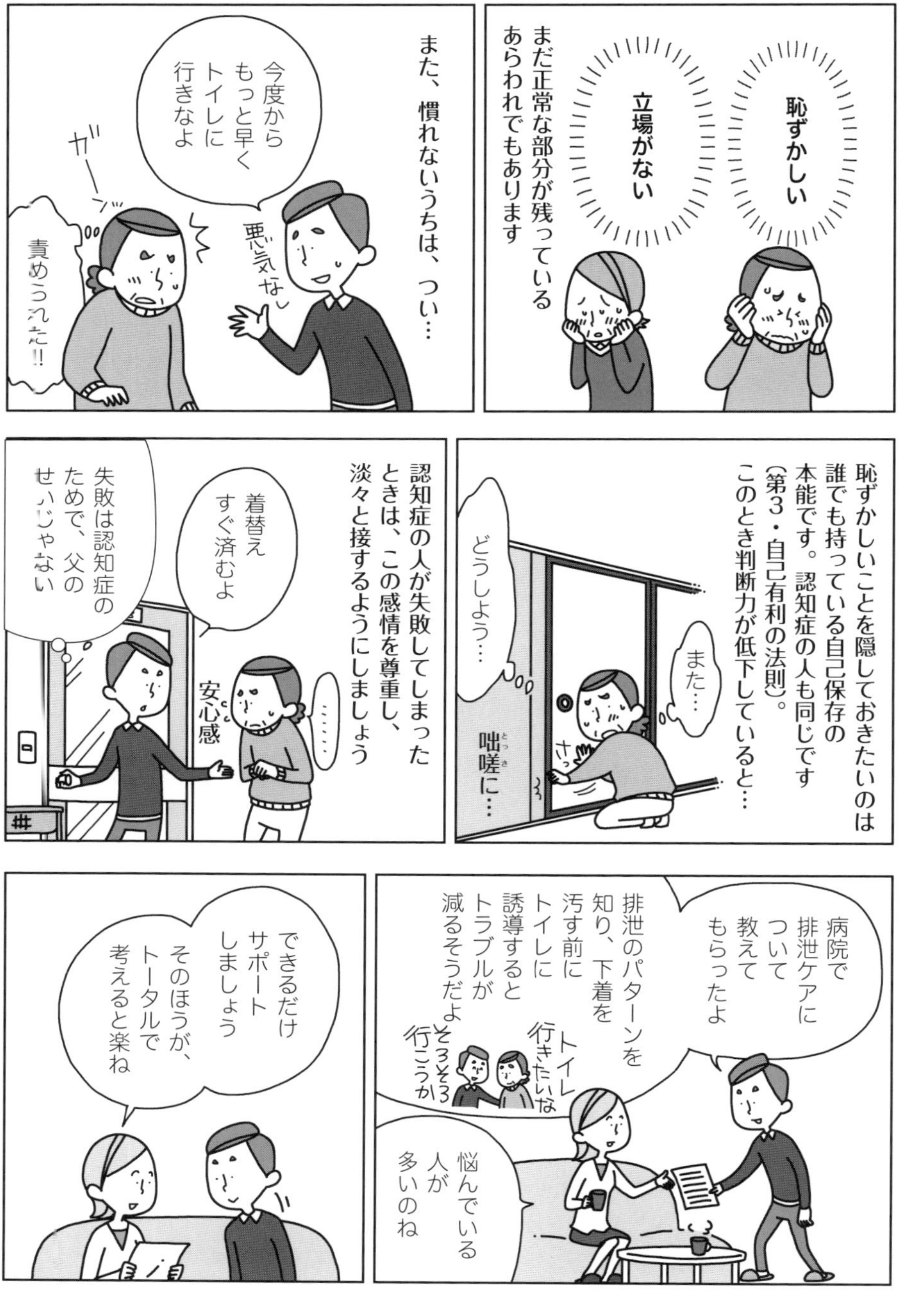

恥ずかしい
立場がない
まだ正常な部分が残っているあらわれでもあります
また、慣れないうちは、つい…
今度からもっと早くトイレに行きなよ
ガーン
悪気なし
責められた!!
恥ずかしいことを隠しておきたいのは誰でも持っている自己保存の本能です。認知症の人も同じです（第3・自己有利の法則）。このとき判断力が低下していると…
また…
さっ
どうしよう…
咄嗟《とっさ》に…
認知症の人が失敗してしまったときは、この感情を尊重し、淡々と接するようにしましょう
着替えすぐ済むよ
……
安心感
失敗は認知症のためで、父のせいじゃない
病院で排泄ケアについて教えてもらったよ
排泄のパターンを知り、下着を汚す前にトイレに誘導するとトラブルが減るそうだよ
トイレ行きたいな
そろそろ行こうか
悩んでいる人が多いのね
できるだけサポートしましょう
そのほうが、トータルで考えると楽ね

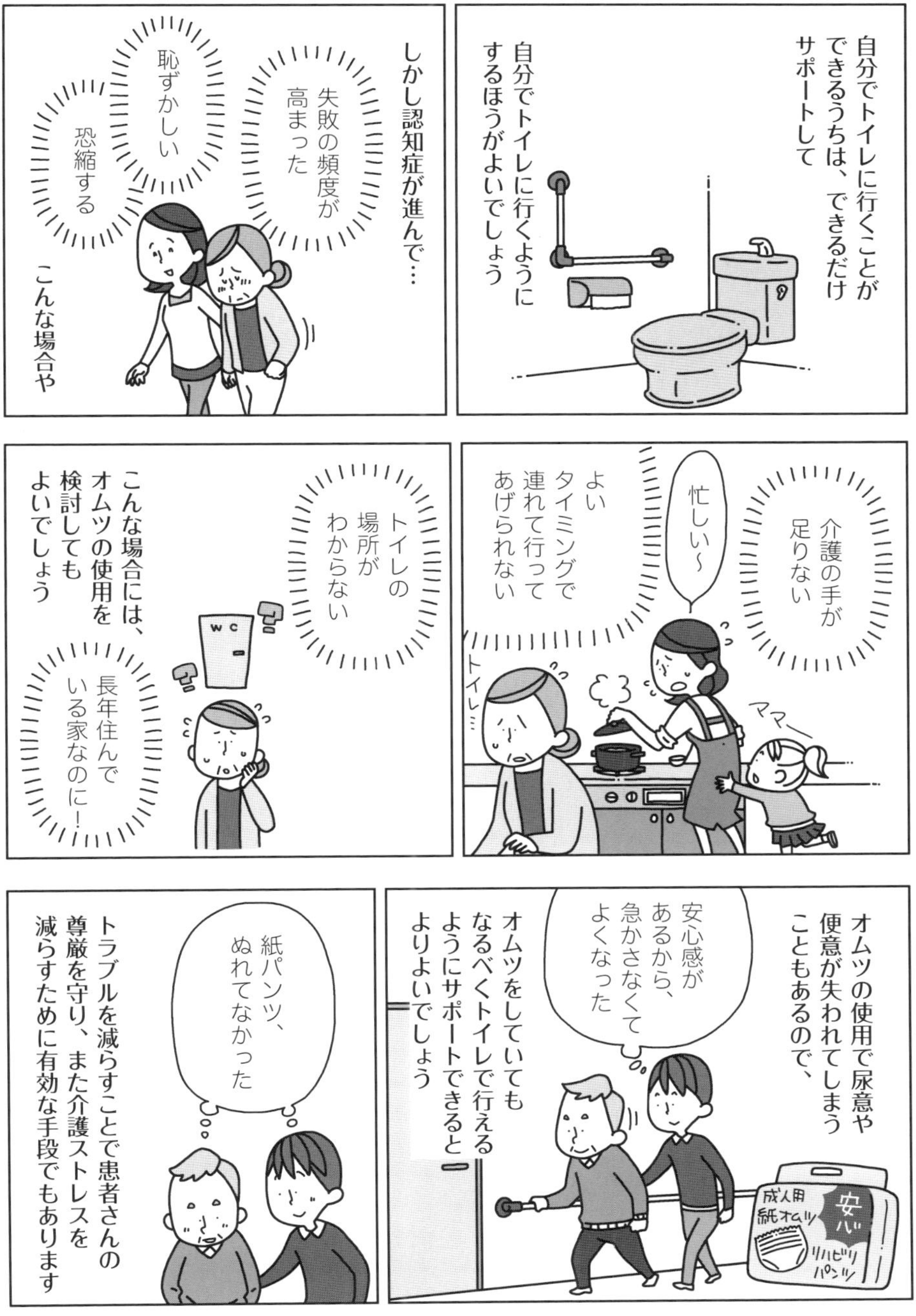

自分でトイレに行くことができるうちは、できるだけサポートして
自分でトイレに行くようにするほうがよいでしょう
しかし認知症が進んで…
失敗の頻度が高まった
恥ずかしい
恐縮する
こんな場合や
介護の手が足りない
忙しい～
よいタイミングで連れて行ってあげられない
トイレ…
ママ～
トイレの場所がわからない
WC
長年住んでいる家なのに！
こんな場合には、オムツの使用を検討してもよいでしょう
オムツの使用で尿意や便意が失われてしまうこともあるので、
安心感があるから、急かさなくてよくなった
オムツをしていてもなるべくトイレで行えるようにサポートできるとよりよいでしょう
成人用紙オムツ
安心
リハビリパンツ
紙パンツ、ぬれてなかった
トラブルを減らすことで患者さんの尊厳を守り、また介護ストレスを減らすために有効な手段でもあります

解説（トイレのトラブル）

認知症になると、トイレに間に合わなかったり、尿意を感じにくくなったりしてトイレのトラブルが起こりがちです。

失敗を避けたい気持ちや、行ったことを忘れてしまうことからトイレに行く回数が増えることもあります。

恥ずかしさから、汚れた下着を見つからないように隠してしまうなど、新たなトラブルにつながることもあります。

認知症が進行すると、見当識障害（P15参照）によって、長年暮らした家の中でもトイレの場所が見つけられなくなったり、トイレがなにをするところかわからなくなる人もいます。

トイレに関する事柄は、非常にデリケートで、認知症の人にとっても同様です。周囲の人は、トイレのトラブルは誰にでも起こりうることだという気持ちで、認知症の人に恥ずかしさを感じさせないよう淡々と対応をしましょう。

トイレのトラブルを減らすためには、まずは、認知症の人の排泄リズムを把握することです。そわそわしたり、かがんだり、お腹のあたりを押さえたりするなど尿意を感じているかをみてください。

また、朝一番、食後など、トイレの時間をある程度決めて、ご家族がトイレに誘導するようにしましょう。

移動に時間がかかる、居室からトイレが離れているなど、場合によっては、部屋にポータブルトイレを置いてもよいでしょう。

トイレの場所がわからなくなることがある場合は、ドアにトイレの絵や写真を貼り、「トイレ」と見やすく書いておくことで、認識しやすくなることもあります。

こうした環境整備もご本人と一緒に作業すると、一つひとつの事実は忘れても、「ここで家族と協力してなにかをした」などの印象が残り、意欲につながる場合があります。なるべく自力でトイレを済ませられるようにサポートしましょう。

どのような場合でも、トイレの失敗があったときに、強い口調で注意したり、過度に驚いたりしないようにしましょう。

トイレの床を水拭きできる床材に変えたり、物を置かないようにして、掃除、片付けの手間を減らし、なるべくおおらかに接することができるようにしましょう。

失禁用下着、ポータブルトイレ、ベッドに敷く防水シートなどお世話の負担を減らすためのいろいろな製品が出ていますので、こうしたものを活用するのもよいでしょう。

オムツを導入する際は、睡眠時と外出のときなど、限定的な使用から開始します。

なお、医師がオムツを必要だと認めた場合や要介護度によっては、紙オムツが支給されたり購入費用が助成されたり、負担額が医療費控除の対象となるなどの地域もあります。公的支援については市区町村などの担当課に問い合わせてみてください。

着替えや入浴を嫌がるのは

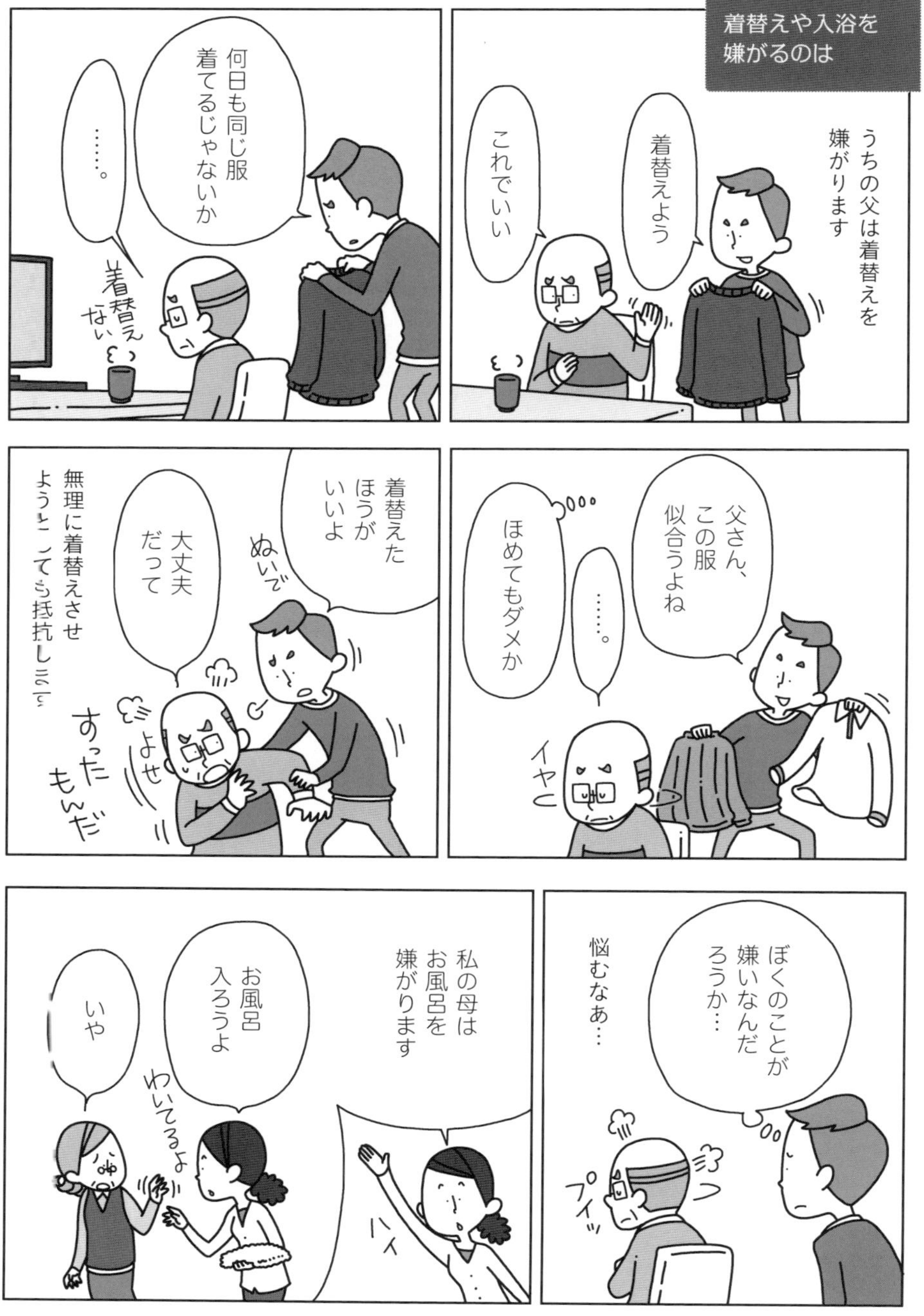
うちの父は着替えを嫌がります
着替えよう
これでいい
何日も同じ服着てるじゃないか
……。
着替えない
父さん、この服似合うよね
……。
ほめてもダメか
イヤ
着替えたほうがいいよ
ぬいで
大丈夫だって
よせ
すったもんだ
無理に着替えさせようとしても抵抗します
ぼくのことが嫌いなんだろうか…
悩むなぁ…
プイッ
私の母はお風呂を嫌がります
ハイ
お風呂入ろうよ
わいてるよ
いや

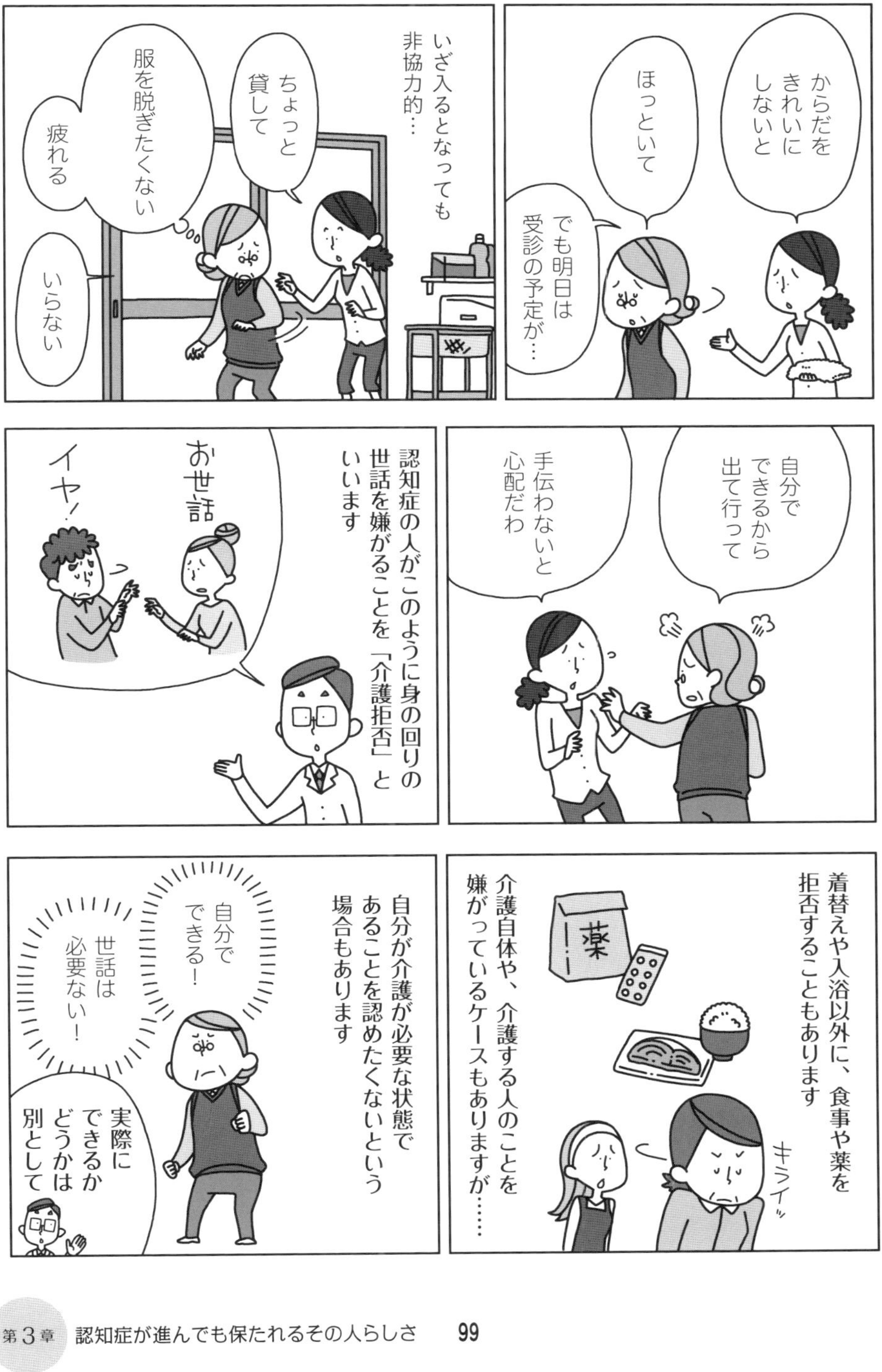
からだを きれいに しないと
ほっといて
でも明日は 受診の予定が…
いざ入るとなっても 非協力的…
ちょっと 貸して
服を脱ぎたくない
疲れる
いらない
自分で できるから 出て行って
手伝わないと 心配だわ
認知症の人がこのように身の回りの世話を嫌がることを「介護拒否」といいます
お世話
イヤ！
着替えや入浴以外に、食事や薬を拒否することもあります
薬
介護自体や、介護する人のことを嫌がっているケースもありますが……
キライッ
自分が介護が必要な状態であることを認めたくないという場合もあります
自分で できる！
世話は 必要ない！
実際に できるか どうかは 別として

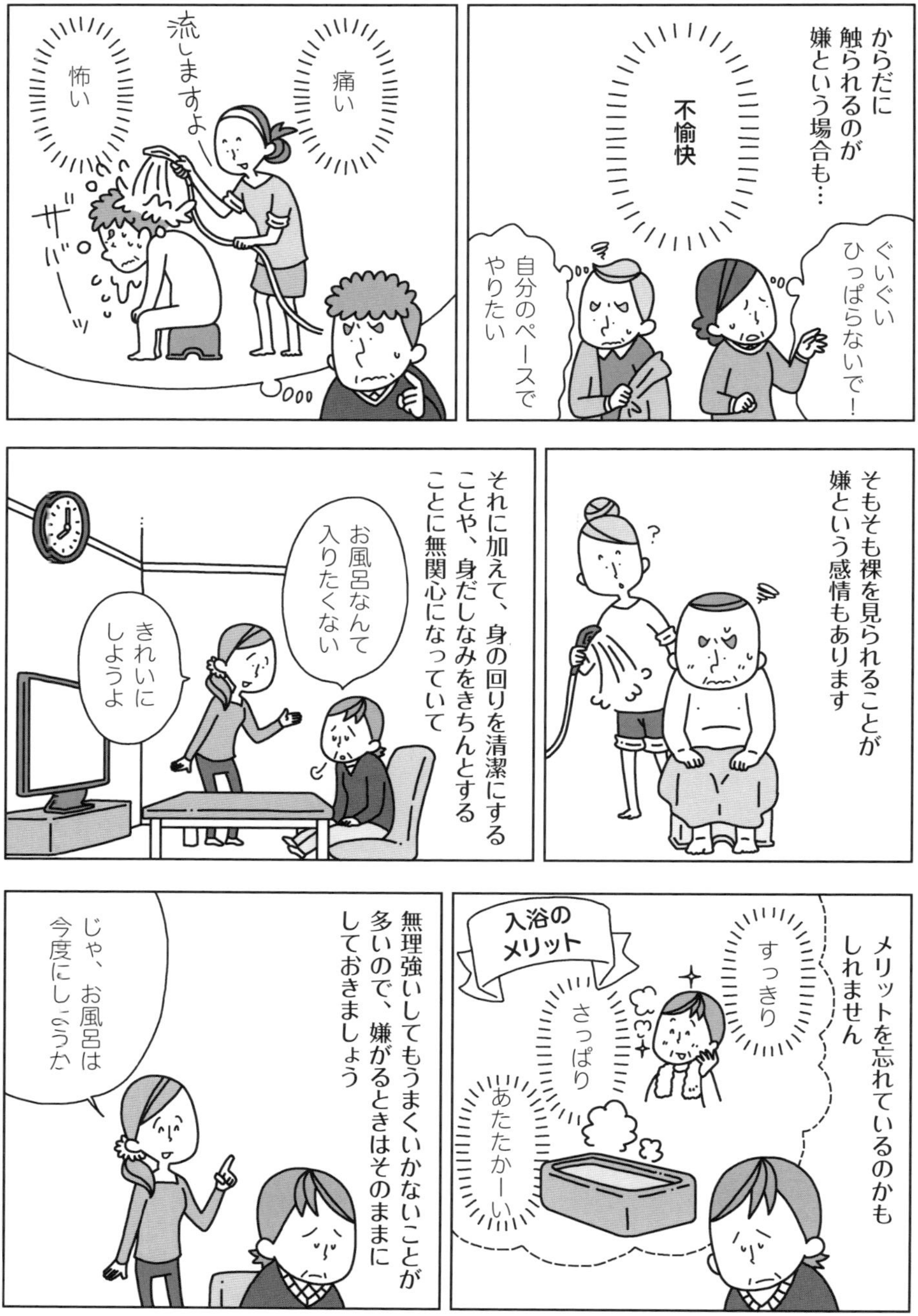
からだに触られるのが嫌という場合も…
不愉快
ぐいぐいひっぱらないで！
自分のペースでやりたい
痛い
流しますよ
怖い
ザバーッ
そもそも裸を見られることが嫌という感情もあります
?
それに加えて、身の回りを清潔にすることや、身だしなみをきちんとすることに無関心になっていて
お風呂なんて入りたくない
きれいにしようよ
メリットを忘れているのかもしれません
入浴のメリット
すっきり
さっぱり
あたたかーい
無理強いしてもうまくいかないことが多いので、嫌がるときはそのままにしておきましょう
じゃ、お風呂は今度にしようか

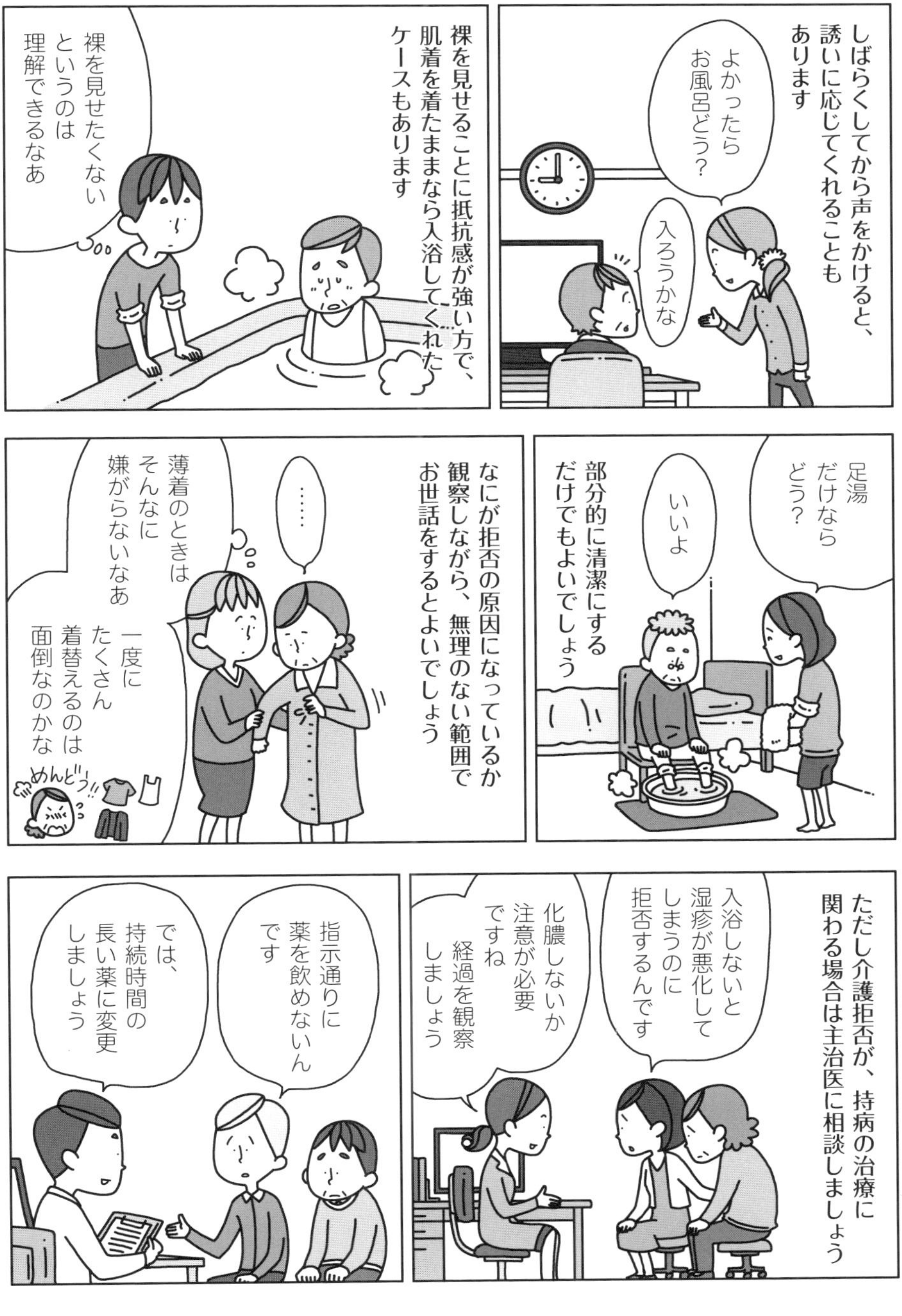
しばらくしてから声をかけると、誘いに応じてくれることもあります
よかったらお風呂どう？
入ろうかな
裸を見せることに抵抗感が強い方で、肌着を着たままなら入浴してくれたケースもあります
裸を見せたくないというのは理解できるなあ
足湯だけならどう？
いいよ
部分的に清潔にするだけでもよいでしょう
なにが拒否の原因になっているか観察しながら、無理のない範囲でお世話をするとよいでしょう
……
薄着のときはそんなに嫌がらないなあ
一度にたくさん着替えるのは面倒なのかな
めんどう!!
ただし介護拒否が、持病の治療に関わる場合は主治医に相談しましょう
入浴しないと湿疹が悪化してしまうのに拒否するんです
化膿しないか注意が必要ですね
経過を観察しましょう
指示通りに薬を飲めないいんです
では、持続時間の長い薬に変更しましょう

解説（介護拒否）

着替えや入浴を嫌がる認知症の人は、少なくありません。

認知症になると、意欲の低下から身だしなみに対する意識が薄れることも原因のひとつです。着替えの行為を面倒だと感じたり、下着やシャツ、ジャンパーなど、着るべき衣服が複数あると、着る順番がわからなくなったりする人がいます。衣服の乱れから、認知能力の低下に気づくこともあります。

また、季節や時間の感覚、寒さ暑さなどを感じにくくなっているため、気候にあった適切な衣類選びが難しくなります。

このようなときに、周囲の人が、「寒いからコートを着ましょう」「汚れているから新しい服に着替えましょう」と言っても、ご本人は意固地（第6・こだわりの法則）になってしまい応じてくれないことがあります。

できるだけ認知症の人が機嫌のよさそうなときを選んで、着替えをすすめましょう。ここで拒絶がなければ、できるだけ簡単に脱ぎ着できる衣類を選んだり、着用する順番に上から並べて渡すなどして手伝いましょう。ストレスなく、うまくできると、またやろうという意欲につながります。

認知症の人が行きたがっている場所に誘い、その外出を理由に着替えを促すなど動機づけになる機会を作るのもよいでしょう。

いずれにしても少しくらい回数が減っても、

ストレスなく着替えられた方がよいでしょう。

もちろん着替えのときには、急《せ》かしてはいけません。袖を通したり、足を曲げたり、一つ一つの行為を素早くはできないのです。急かされると着替える行為自体に拒絶感が生じますし、急かした人に対して嫌な気持ちが残りやすくなるためです（第5・感情残像の法則）。

入浴についても同様のことがいえます。まずなによりも、浴室で自分だけが裸でいるのは落ちつきません。お湯をかけられたりするのを怖いと感じていることもあります。認知症の人が嫌だと感じている部分をできる限り、取り除くことが重要です。

浴室まで行くことを拒否しているようであれば、しばらくは、ご本人の部屋で足湯をしたり、体を拭いたりしてあげましょう。割り切って最低限のお世話で済ませましょう。

なお、入浴の時間は、夕方と限らず、ご本人や家族の気持ちに余裕がある時間とタイミングを選びましょう。急かしたり、必要以上に注意をしたり、過度に手伝おうとすると、認知症の人も苦手意識が高まり、「自分でできるから」と介護されることを嫌がる「介護拒否」場合があるためです。

ゆっくりできる時間や、認知症の人が機嫌のよさそうなときにお風呂に誘い、「お風呂から上がったらお茶かお酒を飲みましょう」というように、入浴ともう一つ別な楽しみをセットにするのもよいでしょう。

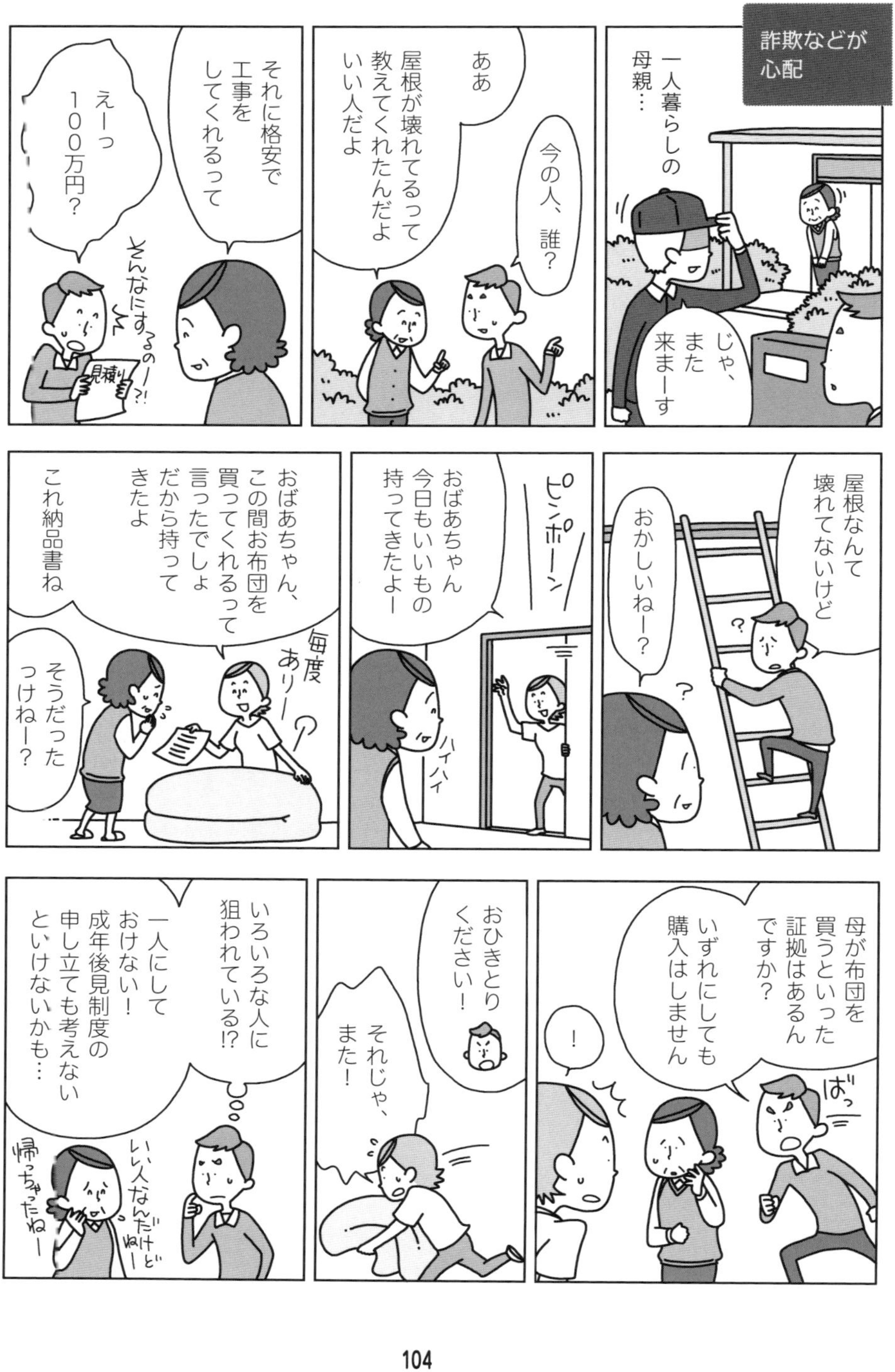
詐欺などが心配
一人暮らしの母親…
じゃ、また来まーす
今の人、誰?
ああ 屋根が壊れてるって教えてくれたんだよ いい人だよ
それに格安で工事をしてくれるって
えーっ 100万円?
見積り
そんなにするの—?!
屋根なんて壊れてないけど
おかしいねー?
ピンポーン
おばあちゃん 今日もいいもの持ってきたよー
ハイハイ
おばあちゃん、この間お布団を買ってくれるって言ってたでしょ だから持ってきたよ
これ納品書ね
毎度ありー
そうだったっけねー?
母が布団を買うといった証拠はあるんですか?
いずれにしても購入はしません
ばっ
!
おひきとりください!
それじゃ、また!
いろいろな人に狙われている!?
一人にしておけない! 成年後見制度の申し立ても考えないといけないかも…
いい人なんだけどねー
帰っちゃったねー

解説（詐欺被害）

詐欺のトラブルはいつの時代にもありますが、最近では、認知症の人をターゲットにした詐欺が増えています。判断力が衰えている認知症の人は、残念ながら狙われやすい状況にあるのです。

古くからある、法外に高い商品のセールスや、リフォームの契約などに加え、振り込め詐欺や還付金詐欺なども増えています。手口も巧妙化し、送金の痕跡を残さないよう郵便などで現金を送付させたり、自宅まで現金を取りに来たりするなど、どんどん新しいものが登場しています。

認知症の人は、判断力が十分ではないため、預貯金や不動産などの管理、いろいろな事務手続きなどを自分で行うことが難しくなります。詐欺などの被害にあう可能性も高くなります。

このような、認知症などの判断力が十分ではない人を支援するための制度として、成年後見人《せいねんこうけんにん》制度があります。後見人となった人が認知症の人に代わって貯金通帳や不動産関連の保証書などを管理したり、契約を取り消したりすることができます。

成年後見人は3種類（後見、補佐、補助）あり、家庭裁判所に申請し、選ばれた人が法務局に登録されます。以降、法律にかかわる手続きは、後見人の同意がなければできなくなります。

申請については地域包括支援センターなどに相談しましょう。

成年後見制度

成年後見制度は、判断力が不十分な人の財産の管理、契約のトラブルなどについて、支援する制度です。以下のように、「任意後見制度」「法定後見制度」の２種類があります。

任意後見制度

ご本人に判断能力がある段階で、将来、判断能力が不十分な状態になった場合に備えて、後見事務の内容と財産管理などに関する手続きの代理権を与える代理人（任意後見人）を決めておく制度です。事前に公証人による公正証書で契約を結びます。

法定後見制度

以下の３種類にわかれていて、認知症の人の判断能力の程度など、本人の事情に応じて選べるようになっています。

	後見	補佐	補助
対象者（認知症などの判断力が十分ではない人）	判断能力が欠けているのが通常の人	判断能力が著しく不十分な人	判断能力が不十分な人
申し立てできる人	本人、配偶者、四親等内の親族、検察官、市町村長など		
成年後見人、補佐人、補助人の同意、取消が必要な行為	—	借金、訴訟行為、新築、改築、増築など（民法13条1項）の行為	申し立ての範囲内で、家庭裁判所が審判で定める借金、訴訟行為、新築、改築、増築など（民法13条1項所定の一部）
取り消しが可能な行為	日常生活に関する行為以外の行為	同上	同上
成年後見人等に与えられる代理権の範囲	財産に関するすべての法律行為	申し立ての範囲内で家庭裁判所が審判で定める特定の法律行為	同左

家族の顔さえわからない

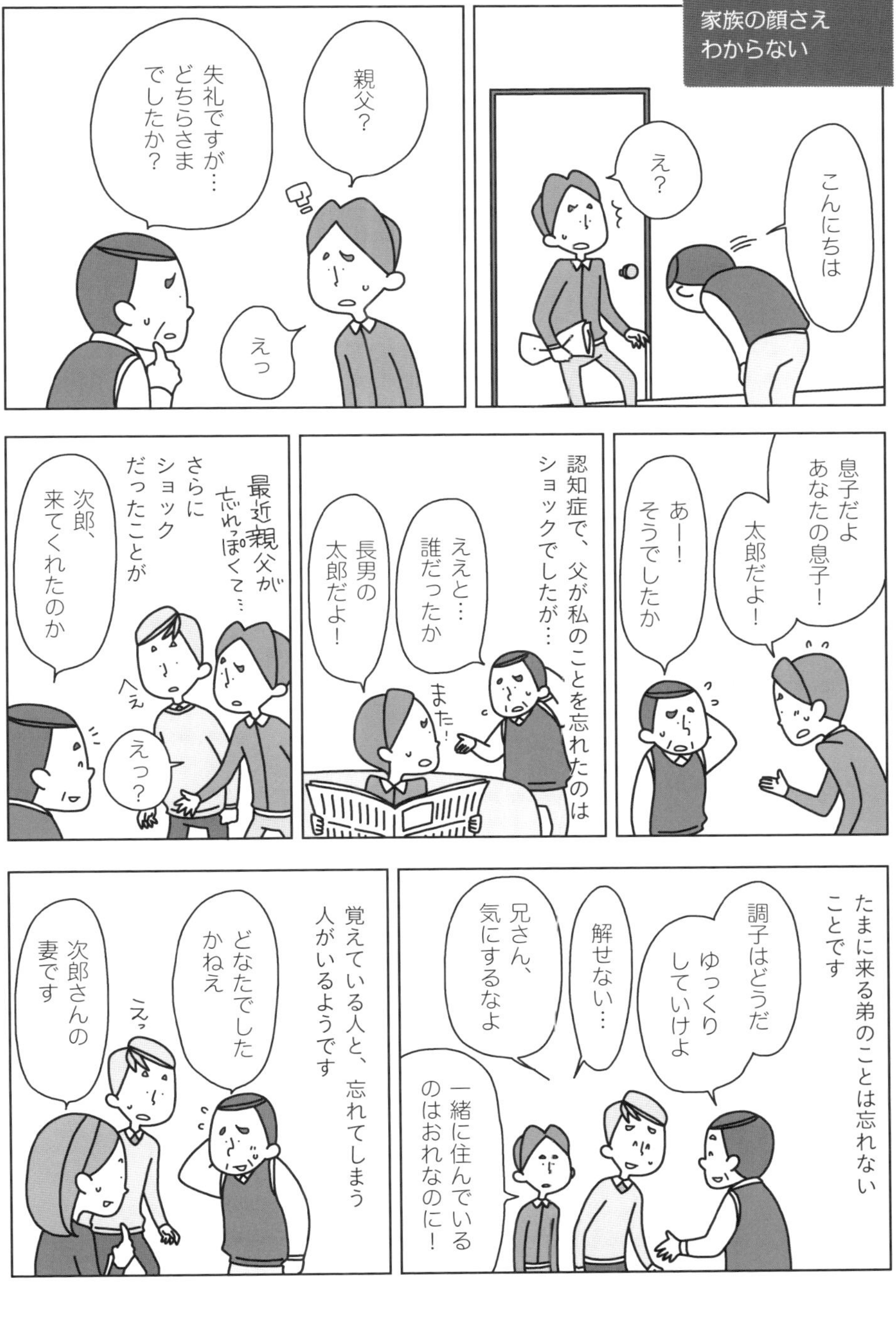
こんにちは
え？
親父？
失礼ですが…どちらさまでしたか？
えっ
息子だよ あなたの息子！
太郎だよ！
あー！そうでしたか
認知症で、父が私のことを忘れたのはショックでしたが…
ええと…誰だったか
長男の太郎だよ！
また！
さらにショックだったことが
最近親父が忘れっぽくて…
次郎、来てくれたのか
えっ？
へぇ
たまに来る弟のことは忘れないことです
調子はどうだ
ゆっくりしていけよ
解せない…
兄さん、気にするなよ
一緒に住んでいるのはおれなのに！
覚えている人と、忘れてしまう人がいるようです
どなたでしたかねえ
次郎さんの妻です
えっ

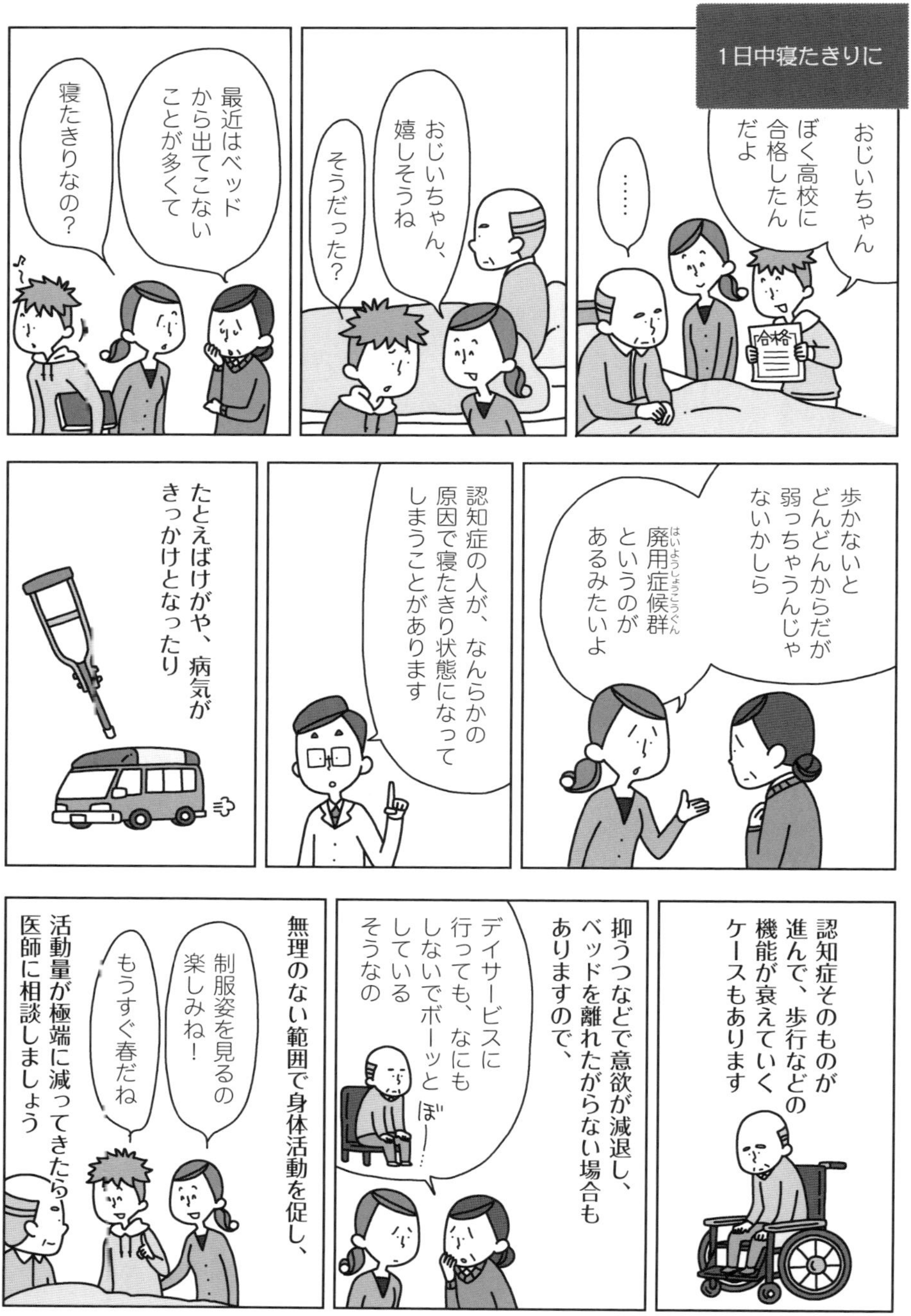
1日中寝たきりに
おじいちゃん ぼく高校に合格したんだよ
合格
……
おじいちゃん、嬉しそうね
そうだった？
最近はベッドから出てこないことが多くて
寝たきりなの？
歩かないとどんどんからだが弱っちゃうんじゃないかしら
廃用症候群《はいようしょうこうぐん》というのがあるみたいよ
認知症の人が、なんらかの原因で寝たきり状態になってしまうことがあります
たとえばけがや、病気がきっかけとなったり
認知症そのものが進んで、歩行などの機能が衰えていくケースもあります
抑うつなどで意欲が減退し、ベッドを離れたがらない場合もありますので、
デイサービスに行っても、なにもしないでボーッとしているそうなの
ぼー…
無理のない範囲で身体活動を促し、
制服姿を見るの楽しみね！
もうすぐ春だね
活動量が極端に減ってきたら医師に相談しましょう

解説（全身の機能の衰え）

認知症の後期では、からだの各機能が総合的に衰え、言葉が不自由になり、会話が成り立たなくなることもあります。このようなときでも、なるべく認知症の人に言葉をかけ、手を握ったり背中をさすったりしながらコミュニケーションをとるようにしましょう。

この時期の認知症の患者さんの心の状態は、とても穏やかです。周辺症状による激しい言動などもほとんどありません。

ただし、これは体力が衰えてきているサインでもあります。

活動量が減り、筋力が衰え、骨がもろくなり、精神的な落ち込みなど、体の機能が複合的に低下していきます。この状態が、「廃用症候群《はいようしょうこうぐん》」です。寝たきりの時間を長引かせないようにすることが大切です。

寝たきり状態では、背中やお尻に褥瘡《じょくそう》（床ずれ）ができやすくなります。褥瘡は、体の重みで圧迫されている部分の血流が悪くなり皮膚がただれたり、傷ついたりすることです。

定期的に体の向きを変え、血流を保ち、褥瘡を予防するようにしましょう。

また体力の低下と同時に、飲みこむ力も弱くなり、嚥下障害《えんげしょうがい》を起こしやすくなります。誤嚥により食べ物や水分が気管に入ってしまうと、誤嚥性肺炎などを起こす危険性があるので、食事をやわらかくしたり、とろみをつけたり、食べやすい形状を工夫します。

こうした工夫をしても、いよいよ口から食事がとれないような状態になったら、認知症の終末期を判断する一つの目安です。医師と相談しながら、残された能力に応じたケアを行っていきます。

認知症の後期以降は意思の確認が難しいことが多いので、できれば、もっと前の、ご本人と会話ができる段階で、胃瘻《いろう》や、そのほかの終末期医療（ターミナルケア）について、希望を聞いておくとよいでしょう。

認知症患者さんの最期はとても穏やか

認知症の患者さんの多くは、とても穏やかな最期を迎えています。がん患者さんや、そのほかの病気などの場合によく聞かれる苦痛の訴えが極めて少ないのも特徴です。もしも、がんを併発している場合でも、痛みをあまり感じないため、モルヒネなどの麻薬が必要になることはほとんどありません。

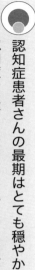

第4章

家族の関わり方

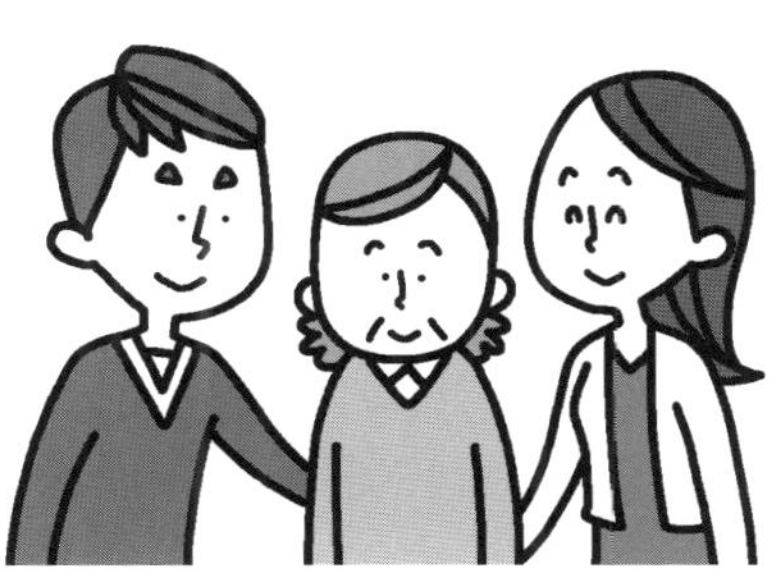

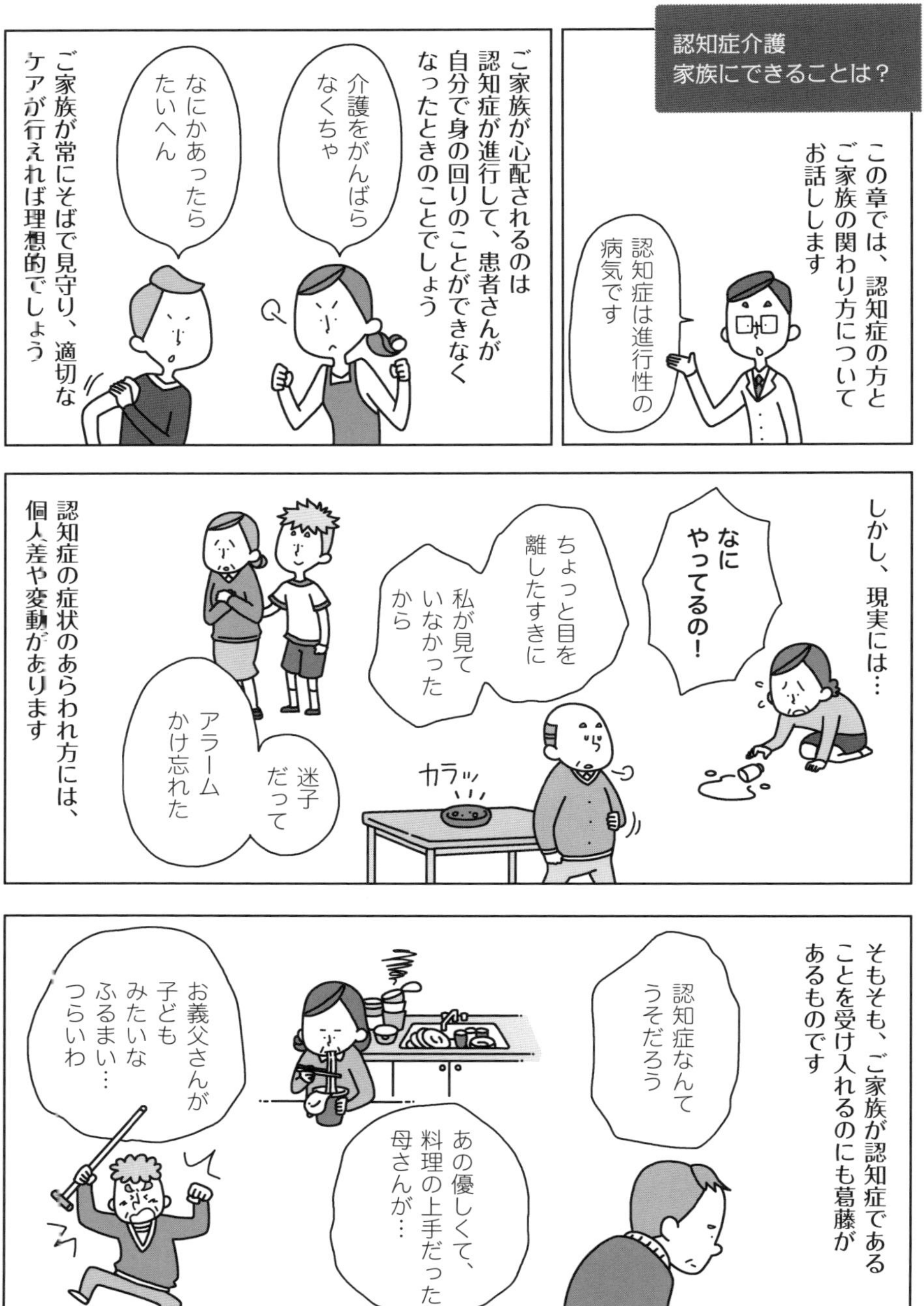

認知症介護
家族にできることは？
この章では、認知症の方とご家族の関わり方についてお話しします
認知症は進行性の病気です
ご家族が心配されるのは認知症が進行して、患者さんが自分で身の回りのことができなくなったときのことでしょう
介護をがんばらなくちゃ
なにかあったらたいへん
ご家族が常にそばで見守り、適切なケアが行えれば理想的でしょう
しかし、現実には…
なにやってるの！
ちょっと目を離したすきに
私が見ていなかったから
カラッ
迷子だって
アラームかけ忘れた
認知症の症状のあらわれ方には、個人差や変動があります
そもそも、ご家族が認知症であることを受け入れるのにも葛藤があるものです
認知症なんてうそだろう
あの優しくて、料理の上手だった母さんが…
お義父さんが子どもみたいなふるまい…つらいわ

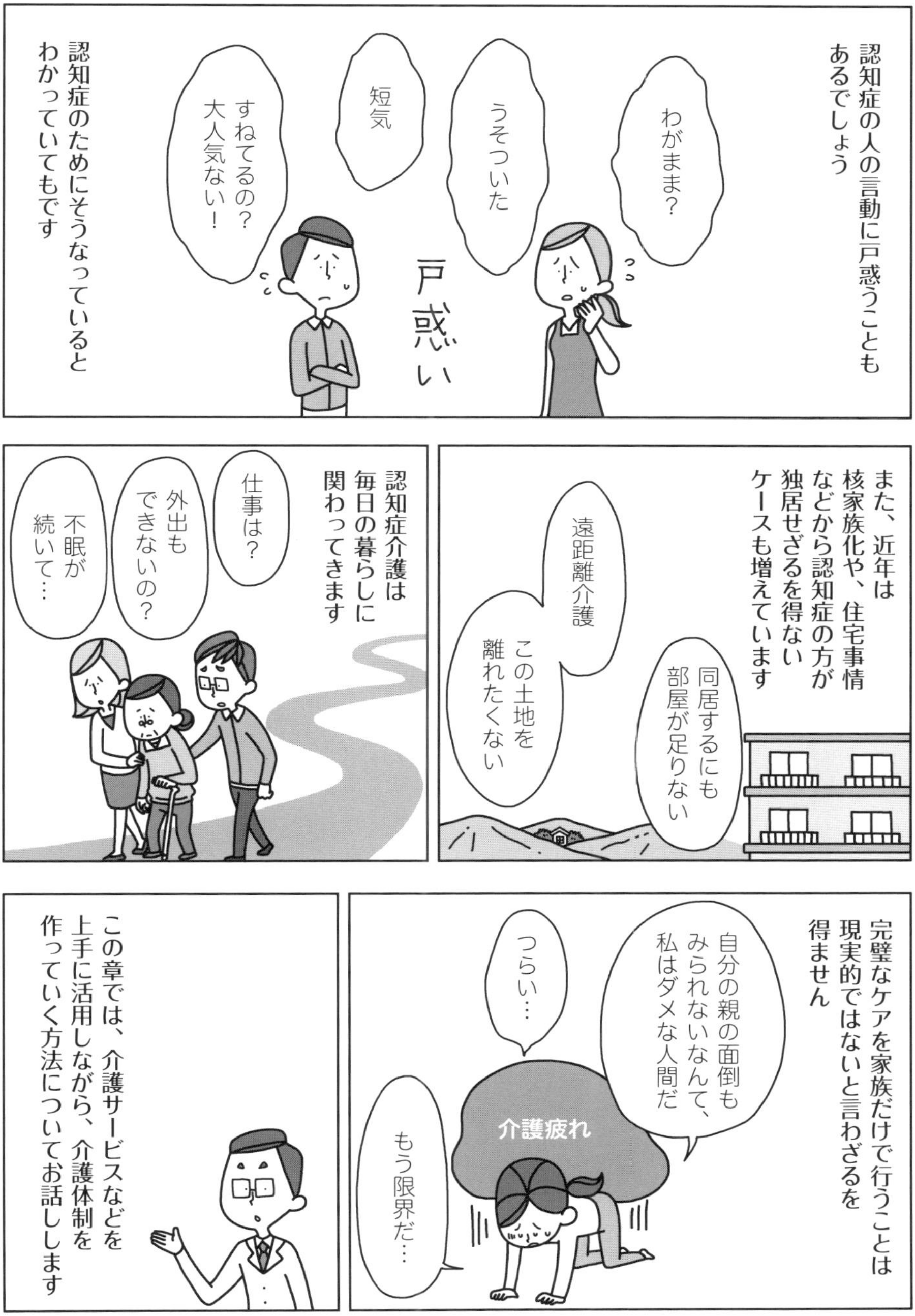
認知症の人の言動に戸惑うこともあるでしょう
わがまま？
うそついた
短気
すねてるの？大人気ない！
戸惑い
認知症のためにそうなっているとわかっていてもです
また、近年は核家族化や、住宅事情などから認知症の方が独居せざるを得ないケースも増えています
同居するにも部屋が足りない
この土地を離れたくない
遠距離介護
認知症介護は毎日の暮らしに関わってきます
仕事は？
外出もできないの？
不眠が続いて…
完璧なケアを家族だけで行うことは現実的ではないと言わざるを得ません
自分の親の面倒もみられないなんて、私はダメな人間だ
つらい…
介護疲れ
もう限界だ…
この章では、介護サービスなどを上手に活用しながら、介護体制を作っていく方法についてお話しします

解説（支援）

家族が認知症になったら、周囲の人はどのように支援したらよいのでしょうか。

具体的な支援の方法は、家族構成や環境、同居か別居か、などによって異なるので、それぞれ一番よい方法を試行錯誤していかれることになるでしょう。

とはいえ共通して知っておいていただきたいことはあります。本書の「認知症の9大法則と1原則」や「上手な介護の12カ条」では、認知症の症状についての考え方や、受け止め方などをまとめています。知っておくときっと役立つでしょう。

はじめから現状を受け止め、うまく対応している人は一人もいません。認知症と診断されて、その事実を受け入れるまでには、どなたでも葛藤があるものです。

その過程には、次の4つの心理的ステップがあります。

診断直後は、家族の多くが認知症の人の言動に戸惑い、受け入れられず、認知症だということを否定します。否定は、第1ステップです。

第2ステップでは、認知症の症状に家族が混乱して、知識不足のため、どう対応したらよいかもわからずに、怒りや悲しみに苦しみ、認知症の人や介護を拒絶する気持ちになります。多くの場合、この段階では、周囲の人に相談する気持ちになれません。

しかし、次第にその日常にも慣れてきます。

そして家族は、認知症であることを割り切れるようになります。割り切れるとは、たとえば、認知症の人にあらわれる症状に対して、「腹を立てても意味がないのだ」「イライラしても時間がもったいないだけだ」と考えるようになることです。よい意味での諦めともいえるでしょう。これが、第3ステップです。

落ちついてきたら、改めて情報収集をしたり、ソーシャルワーカー、家族の会などに相談したりするとよいでしょう。

そして、第4ステップは受容です。認知症に対する理解も深まり、さまざまな症状があらわれても、過度に驚いたり、疲労困憊《こんぱい》したりすることが減ってきます。認知症の人のあるがままの状態を受け入れられるようになるのです。

認知症が進行すると、食事、入浴、トイレや着替えなど日常生活全般にサポートが必要になり、家族の負担は増えます。

また、ほかの病気と比較するとコミュニケーションを取るのがむずかしいということも負担となるかもしれません。

たとえば、認知症の人は、「今日は膝が痛む」「なんだかイライラする」というように体調や感情の変化があってもそれをうまく説明することができません。別の形で気持ちをあらわし、身近な人を戸惑わせてしまいます。

そのためにも、認知症に対する知識を深め、症状を理解して、お互いの認識の相違を減らすことが重要になってきます。

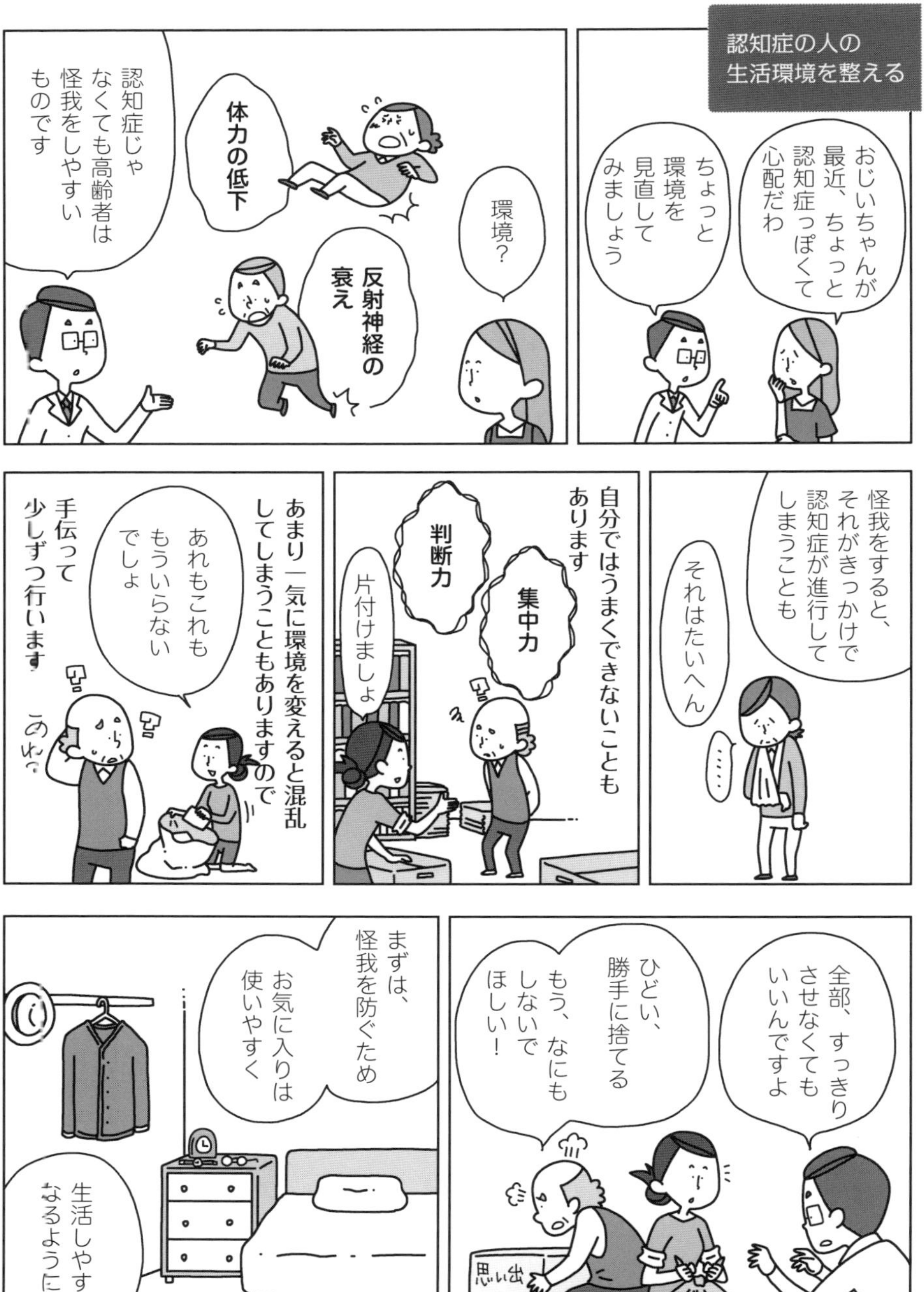
認知症の人の生活環境を整える
おじいちゃんが最近、ちょっと認知症っぽくて心配だわ
ちょっと環境を見直してみましょう
環境？
反射神経の衰え
体力の低下
認知症じゃなくても高齢者は怪我をしやすいものです
怪我をすると、それがきっかけで認知症が進行してしまうことも
それはたいへん
……
自分ではうまくできないこともあります
集中力
判断力
片付けましょ
あまり一気に環境を変えると混乱してしまうこともありますので
あれもこれももういらないでしょ
手伝って少しずつ行います
全部、すっきりさせなくてもいいんですよ
ひどい、勝手に捨てる
もう、なにもしないでほしい！
思い出
まずは、怪我を防ぐため
お気に入りは使いやすく
生活しやすくなるように

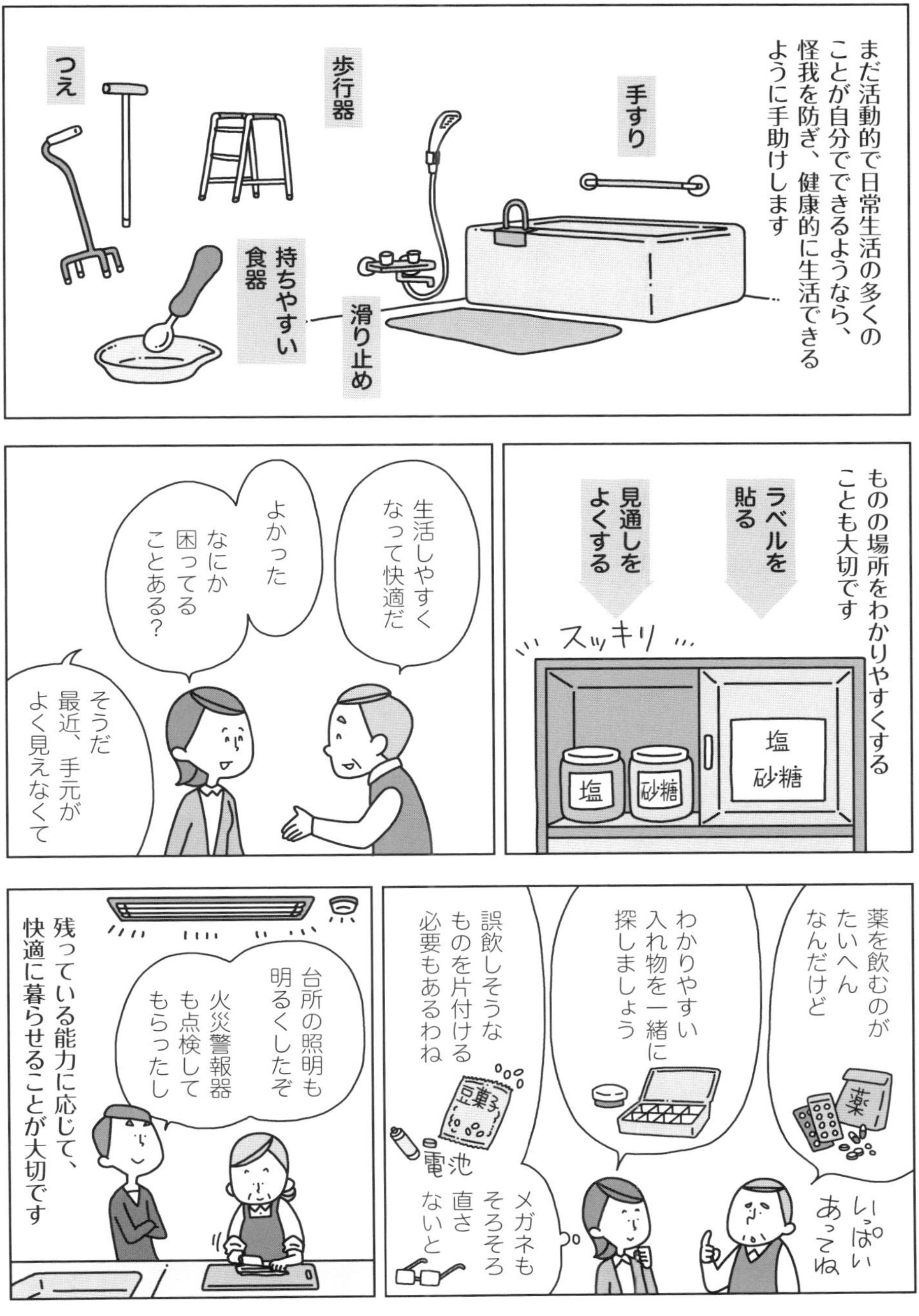
まだ活動的で日常生活の多くのことが自分でできるようなら、怪我を防ぎ、健康的に生活できるように手助けします
手すり
歩行器
つえ
滑り止め
持ちやすい食器
ものの場所をわかりやすくすることも大切です
ラベルを貼る
見通しをよくする
スッキリ
塩
砂糖
塩
砂糖
生活しやすくなって快適だ
よかった
なにか困ってることある?
そうだ
最近、手元がよく見えなくて
薬を飲むのがたいへんなんだけど
いっぱいあってね
薬
わかりやすい入れ物を一緒に探しましょう
誤飲しそうなものを片付ける必要もあるわね
豆菓子
電池
メガネもそろそろ直さないと
台所の照明も明るくしたぞ
火災警報器も点検してもらったし
残っている能力に応じて、快適に暮らせることが大切です

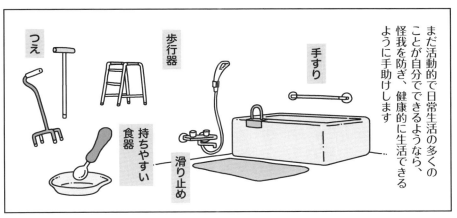

解説（環境整備）

高齢になると、若い頃よりも筋力が弱くなり、足腰が思うように動かないことも増えてきます。今まで普通に登っていた傾斜や、階段がきついと感じるようになります。

さらに、今までなんの問題もなく暮らしていた家の中でも、筋力の衰えから小さな段差でつまずいたり、転倒したり、視野が狭くなってドアや家具などにぶつかったりすることがあります。反射神経も衰え、小さな事故で大怪我をしてしまうこともあります。危険ではなかったものが、事故の原因になりうるのです。

転んで怪我をしたことがきっかけとなって寝たきりになり、病気が悪化してしまったということは認知症に限らず、高齢者にはよくあることです。

認知症の人が、家の中をどのように部屋を行き来するか、動線を確認して、ぶつかったり、つまずいたりする可能性のあるものをなくしましょう。必要に応じて、段差や手すりを設置します。お風呂場や階段などには滑らないような工夫も必要でしょう。

また、こうした環境整備は衰えてきた能力を補助し、暮らしやすくするためにも行います。照明やラベルなどでものを見やすく、わかりやすくするといった工夫も有効です。

事故が少なくなるよう、より暮らしやすくなるよう補助的なリフォームをして、安全な暮らしができる環境を作っていきましょう。

ただし、室内の雰囲気がガラリと変わるような大きなリフォームは慎重に行いましょう。

大きなリフォームをしたことで、認知症の人が、ここは自分の家であることがわからなくなり、混乱してしまうことがあります。

自宅にいるのに「家に帰りたい」「落ちつかない」と言って外出しようとしたり、夜間に目が覚めたとき、どこにいるのかわからなくなって興奮してしまうこともあります。リフォームしたことによって認知症が進行してしまったという例も少なくないのです。

もしもリフォームをする場合は、なるべく以前の雰囲気が失われないようにしましょう。

リフォームをする際は、できれば認知症の人がいるときに、リフォーム業者の人にきてもらって、一緒に計画したり、作業の様子を見ておくとよいでしょう。認知症の人にとってもその工程を見ておくほうが、多少混乱が少なくてすむかもしれません。

なお、こうした認知症の人のための住宅改修（リフォーム）や環境整備には介護保険の給付が受けられる場合があります。給付の内容は住宅の改修費用の助成や福祉用具のレンタルなどです。

環境を整えるための介護保険サービスについては129ページをご覧ください。介護保険の対象になるリフォームの基準については、地域包括支援センターやケアマネジャーに確認しましょう。

生活環境を整える工夫

住み慣れた家でも、体力が衰えていると、段差や廊下、階段などでつまずいたり、転倒することがあります。さらに、認知症が進行すると、見当識障害によって、トイレの場所がわからなくなったり、各部屋の設備の使い方がわからなくなることもあります。

ここでは、認知症の人の衰える能力を補佐するようなリフォーム例、改善点を紹介します。

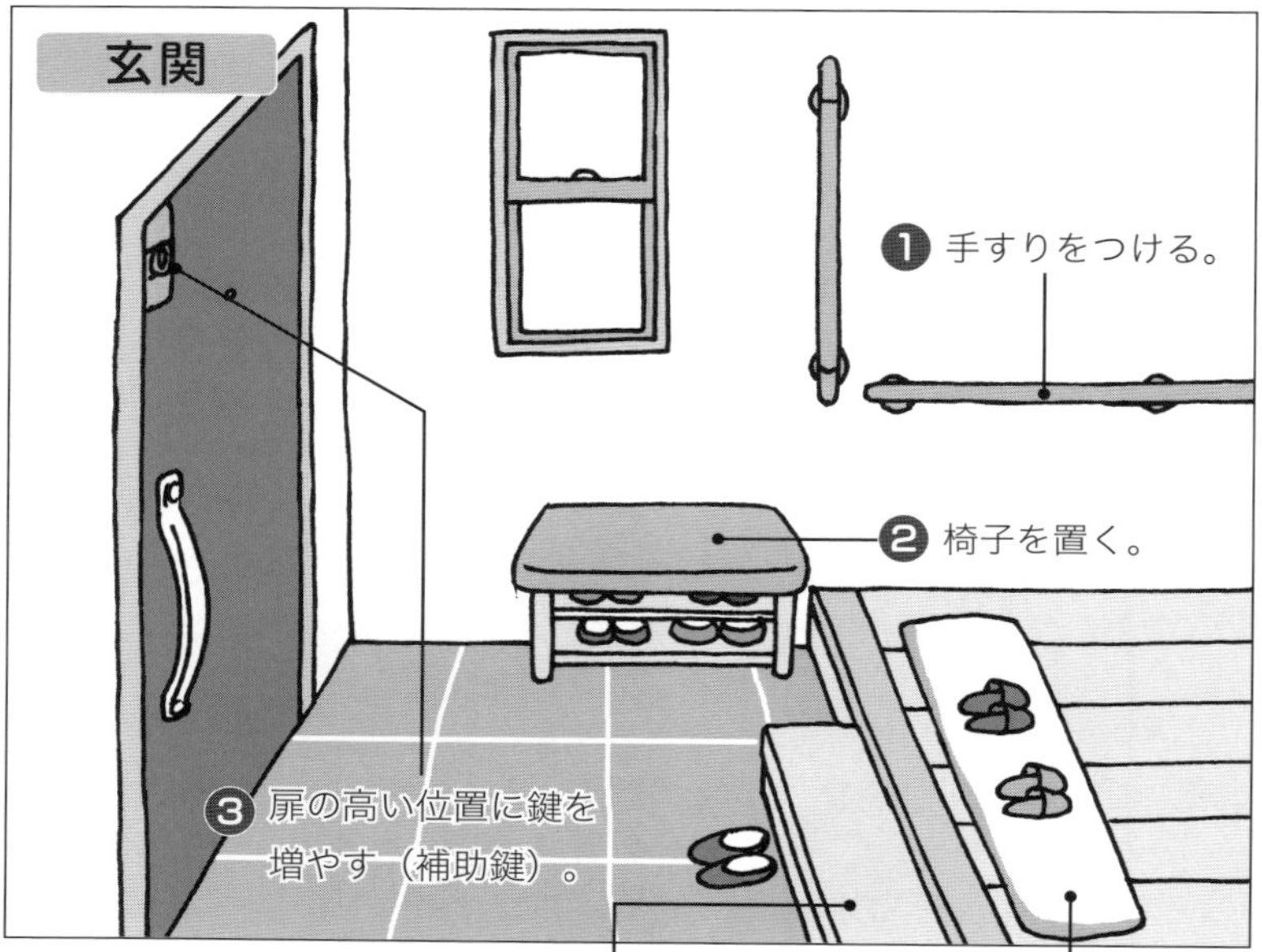
玄関
❶ 手すりをつける。
❷ 椅子を置く。
❸ 扉の高い位置に鍵を増やす（補助鍵）。

❹ 廊下と玄関土間の段差が大きくて、認知症の人が使いにくいようであれば、式台（段差を解消する台）を置く。

❺ 床が滑りやすい場合は、滑りにくい材質のマットなどを敷く。

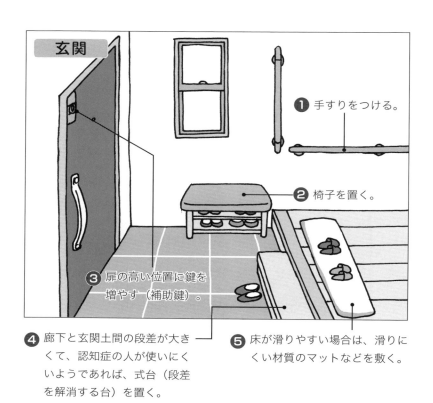

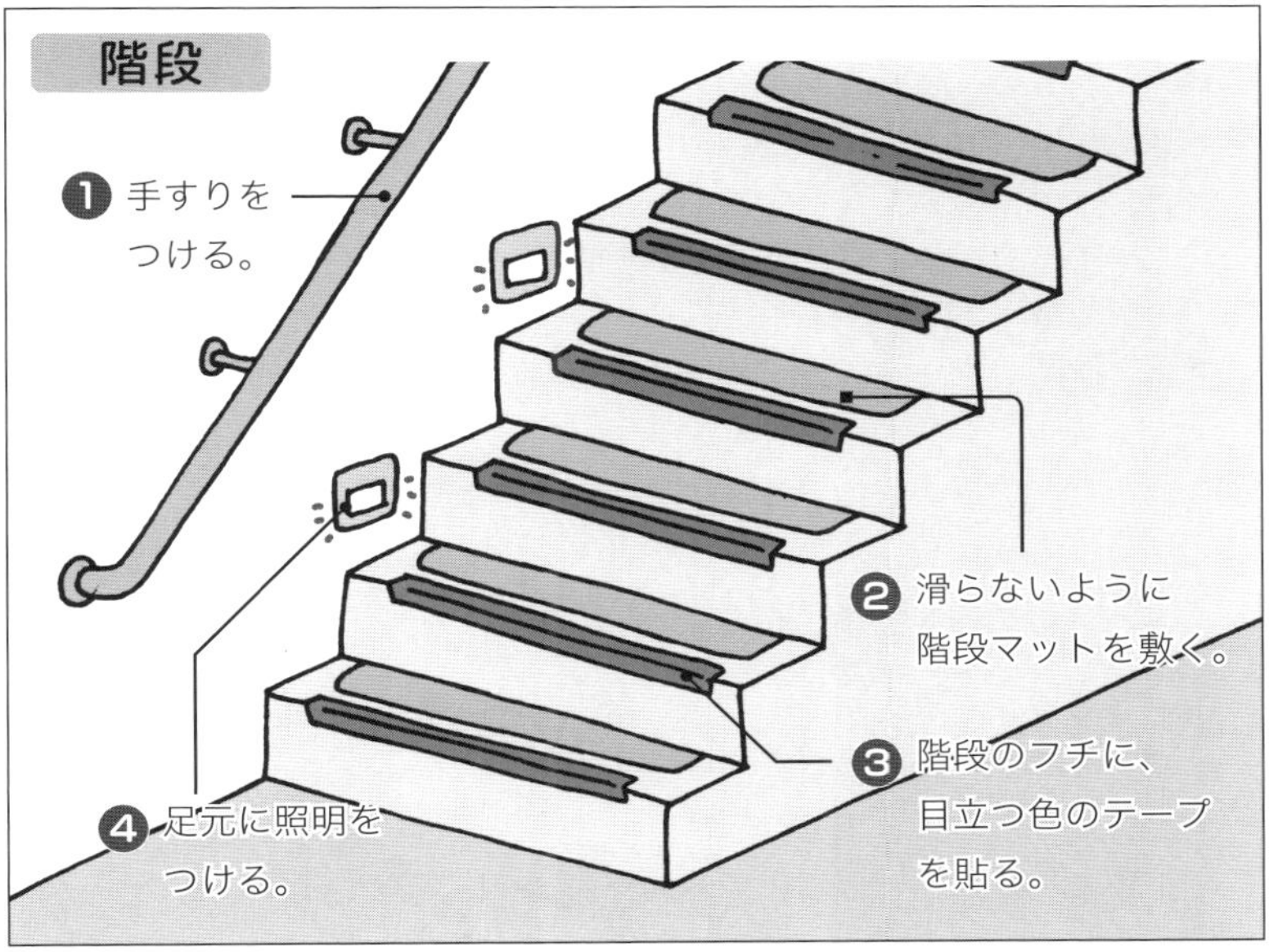
階段
❶ 手すりをつける。
❷ 滑らないように階段マットを敷く。
❸ 階段のフチに、目立つ色のテープを貼る。
❹ 足元に照明をつける。

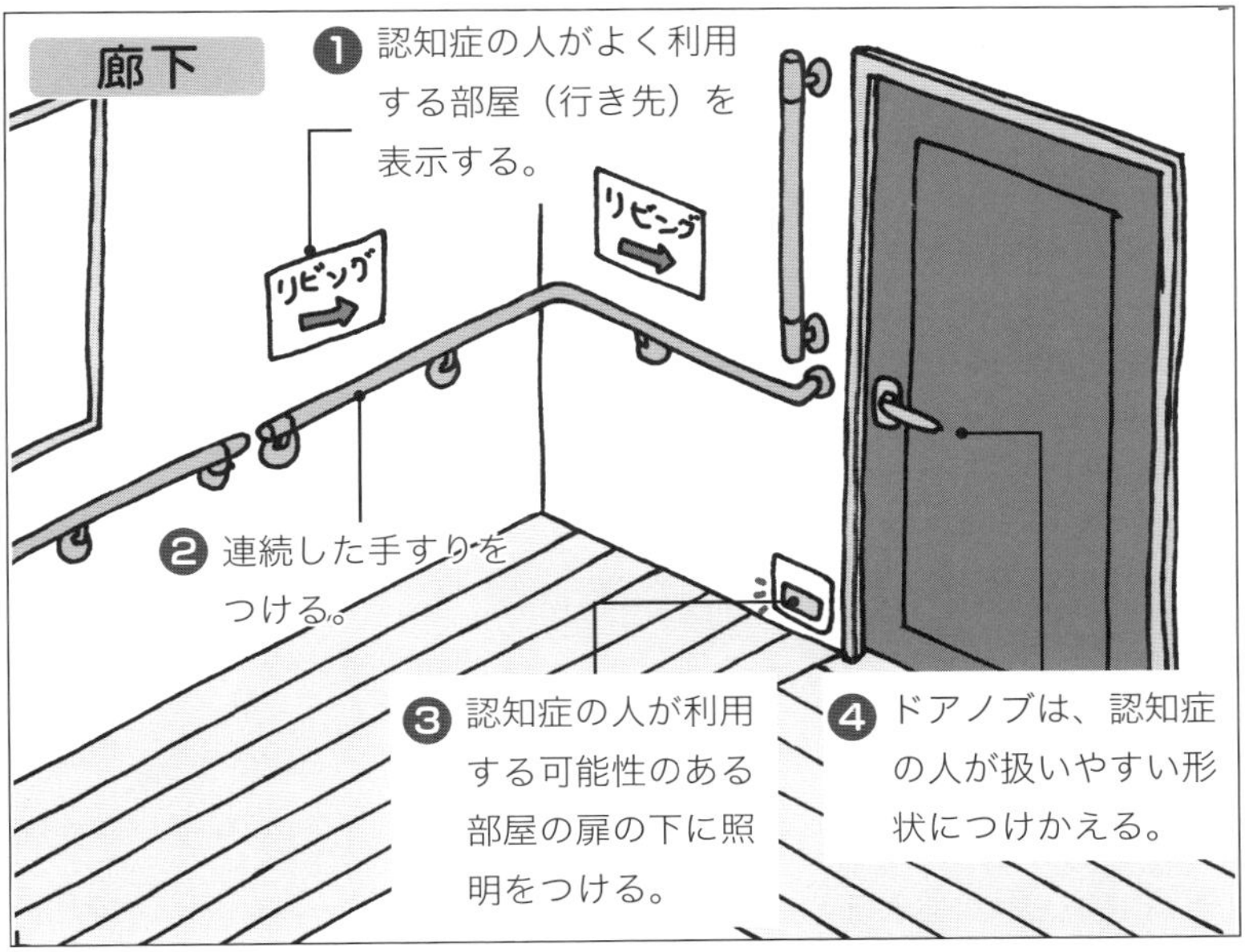
廊下
❶ 認知症の人がよく利用する部屋（行き先）を表示する。
リビング
リビング
❷ 連続した手すりをつける。
❸ 認知症の人が利用する可能性のある部屋の扉の下に照明をつける。
❹ ドアノブは、認知症の人が扱いやすい形状につけかえる。

❶ ドア（廊下側）には、ここがトイレであることがわかるように、トイレの絵とともに、「トイレ」と文字で表示する。

❷ 照明は、夜通し点灯できるタイプを選ぶ。

トイレ

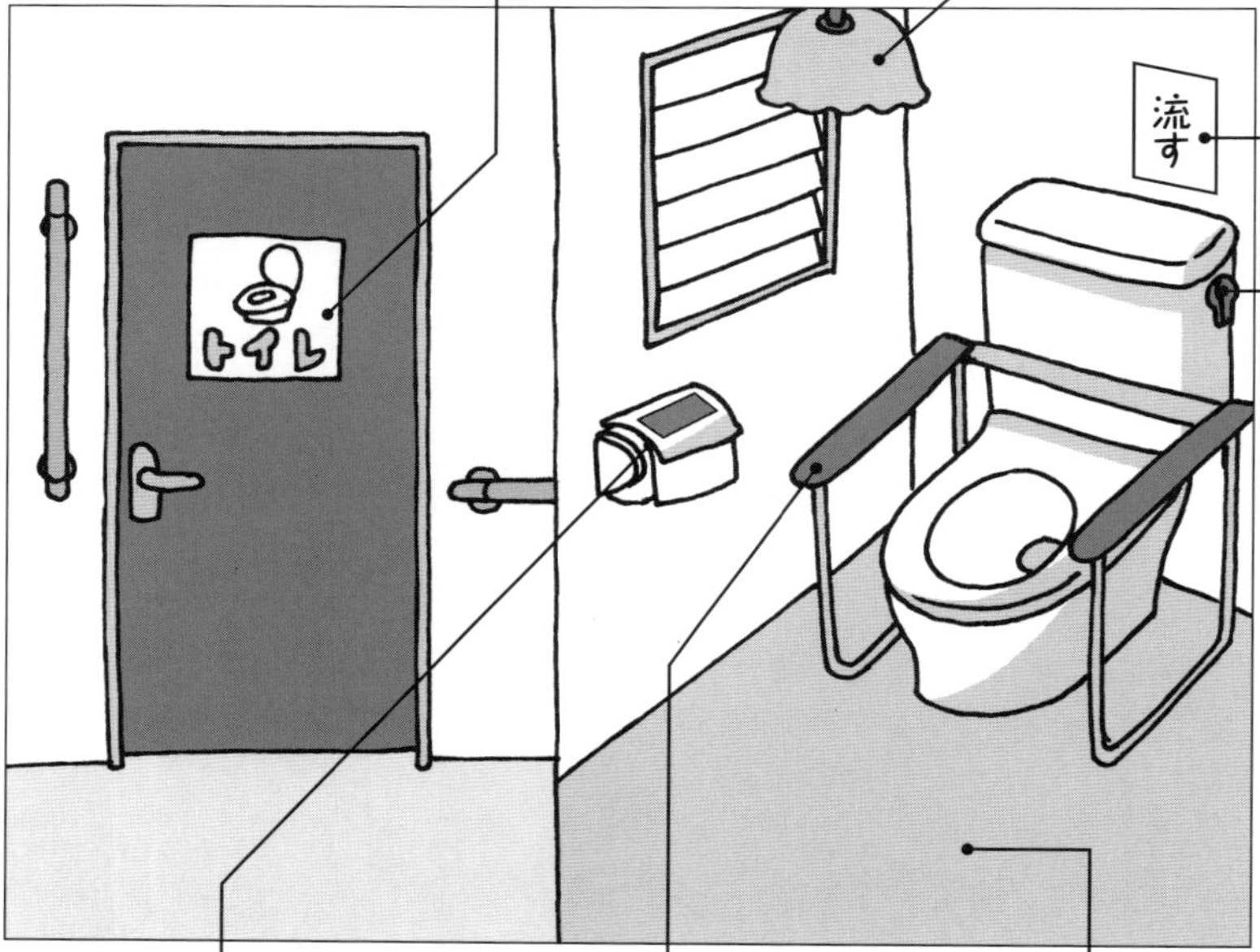

❸ トイレットペーパーホルダー、流すためのレバーやボタンなど、トイレ利用時に必ず使うところは、目立つようにシールやテープを貼る。

❹ 必要な場所に手すりをつける。

❺ 床や壁は、掃除しやすい材質を選ぶ。厚手のマットは、つまずいて転倒する可能性があるので置かないようにする。

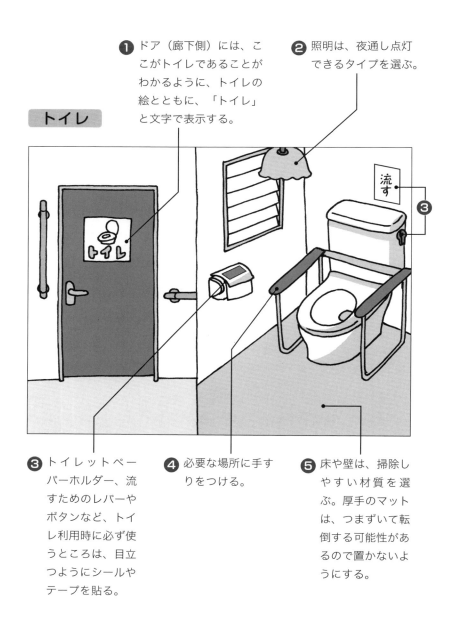

浴室

❶ 認知症の人の動線に合わせた手すりをつける。

❷ 浴槽のふちに目立つ色のテープを貼る。

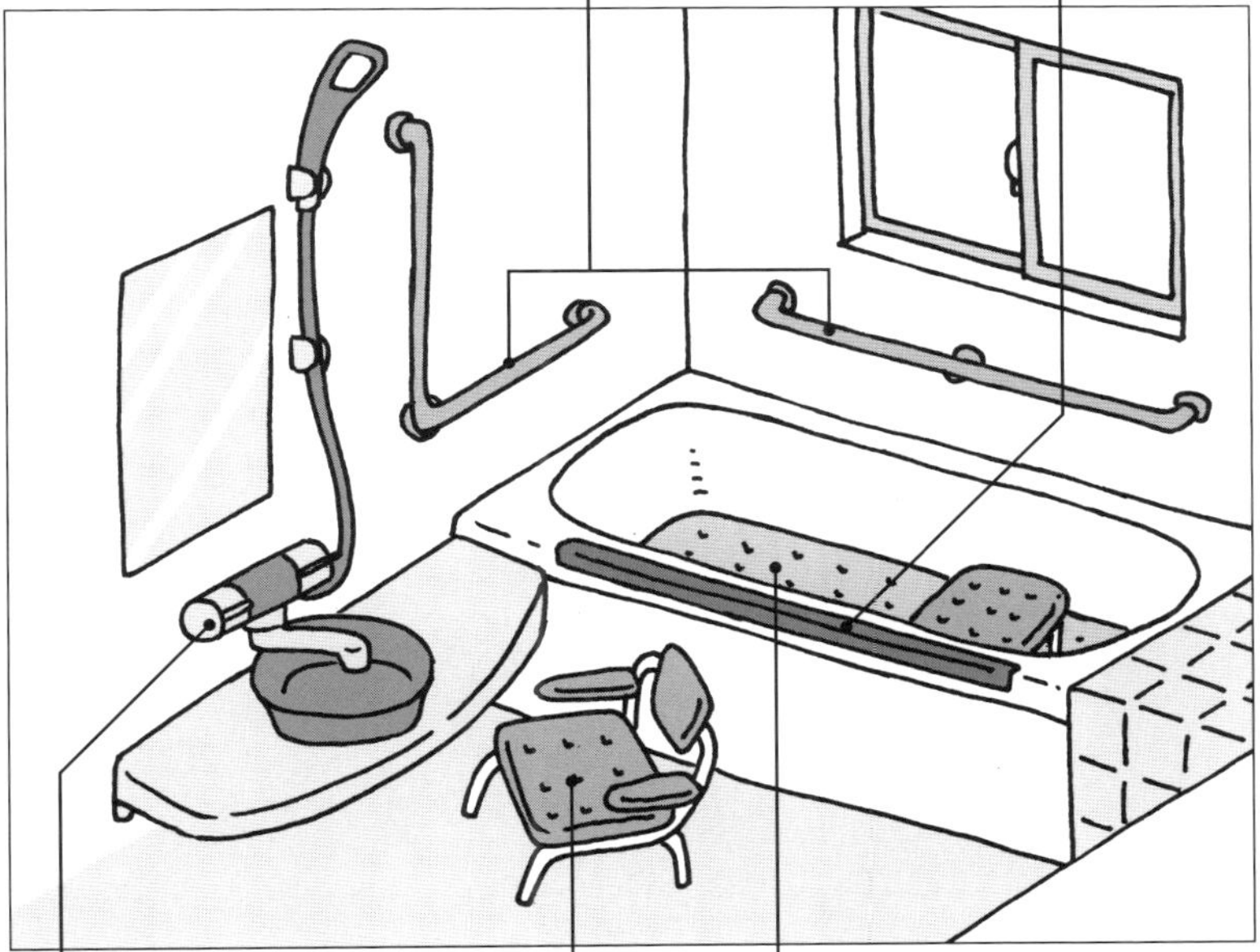

❸ 水道やシャワーの蛇口など、入浴時に必ず使うところは、目立つようにシールやテープを貼る。

❹ 認知症の人の体格にあった風呂椅子を置く。

❺ 浴槽の底に滑り止めマットを敷く。認知症の人の体格によって、必要であれば浴槽の中にも椅子を置く。

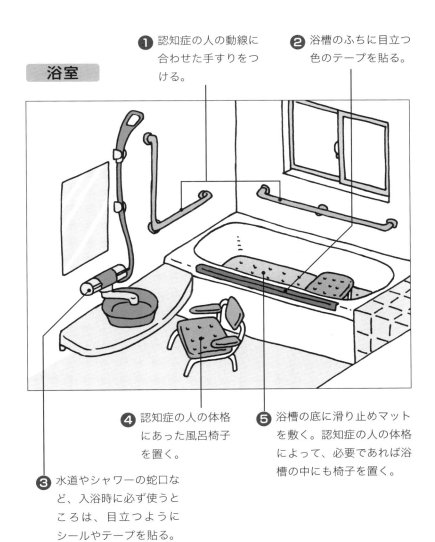

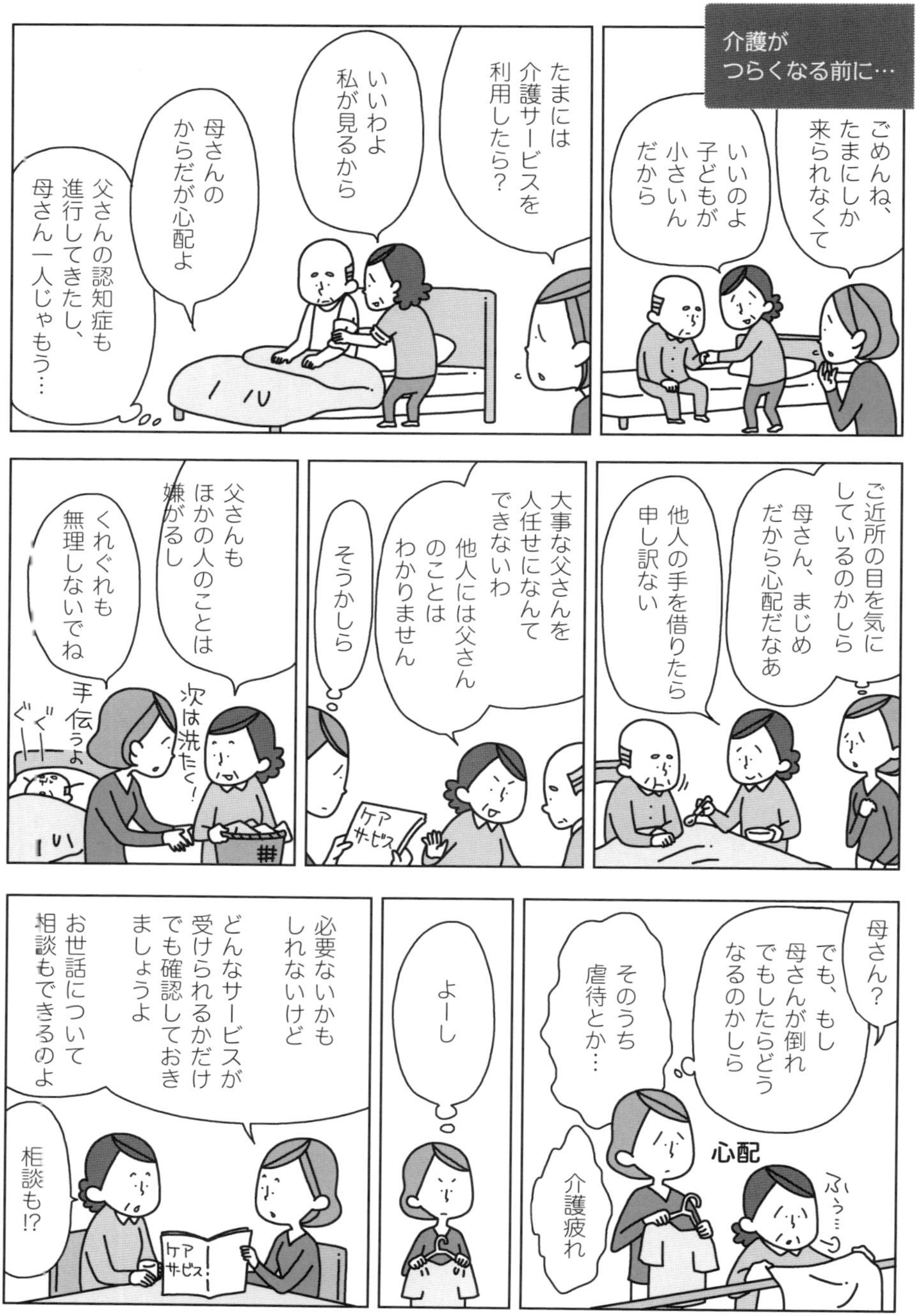
介護がつらくなる前に…
ごめんね、たまにしか来られなくて
いいのよ子どもが小さいんだから
たまには介護サービスを利用したら？
いいわよ私が見るから
母さんのからだが心配よ
父さんの認知症も進行してきたし、母さん一人じゃもう…
ご近所の目を気にしているのかしら
母さん、まじめだから心配だなあ
他人の手を借りたら申し訳ない
大事な父さんを人任せになんてできないわ
他人には父さんのことはわかりません
そうかしら
ケアサービス
父さんもほかの人のことは嫌がるし
くれぐれも無理しないでね
次は洗たく！
手伝うよ
ぐーぐー
母さん？
でも、もし母さんが倒れでもしたらどうなるのかしら
そのうち虐待とか…
心配
介護疲れ
ふぅ…
よーし
必要ないかもしれないけど
どんなサービスが受けられるかだけでも確認しておきましょうよ
お世話について相談もできるのよ
相談も!?
ケアサービス

解説（抱え込まない）

認知症の周辺症状（P14参照）には、激しい言動、夜間のせん妄、徘徊など、家族に負担が大きいものがあります。

しかも、その症状は、近くにいる人に強くあらわれる傾向（第2・症状の出現強度に関する法則）があります。

そして、いつも症状があらわれているわけではなく、しっかりしているとき（第4・まだら症状の法則）もあることから、介護のたいへんさを周囲に理解してもらいにくいのが特徴です。

このような状態が続くと、介護者は心身ともに疲れ、体を壊してしまうこともあります。

また、介護者に疲れや不安感が募ると、認知症の人に対して穏やかに接することが難しくなります。つい感情的になり、強い口調で咎《とが》めてしまったり、あるいは必要なケアをしなかったりすることがあるかもしれません。果ては虐待という状態になってしまう例もあります。こうしたことは、仲のよい温厚な家族でもあり得るのです。

優しく生真面目な人ほど、一人で抱え込んでしまいがちです。

認知症の人のお世話をするということは、ときにはつらく、苦労も多いものです。どのような状況でも、一人で抱え込もうとしないで、多くの人の助けを借り、利用できるサービスを最大限に使いながら、休む時間を作るようにしましょう。

介護保険制度

訪問入浴介護や、デイサービスなど、適切な介護サービスを受けられるようにした仕組みが介護保険制度です。

介護保険のサービスを利用できる人は、介護保険料を払っていて、65 歳以上の人（第 1 号被保険者）と 40 歳以上 64 歳までの人（第２号被保険者）で、なおかつ日常生活に介護や支援が必要な人です。

どの程度の介護が必要か（要介護度）は、市区町村への「要介護（支援）認定」の申請により訪問調査が行われ、主治医の意見書などをもとに、「自立」「要支援１・２」「要介護（１から５まで)」が判定されます。

申請から確定するまでには、１ヵ月ほどの期間を要します。要介護度が認定された後は、ケアマネジャーに実際に利用する介護サービスの利用計画（ケアプラン）を作成してもらいます。

認知症の人の状態や家族の都合に合ったサービスになるよう、要望を伝えましょう。

●自宅で受けられるサービス	
訪問介護	訪問介護員（ホームヘルパー）などが利用者宅を訪問して、掃除、調理、排泄、入浴など、日常生活の手助けを行います。
訪問入浴介護	看護師、訪問介護員などが利用者宅に、簡易浴槽を持ち込んで、入浴サービスを行います。
訪問看護	看護師、保健師などが利用者宅を訪問して、医師と連携を取りながら、体調や医療器具の管理、助言を行います。
訪問リハビリテーション	理学療法士、作業療法士などが利用者宅を訪問して、リハビリの指導を行います。
居宅療養管理指導	医師、薬剤師などが利用者宅を訪問して、認知症の人の心身の状況や環境などを把握しながら、療養上の管理や指導を行います。
介護タクシー	通院や生活に必要な買い物などの目的で介護タクシーを利用できます。

●デイサービスセンターで受けられるサービス	
デイサービス（通所介護）	デイサービスセンター（通所介護施設）で、食事、入浴、レクリエーション、日常生活の支援、身体の機能訓練などを行います。基本的に、利用者のみが施設に行くので、この間、家族は、自分の時間を作ることができます。
デイケア（通所リハビリテーション）	介護老人保健施設、医療機関などに通い、理学療法士、作業療法士などによるリハビリテーションや、入浴、食事の提供を日帰りで受けます。基本的に、利用者のみが施設に行くので、この間、家族は、自分の時間を作ることができます。

●短期的に利用するサービス	
ショートステイ（短期入所生活介護）	利用者が介護老人福祉施設などに短期間入所して、食事、排泄、入浴など日常生活の支援、身体の機能訓練を受けます。
ショートステイ（短期入所療養介護）	利用者が介護老人保健施設などに短期間入所して、医師や看護師の管理のもと、介護、身体の機能訓練や、必要な医療、日常生活の支援などを受けます。

●施設に入居している人が受けられるサービス	
特定施設入居者生活介護	有料老人ホーム、ケアハウスなどの介護や、そのほか、日常生活上の支援、食事や入浴、身体の機能訓練、および療養上の世話を行います。
介護老人福祉施設（特別養護老人ホーム）	常に介護が必要で在宅での生活が困難な人のための施設です。食事や入浴、排泄などの介護、身体の機能訓練、健康管理などのサービスを行います。
介護老人保健施設（老健）	病状が安定している人を対象にした施設です。医師、看護師の管理のもと、介護、リハビリテーションなどを行い、家庭への復帰も支援します。
介護療養型医療施設	病状が安定していて、長期に渡る医療が必要な人のための施設です。医師、看護師の管理のもと、介護、リハビリテーションを行います。

●生活環境を整えるサービス	
福祉用具貸与	必要に応じて、車椅子、ベッド、歩行器などの貸し出しが可能です。 対象品は、車椅子、車椅子付属品、特殊寝台（介護用ベッド）、寝台付属品、床ずれ防止用具（エアーマットなど）、体位変換器、手すり、スロープ、歩行器、歩行補助杖、認知症老人徘徊感知器（臨床センサー）、移動用リフト、自動排泄処理装置など。
特定福祉用具販売	貸与になじまない入浴、排泄のための福祉用具購入費を支給します。対象品は、腰掛け便座、自動排泄処理装置、入浴補助用具、簡易浴槽、移動用リフトのつり具など。
住宅改修費の支給	自宅での暮らしを可能とすることを目的にして、日常生活の自立を助けたり、介護者の負担を軽くしたりするための住宅改修費を支給します。 ＊要介護者１人につき上限 20 万円。改修は１人１回限り。対象工事は以下です。 ①手すりの取り付け。 ②段差の解消。 ③滑り防止、および移動の円滑化のため、床または通路面の材料の補足。 ④引き戸への扉の取り替え。 ⑤洋式便器など便器の取り替え。 ⑥そのほか、上記の①から⑤の住宅改修に付帯して必要となる住宅改修。

リハビリの種類

認知症の治療法のひとつに、リハビリ療法があります。認知症の記憶障害は、脳の神経細胞などが死滅することで起こります。死んでしまった神経細胞は回復しませんが、リハビリは、まだ稼働していない脳の領域の働きを活性化させ、維持することを目的としています。

●回想療法

認知症の人は、昔のことは比較的覚えています。その特徴を利用したものが回想療法です。子どもの頃の遊びや、ふるさとの祭りの様子、よく読んでいた雑誌などについて懐かしい話をします。実際に使っていたおもちゃ、道具などを手にとり、その感覚を実感しながら、人との会話をすることでよい刺激があります。

●音楽療法

音楽は、リラックス効果が期待でき、症状の改善につながると考えられています。聞くという受動的行為も、歌を歌う、楽器を演奏するという能動的な行為も、同様によい刺激となるため、多くの施設で行われています。

ご本人が過去に親しんだ曲、好きな曲を使うのもよいでしょう。

●運動療法

適度な運動は、病気の進行を抑える効果が期待できます。有酸素運動、筋力トレーニング、バランス感覚の訓練、ストレッチなどが有効だとされています。

とくに、夜間不眠がある人は、日中、体に適度な負荷が加わることで、睡眠できるようになる例があります。

●美術療法

絵画を鑑賞する受動的な楽しみ方と、描画、工作など、自分の手を動かして作品に取り組む能動的な楽しみ方があります。なお、アルツハイマー型認知症の場合は、物の形や空間を認識しづらくなっている場合があります。

●アニマルセラピー

動物が好きな人に効果的です。普段は無表情な人や、お世話されることを負担に感じている人も、動物に対して保護者のような気持ちになり、癒される効果が期待できます。

●そのほか

リアリティ・オリエンテーション（現実見当識訓練）などがあります。弱ってきた見当識を、その日が元旦であれば「あけましておめでとうございます。今は1月1日、朝ですね」などと、日時、状況などを加えながら会話をすることで、今がいつ、どこでなにをしているかを具体化する療法です。このほか、香りを利用したアロマ療法などを行う施設もあります。

コラム● デイサービスなどを嫌がるときは

在宅介護で、家の中で過ごしてばかりいると活動量も減り、交流も狭くなりがちです。また、家族も認知症の人を安心して預けられるところがあると、その時間を介護の心配なく、自由に使うことができます。

デイサービスをはじめとした介護サービスは、日常生活の充足やリハビリなどの目的のほか、双方の気晴らしにもなり、ぜひ活用したいものです。

こうしたサービスを認知症の人が喜んで利用してくれると、家族としても安心ですが、積極的に行きたがらないことも多いようです。

そもそも利用したことがない場合には、そうしたサービスは自分よりも病状のよくない人が利用する場所だという先入観をもっていて、自分には必要ないと考えていることもあります。また、知らないところへ行く不安感もあるでしょう。

また、行ってみたところ、なじめなかったり、行われるレクリエーションが楽しめなかったりした経験から、もう行きたくないと感じてしまうこともあります。

もちろん、スタッフや他の利用者との相性が問題となっている場合もあります。

出かけること自体が面倒だと感じている場合や、日によっては体調がよくない、疲れている、意欲が減退しているというケースもあります。

外出の準備もしていて、送迎の人が自宅まで来ているのに、その場で「行きたくない」とおっしゃるケースもあり、周囲の人が戸惑ってしまうこともあります。

こうしたときは、穏やかに理由を聞いてみましょう。理由を尋ねつつも、言葉をその通りには受け取らず、その影に隠れている本心を観察するようにしてみましょう。体調はどうか、その直前に動揺するようなことはなかったか、前回の利用時にトラブルはなかったか、など本当の理由をうまく説明できなかったり、言いたがらない場合も多いものです。


無理強いする必要はありませんが、渋々でも施設に行ってみると、意外と楽しんでいるかもしれません。また、施設のスタッフにどんなことを楽しんでいたか、どのように過ごしていたか詳しく聞いてみましょう。

利用している施設を変更したい場合は、ケアマネジャーに相談します。新しい施設を利用できるまでには日数を要することもありますので、早めに相談するとよいでしょう。

ある日から、施設を全面的に変更するよりも、できれば、今まで利用していた施設と新しい施設を交替で利用しながら、様子をみて新しい施設のほうがやはりよいとなったら、移るようにするのがよいでしょう。

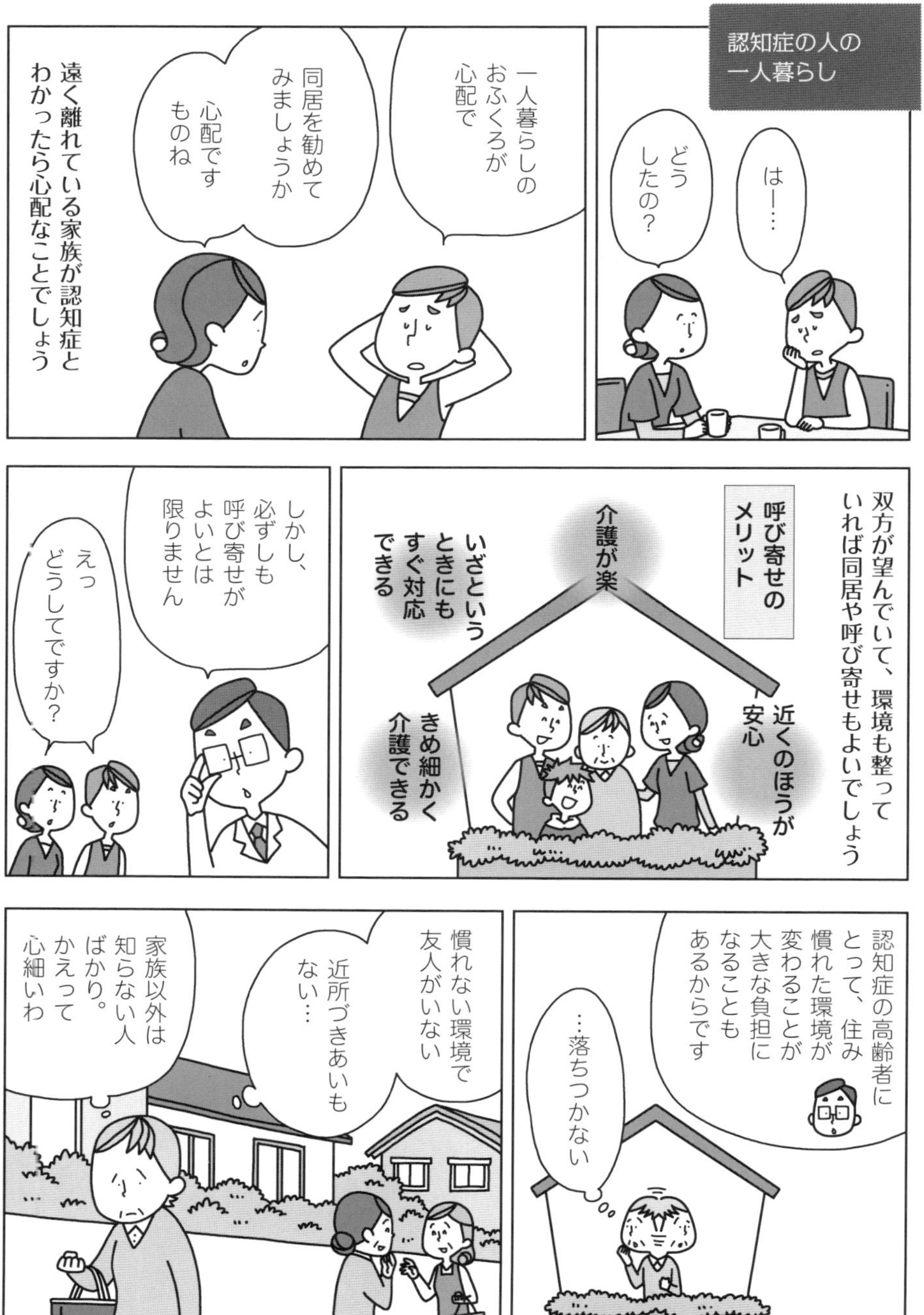
認知症の人の一人暮らし
はー…
どうしたの？
一人暮らしのおふくろが心配で
同居を勧めてみましょうか
心配ですものね
遠く離れている家族が認知症とわかったら心配なことでしょう
双方が望んでいて、環境も整っていれば同居や呼び寄せもよいでしょう
呼び寄せのメリット
介護が楽
いざというときにもすぐ対応できる
近くのほうが安心
きめ細かく介護できる
しかし、必ずしも呼び寄せがよいとは限りません
えっどうしてですか？
認知症の高齢者にとって、住み慣れた環境が変わることが大きな負担になることもあるからです
…落ちつかない
慣れない環境で友人がいない
近所づきあいもない…
家族以外は知らない人ばかり。かえって心細いわ

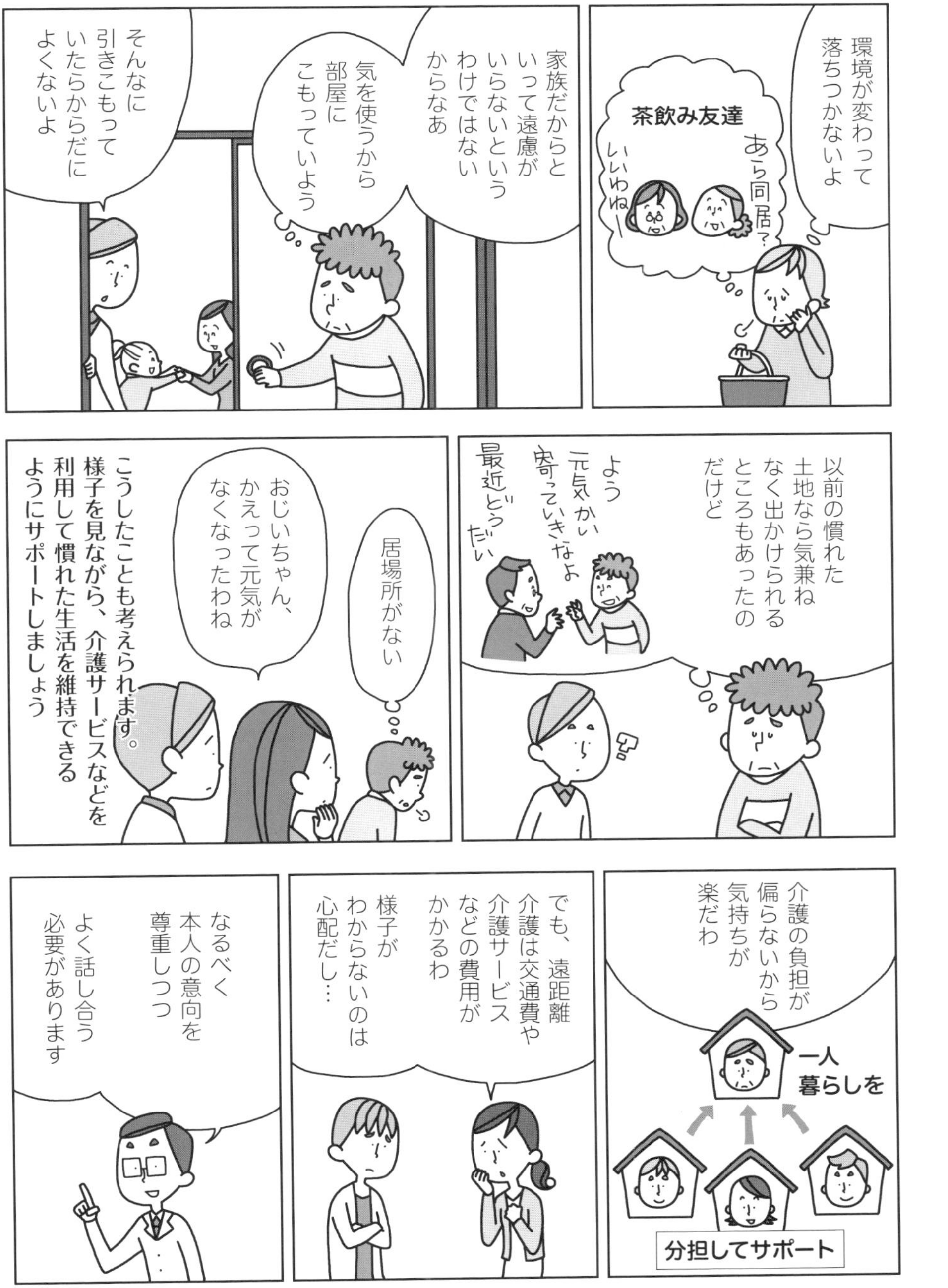
環境が変わって落ちつかないよ
茶飲み友達
あら同居?
いいわねー
家族だからといって遠慮がいらないというわけではないからなあ
気を使うから部屋にこもっていよう
そんなに引きこもっていたらからだによくないよ
以前の慣れた土地なら気兼ねなく出かけられるところもあったのだけど
よう
元気かい
寄っていきなよ
最近どうだい
居場所がない
おじいちゃん、かえって元気がなくなったわね
こうしたことも考えられます。様子を見ながら、介護サービスなどを利用して慣れた生活を維持できるようにサポートしましょう
介護の負担が偏らないから気持ちが楽だわ
一人暮らしを
分担してサポート
でも、遠距離介護は交通費や介護サービスなどの費用がかかるわ
様子がわからないのは心配だし…
なるべく本人の意向を尊重しつつよく話し合う必要があります

解説（一人暮らし）

核家族化が一般化している現在では、一人暮らしをしている認知症の人も少なくありません。

一人暮らしをしている人に認知症が疑われるようになったら、電話などで定期的に連絡をとり、体調や生活状況を常に確認するようにします。そのうえでできるだけ頻繁に会いに行くことも大切です。

「遠くの親戚より近くの他人」という言葉があるように、近くに日々交流のある知人や友人がいるとなお心強いでしょう。

近所にいて信頼できる方に、認知症であることを話して理解を得ておき、緊急の際は連絡してもらえるようにするとよいでしょう。もちろんヘルパーさんや、家政婦さんに頼んでもよいでしょう。

さらに、民間のサービスでは24時間体制の見守りや、電子ポットなどの毎日使う家電を使用するとメールが送られたりすることで消息確認できるものもあります。

最近ではインターネットに接続したカメラも普及していて、こうした機器を利用している人もいます。あらかじめカメラを設置しておくと、いつでもスマホやパソコンなどでカメラの動画を確認することができます。認知症の人が操作する必要はなく、安否の確認もできますし、防犯にも役立ちます。

こうしたサービスの利用には費用がかかりますので、よく調べ、実際に利用している方の意見を聞いたりしながら導入を検討しましょう。

本人の体調や栄養状態、衛生状態などはもちろん心配ですが、認知症の症状によって攻撃的になったり、周囲の手助けを遠ざけてしまったりして孤立してしまうことも心配です。また、ゴミ出しなどのルールが守れなくなることや、悪臭、騒音、徘徊などにより地域社会でトラブルを起こしてしまうと、地域にいづらくなることも考えられます。ご近所の方からすると、失火や、詐欺、盗難などの犯罪も心配です。

認知症が進行して、一人暮らしが難しいとなったら、同居するか、または施設に入所しての介護となります。

同居の場合、理想的なのは認知症の方の家に、ご家族が移り住むことです。あまり生活環境を変えずに、近くで見守りながらお世話を始めることができるからです。

しかし、現実にはそうできない場合も多いでしょう。住み慣れない地域への呼び寄せは、かえって認知症の人を混乱させ、症状が悪化することがあります。近くでお世話できるメリットと比較して、検討する必要があります。

施設に入所する場合も同様です。家族の負担も少なく、24時間体制の介護で安心ですが、入居者にとってはそれまで気ままで自由な生活を送っていたのに、と不自由に感じるかもしれません。

また、すぐには入居できない場合も多いので、早めに情報収集しておくことも必要です。

認知症の9大法則と1原則

もの忘れがひどくなって、同じことを何度もくり返したり、家族の顔や自分の家がわからなくなったりすることが身内に起こると、どなたでも、混乱するでしょう。

優しかった母親が、認知症によって突然怒りっぽくなったり、自分の親から「あなたはどなたですか？」と言われたとしたら、つらいことでしょう。

しかし、ご本人の人格までが変わってしまったわけではありません。認知症の症状のあらわれ方はまだらで、認知症が進行しても、すべてがわからなくなるわけではないのです。

また、認知症の症状は一番近くにいる人に出やすいという特徴があり、その一方でよその人には比較的しっかりした対応をします。

そのため、周囲の人からは、認知症の家族のことを「しっかりしているじゃない」と言われて、介護のつらさをわかってもらえない場合もあります。

いずれの話も、認知症の人とその家族にとって珍しいものではなく、よくあることばかりです。

その「よくあること」をまとめたものが、「認知症の9大法則」です。

認知症の9大法則を知っていただくと、認知症の症状がどのようなときに、どのような形であらわれるかがご理解いただけるでしょう。また多様で、唐突で、不可解だと思われた認知症のそれぞれの症状が、実は理由があって、認知症の人から発せられるサインであることがわかるようになります。

一見不可解に思えた行動にも納得でき、必要以上にイライラしたり、怒ったりすることもなくなります。

その真意がわかるようになるので、適切な対応をとれるようになり、トラブルが減ります。

認知症の人も理解されたと感じ、精神的に落ちついてきます。認知症の人と介護する人との関係性も格段によくなります。

とくに、徘徊や暴言、暴力など、激しいと言われている周辺症状（P14参照）には、認知症の人の心理状態があらわれやすいと考えられています。お互いが穏やかな気持ちでいられれば、大きな問題が起こることも減っていくのです。

認知症の症状が問題なのではなく、認知症の症状によって、家族の関係性が悪化することが問題なのです。

認知症の9大法則をもとに、認知症を理解して、その気持ちや世界観に合った対応をすること。それが、認知症介護がうまくいくための大切な原則です。

ぜひ、9大法則とともにこの「1原則」も覚えておいてください。

第①原則
介護に関する大切な原則は

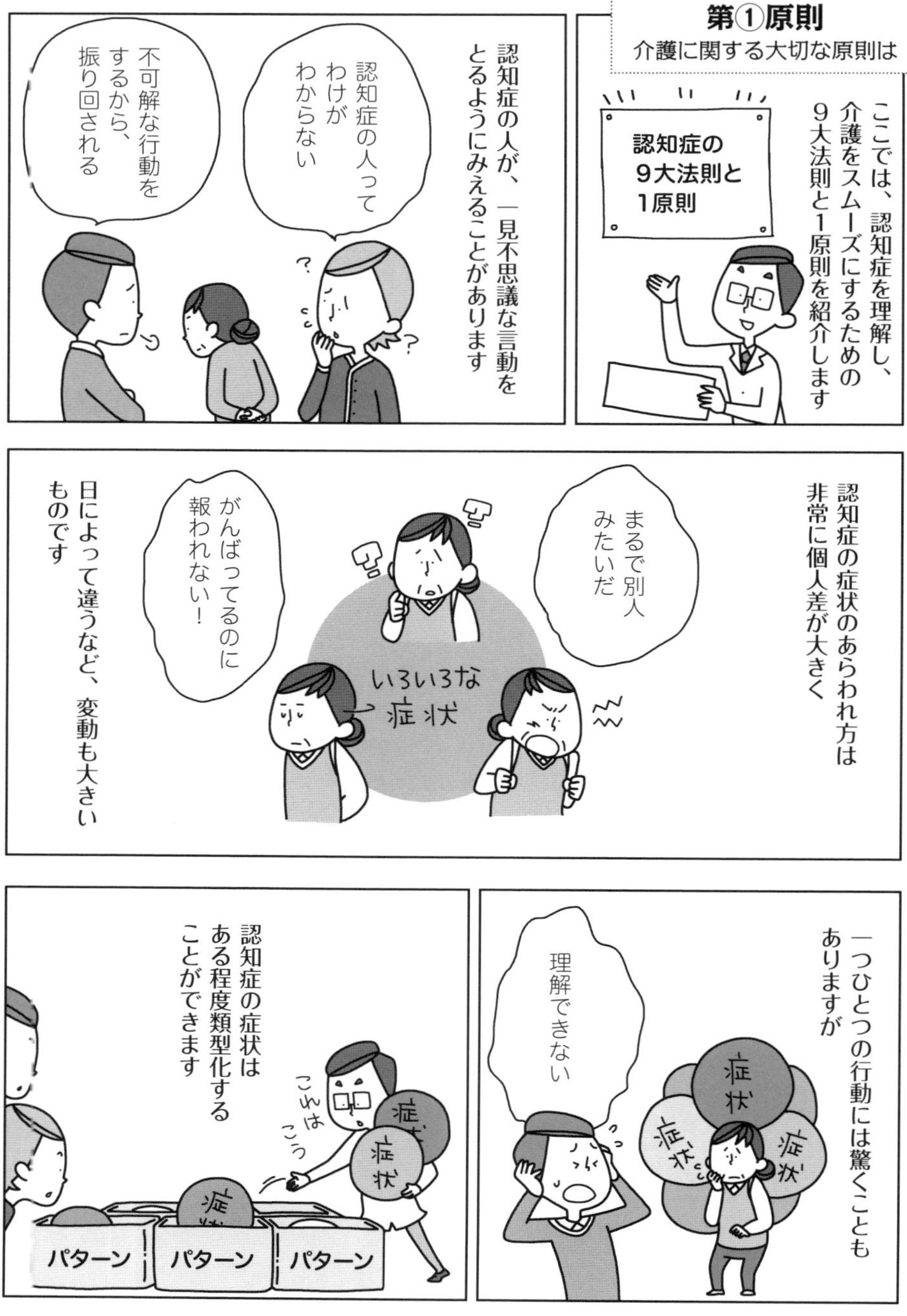

ここでは、認知症を理解し、介護をスムーズにするための9大法則と1原則を紹介します
認知症の9大法則と1原則
認知症の人が、一見不思議な言動をとるようにみえることがあります
認知症の人ってわけがわからない
不可解な行動をするから、振り回される
認知症の症状のあらわれ方は非常に個人差が大きく
まるで別人みたいだ
がんばってるのに報われない！
いろいろな症状
日によって違うなど、変動も大きいものです
一つひとつの行動には驚くこともありますが
理解できない
症状
症状
症状
認知症の症状はある程度類型化することができます
これはこう
症状
症状
症状
パターン
パターン
パターン

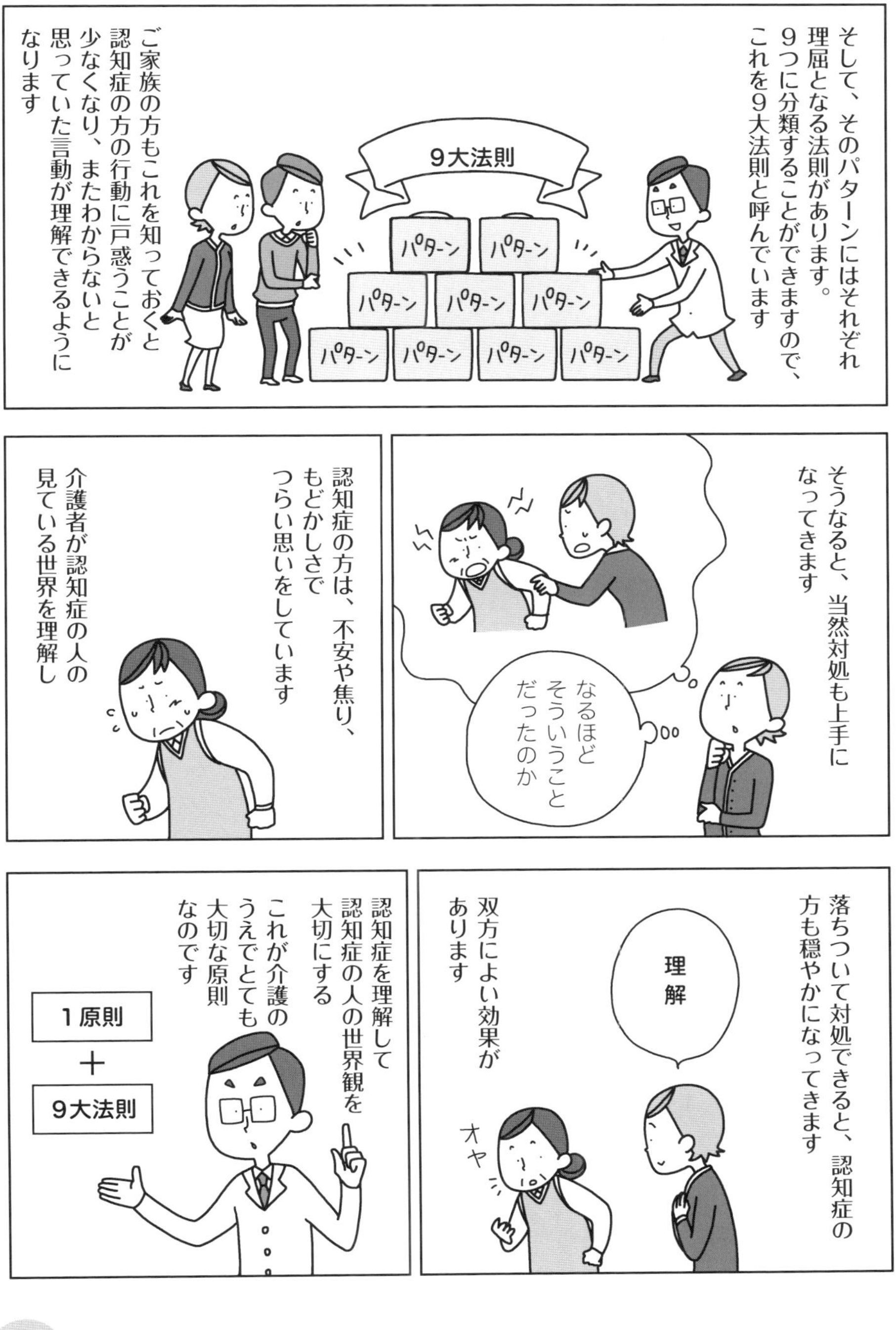
そして、そのパターンにはそれぞれ理屈となる法則があります。9つに分類することができますので、これを9大法則と呼んでいます
9大法則
パターン
パターン
パターン
パターン
パターン
パターン
パターン
パターン
パターン
ご家族の方もこれを知っておくと認知症の方の行動に戸惑うことが少なくなり、またわからないと思っていた言動が理解できるようになります
そうなると、当然対処も上手になってきます
なるほど そういうこと だったのか
認知症の方は、不安や焦り、もどかしさでつらい思いをしています
介護者が認知症の人の見ている世界を理解し
落ちついて対処できると、認知症の方も穏やかになってきます
理解
オヤ
双方によい効果があります
認知症を理解して認知症の人の世界観を大切にする
これが介護のうえでとても大切な原則なのです
1原則
＋
9大法則

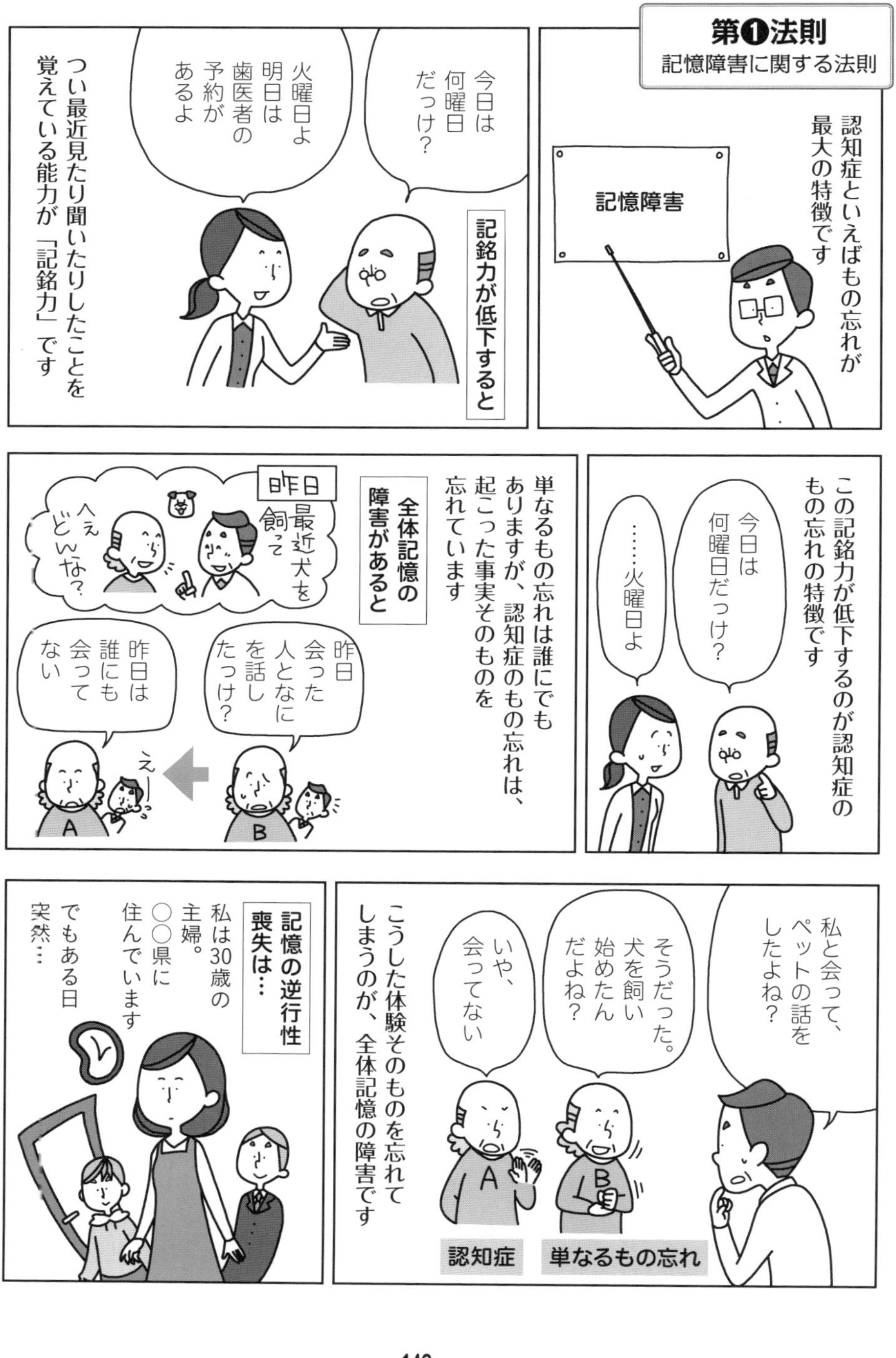
第❶法則
記憶障害に関する法則
認知症といえばもの忘れが最大の特徴です
記憶障害
記銘力が低下すると
今日は何曜日だっけ？
火曜日よ明日は歯医者の予約があるよ
つい最近見たり聞いたりしたことを覚えている能力が「記銘力」です
この記銘力が低下するのが認知症のもの忘れの特徴です
今日は何曜日だっけ？
……火曜日よ
単なるもの忘れは誰にでもありますが、認知症のもの忘れは、起こった事実そのものを忘れています
全体記憶の障害があると
昨日
最近犬を飼って
へぇどんな？
昨日会った人となにを話したっけ？
昨日は誰にも会ってない
えー
B
A
私と会って、ペットの話をしたよね？
そうだった。犬を飼い始めたんだよね？
いや、会ってない
こうした体験そのものを忘れてしまうのが、全体記憶の障害です
B
A
単なるもの忘れ
認知症
記憶の逆行性喪失は…
私は30歳の主婦。○○県に住んでいます
でもある日突然…

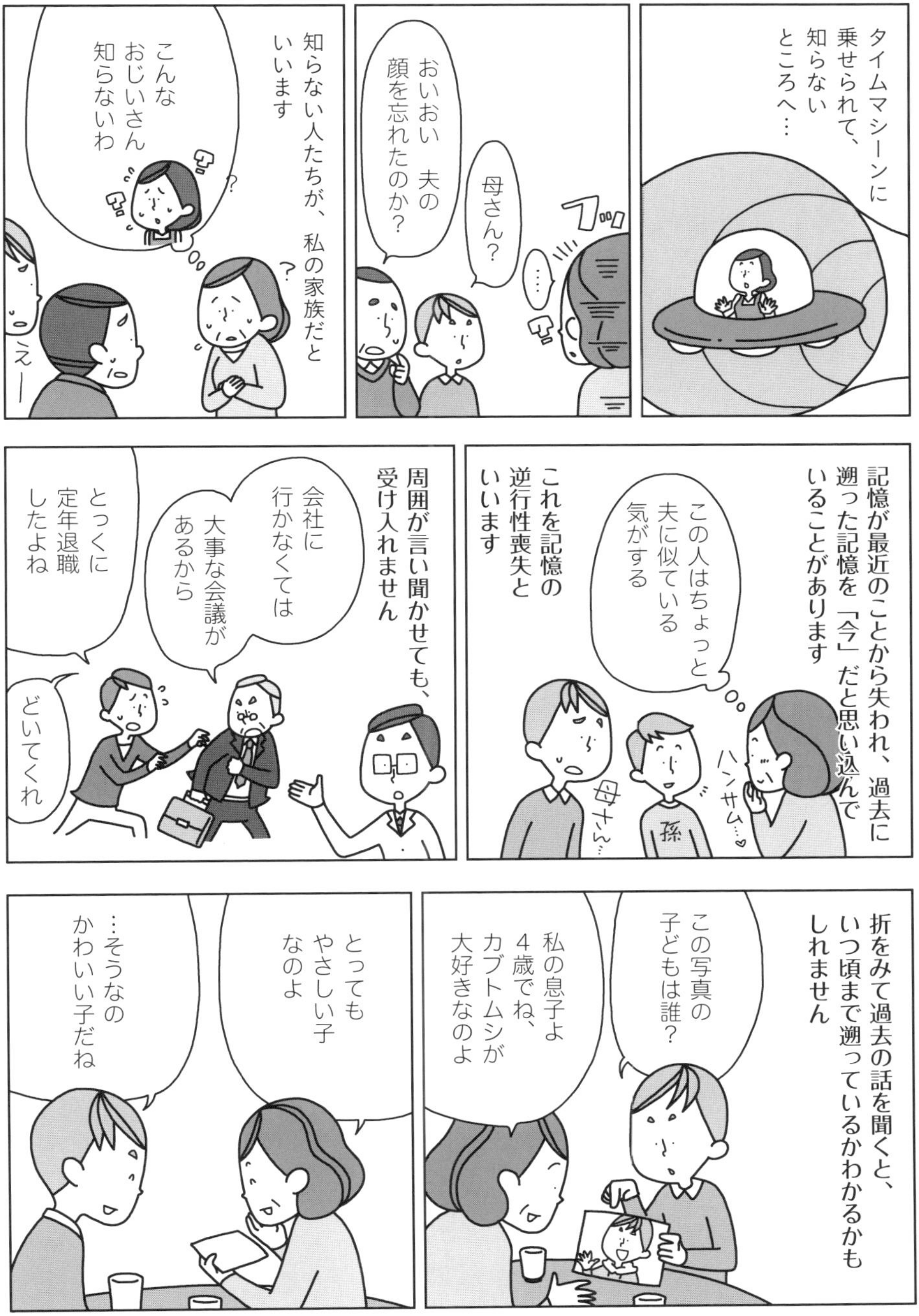

タイムマシーンに乗せられて、知らないところへ…
ブツ
…
母さん？
おいおい 夫の顔を忘れたのか？
知らない人たちが、私の家族だといいます
こんなおじいさん知らないわ
えー
記憶が最近のことから失われ、過去に遡った記憶を「今」だと思い込んでいることがあります
この人はちょっと夫に似ている気がする
これを記憶の逆行性喪失といいます
ハンサム…
母さん…
孫
周囲が言い聞かせても、受け入れられません
会社に行かなくては
大事な会議があるから
とっくに定年退職したよね
どいてくれ
折をみて過去の話を聞くと、いつ頃まで遡っているかわかるかもしれません
この写真の子どもは誰？
私の息子よ4歳でね、カブトムシが大好きなのよ
とってもやさしい子なのよ
…そうなのかわいい子だね

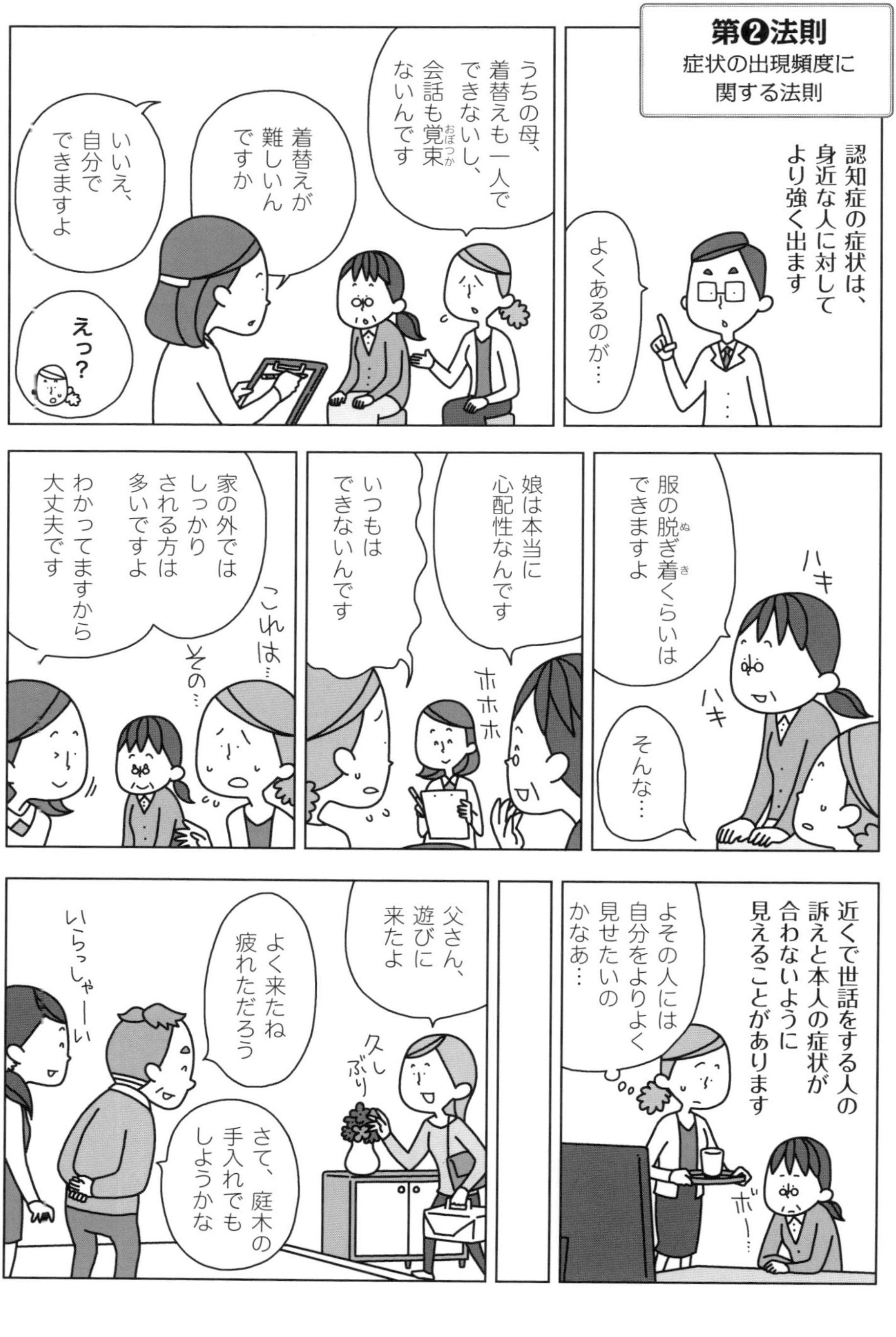
第❷法則
症状の出現頻度に関する法則
認知症の症状は、身近な人に対してより強く出ます
よくあるのが…
うちの母、着替えも一人でできないし、会話も覚束《おぼつか》ないんです
着替えが難しいんですか
いいえ、自分でできますよ
えっ?
ハキ
ハキ
服の脱《ぬ》ぎ着《き》くらいはできますよ
そんな…
娘は本当に心配性なんです
いつもはできないんです
ホホホ
これは…
その…
家の外ではしっかりされる方は多いですよ
わかってますから大丈夫です
近くで世話をする人の訴えと本人の症状が合わないように見えることがあります
よその人には自分をよりよく見せたいのかなあ…
ボー…
父さん、遊びに来たよ
久しぶり
よく来たね疲れただろう
いらっしゃーーい
さて、庭木の手入れでもしようかな

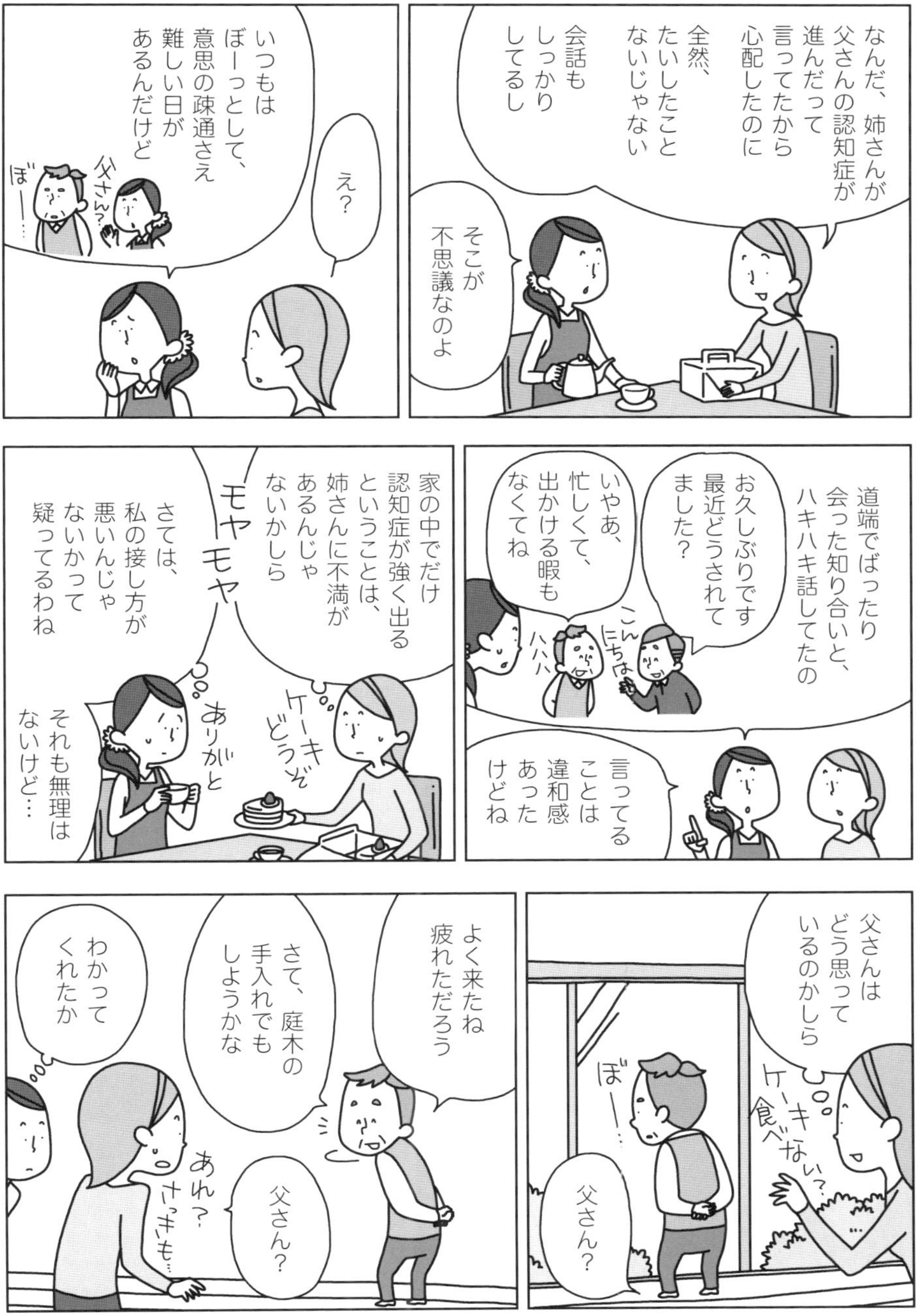
なんだ、姉さんが父さんの認知症が進んだって言ってたから心配したのに
全然、たいしたことないじゃない
会話もしっかりしてるし
そこが不思議なのよ
え？
いつもはぼーっとして、意思の疎通さえ難しい日があるんだけど
父さん？
ぼーー…
道端でばったり会った知り合いと、ハキハキ話してたの
お久しぶりです最近どうされてました？
こんにちは
いやあ、忙しくて、出かける暇もなくてね
ハハハ
言ってることは違和感あったけどね
家の中でだけ認知症が強く出るということは、姉さんに不満があるんじゃないかしら
モヤモヤ
さては、私の接し方が悪いんじゃないかって疑ってるわね
ケーキどうぞ
ありがと
それも無理はないけど…
父さんはどう思っているのかしら
ケーキ食べない？
ぼーー…
父さん？
よく来たね疲れただろう
さて、庭木の手入れでもしようかな
父さん？
あれ？ケーキも…
わかってくれたか

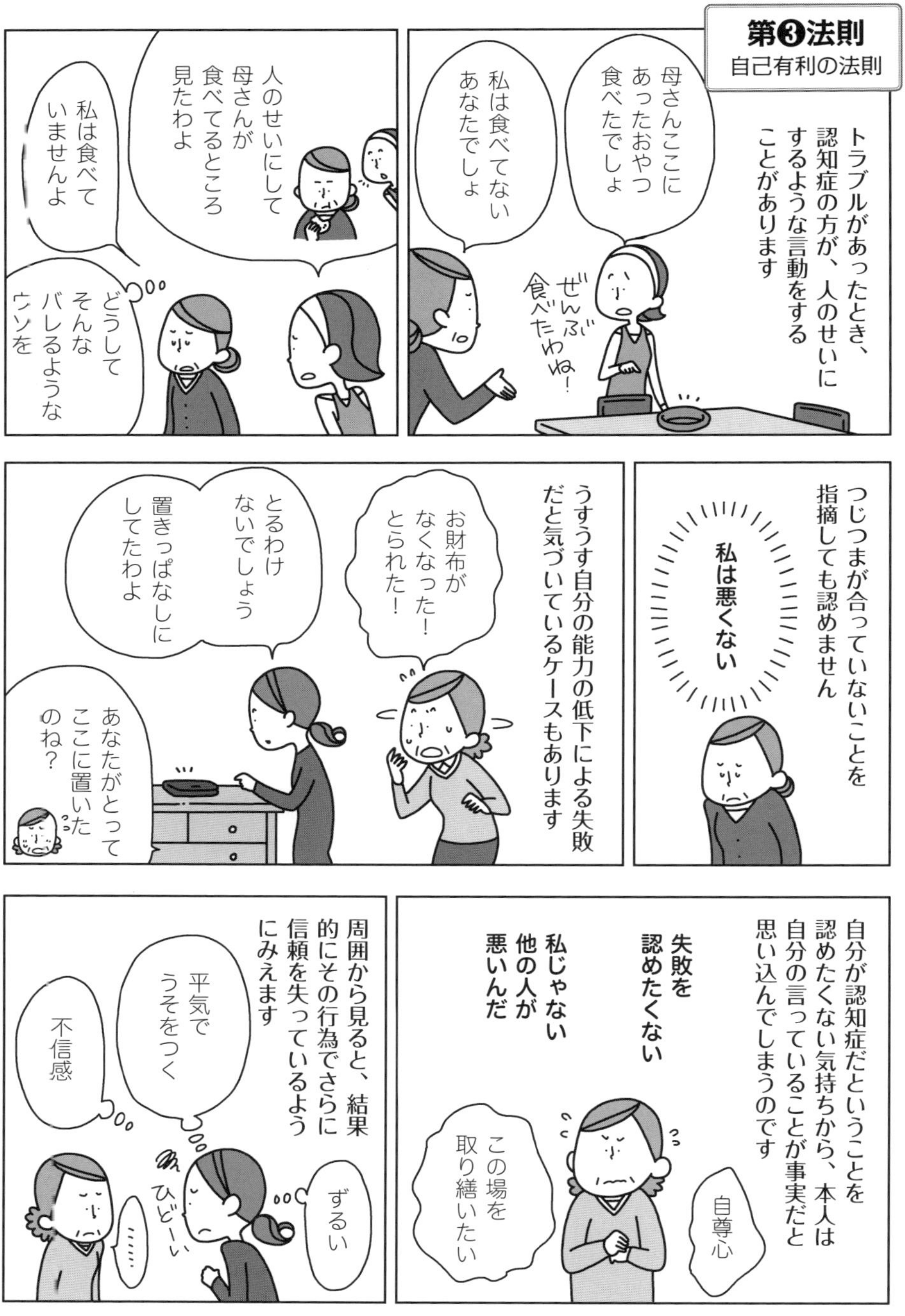
第❸法則
自己有利の法則
トラブルがあったとき、認知症の方が、人のせいにするような言動をすることがあります
母さんここにあったおやつ食べたでしょ
私は食べてないあなたでしょ
ぜんぶ食べたわね！
人のせいにして母さんが食べてるところ見たわよ
私は食べていませんよ
どうしてそんなバレるようなウソを
つじつまが合っていないことを指摘しても認めません
私は悪くない
うすうす自分の能力の低下による失敗だと気づいているケースもあります
お財布がなくなった！とられた！
とるわけないでしょう
置きっぱなしにしてたわよ
あなたがとってここに置いたのね？
自分が認知症だということを認めたくない気持ちから、本人は自分の言っていることが事実だと思い込んでしまうのです
失敗を認めたくない
私じゃない他の人が悪いんだ
自尊心
この場を取り繕いたい
周囲から見ると、結果的にその行為でさらに信頼を失っているようにみえます
ずるい
ひど～い
……
平気でうそをつく
不信感

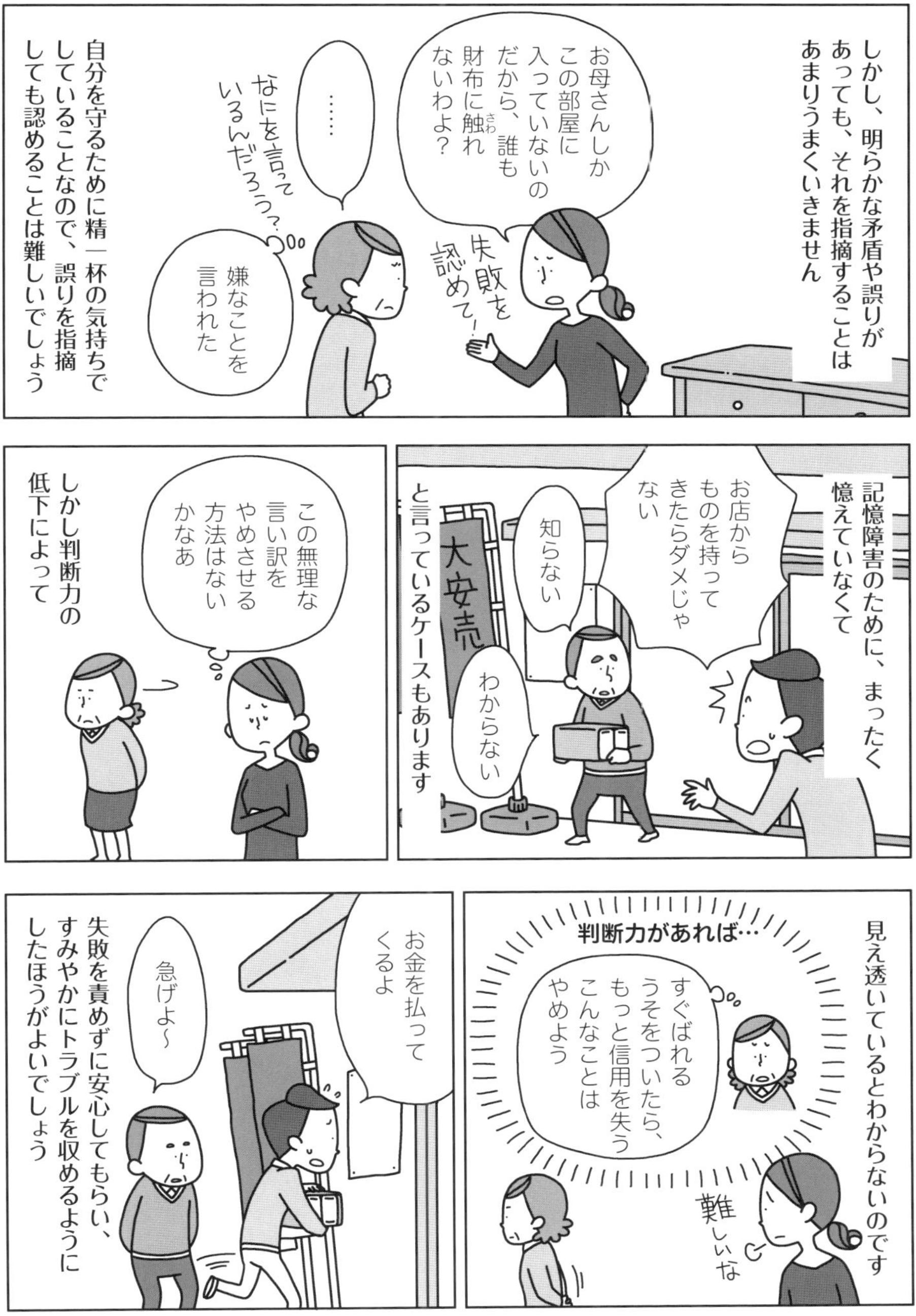
しかし、明らかな矛盾や誤りがあっても、それを指摘することはあまりうまくいきません
お母さんしかこの部屋に入っていないのだから、誰も財布に触《さわ》れないわよ？
失敗を認めて！
……
なにを言っているんだろう？
嫌なことを言われた
自分を守るために精一杯の気持ちでしていることなので、誤りを指摘しても認めることは難しいでしょう
記憶障害のために、まったく憶えていなくて
お店からものを持ってきたらダメじゃない
知らない
大安売
わからない
と言っているケースもあります
しかし判断力の低下によって
この無理な言い訳をやめさせる方法はないかなあ
見え透いているとわからないのです
判断力があれば…
すぐばれるうそをついたら、もっと信用を失うこんなことはやめよう
難しいな
お金を払ってくるよ
急げよ〜
失敗を責めずに安心してもらい、すみやかにトラブルを収めるようにしたほうがよいでしょう

第❹法則
まだら症状の法則

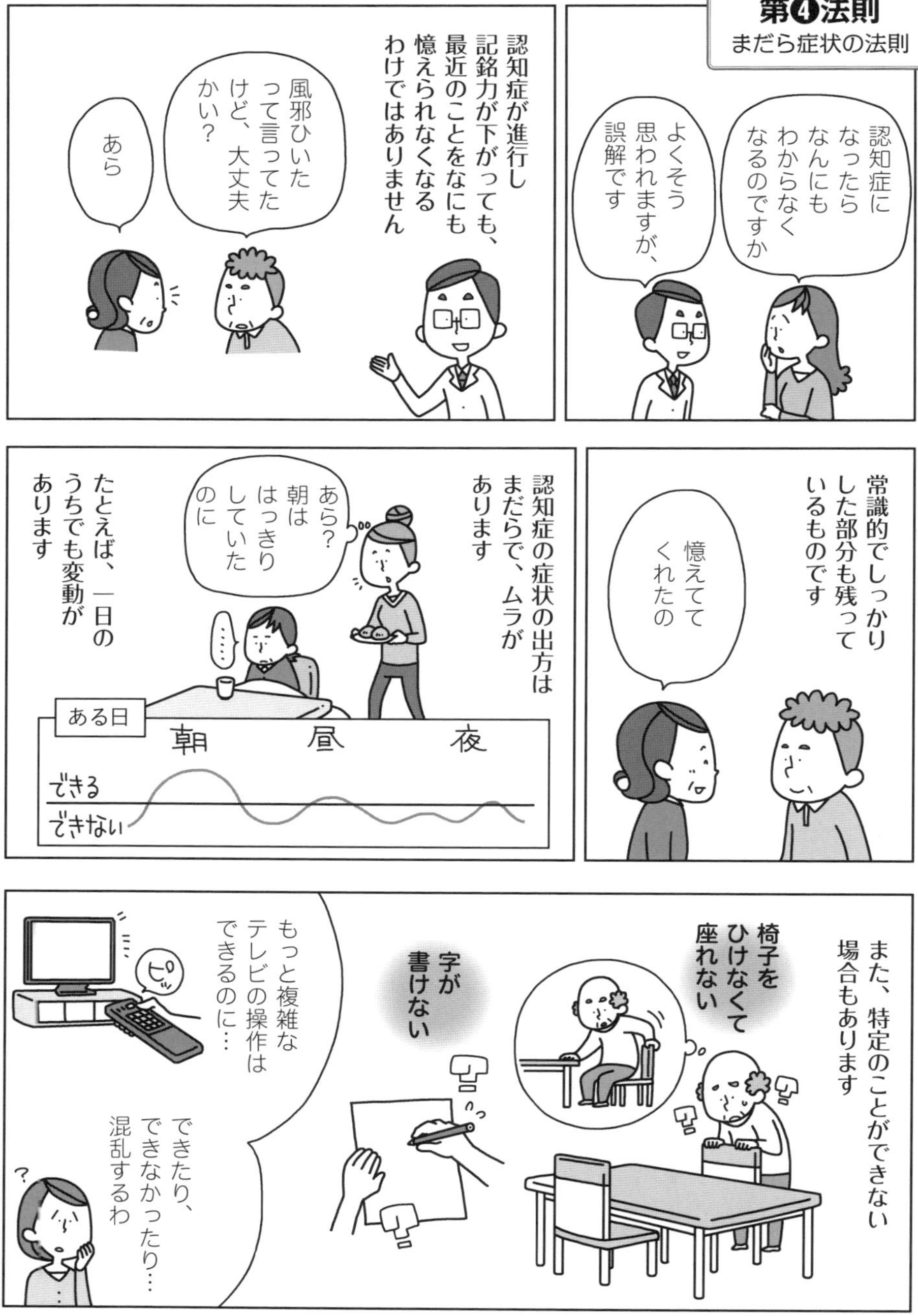
認知症になったらなんにもわからなくなるのですか
よくそう思われますが、誤解です
認知症が進行し記銘力が下がっても、最近のことをなにも憶えられなくなるわけではありません
風邪ひいたって言ってたけど、大丈夫かい？
あら
常識的でしっかりした部分も残っているものです
憶えててくれたの
認知症の症状の出方はまだらで、ムラがあります
あら？朝ははっきりしていたのに
……
たとえば、一日のうちでも変動があります
ある日
朝
昼
夜
できる
できない
また、特定のことができない場合もあります
椅子をひけなくて座れない
字が書けない
ピッ
もっと複雑なテレビの操作はできるのに…
できたり、できなかったり…混乱するわ

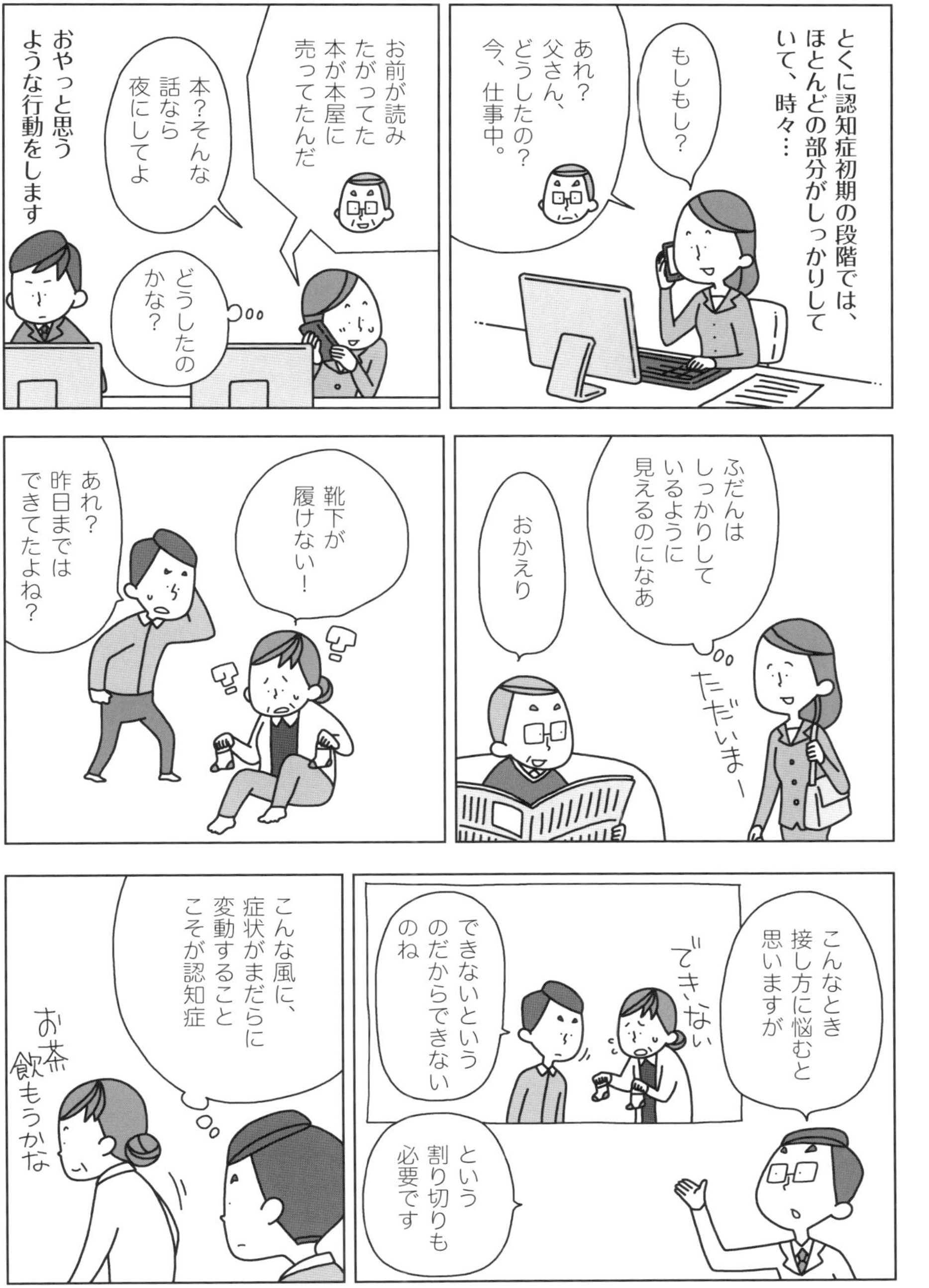

とくに認知症初期の段階では、ほとんどの部分がしっかりしていて、時々…
もしもし?
あれ?父さん、どうしたの?今、仕事中。
お前が読みたがってた本が本屋に売ってたんだ
本?そんな話なら夜にしてよ
どうしたのかな?
おやっと思うような行動をします
ただいまー
おかえり
ふだんはしっかりしているように見えるのになあ
靴下が履けない!
あれ?昨日まではできてたよね?
こんなとき接し方に悩むと思いますが
できない
できないというのだからできないのね
という割り切りも必要です
こんな風に、症状がまだらに変動することこそが認知症
お茶飲もうかな

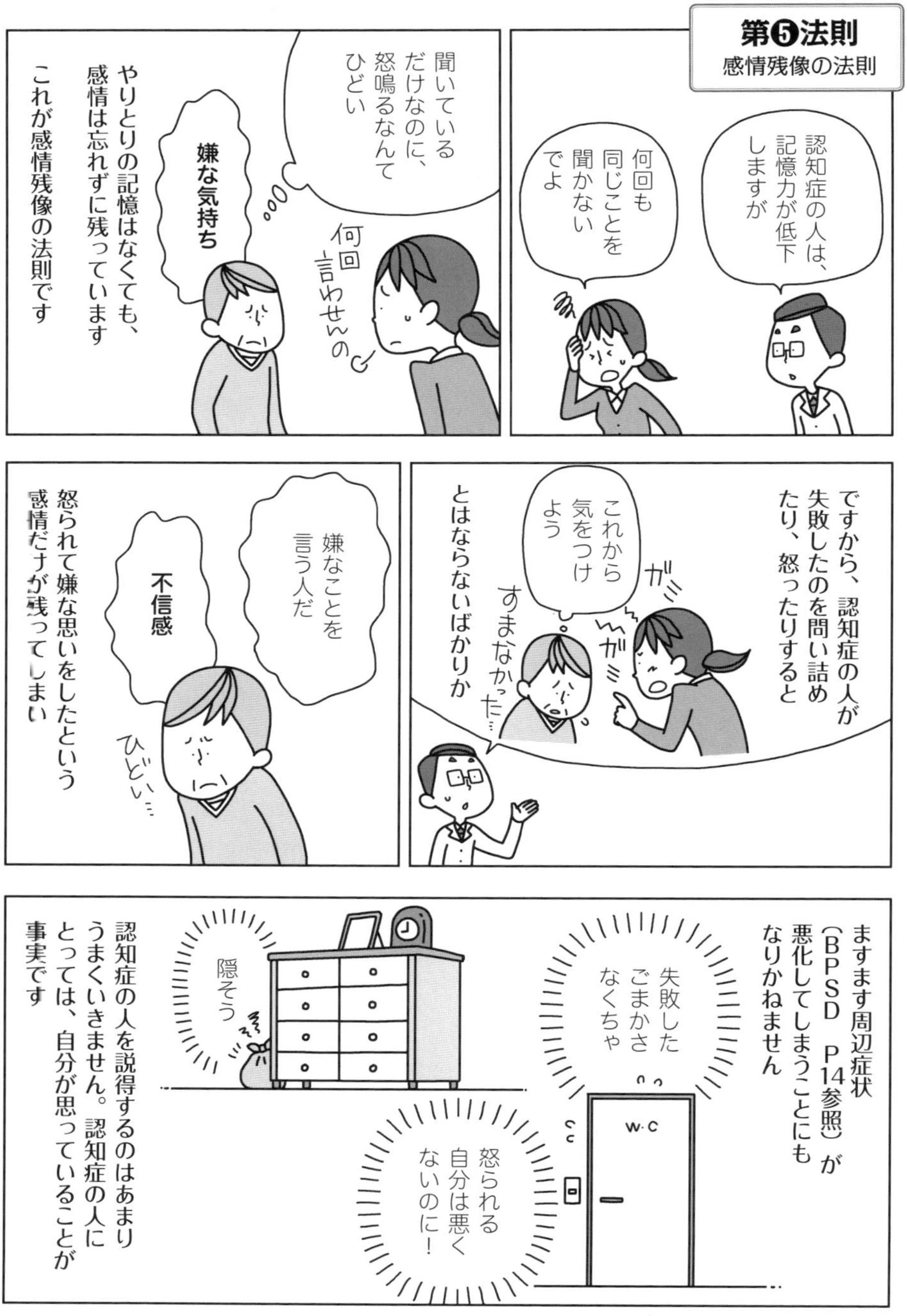
第❺法則
感情残像の法則
認知症の人は、記憶力が低下しますが
何回も同じことを聞かないでよ
聞いているだけなのに、怒鳴るなんてひどい
何回言わせんの
嫌な気持ち
やりとりの記憶はなくても、感情は忘れずに残っています
これが感情残像の法則です
ですから、認知症の人が失敗したのを問い詰めたり、怒ったりすると
ガミガミ
これから気をつけよう
すまなかった…
とはならないばかりか
嫌なことを言う人だ
不信感
ひどい…
怒られて嫌な思いをしたという感情だけが残ってしまい
ますます周辺症状（BPSD　P14参照）が悪化してしまうことにもなりかねません
失敗したごまかさなくちゃ
隠そう
W・C
怒られる自分は悪くないのに！
認知症の人を説得するのはあまりうまくいきません。認知症の人にとっては、自分が思っていることが事実です

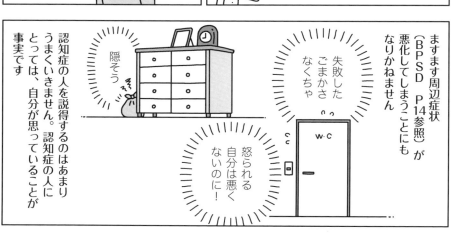

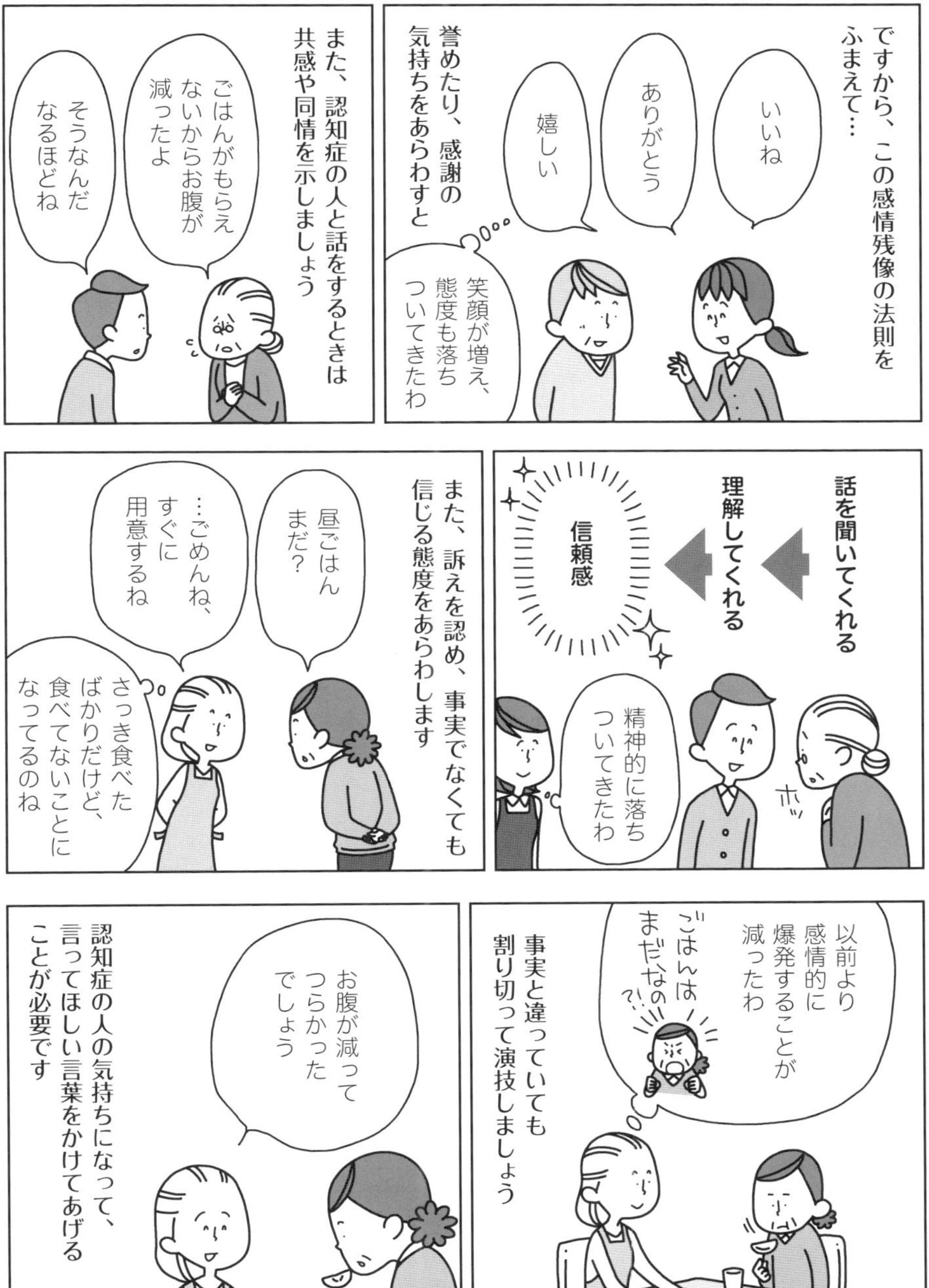
ですから、この感情残像の法則をふまえて…
いいね
ありがとう
嬉しい
誉めたり、感謝の気持ちをあらわすと
笑顔が増え、態度も落ちついてきたわ
また、認知症の人と話をするときは共感や同情を示しましょう
ごはんがもらえないからお腹が減ったよ
そうなんだなるほどね
話を聞いてくれる
理解してくれる
信頼感
ホッ
精神的に落ちついてきたわ
また、訴えを認め、事実でなくても信じる態度をあらわします
昼ごはんまだ？
…ごめんね、すぐに用意するね
さっき食べたばかりだけど、食べてないことになってるのね
事実と違っていても割り切って演技しましょう
以前より感情的に爆発することが減ったわ
ごはんはまだなの?!
お腹が減ってつらかったでしょう
認知症の人の気持ちになって、言ってほしい言葉をかけてあげることが必要です

第❻法則
こだわりの法則

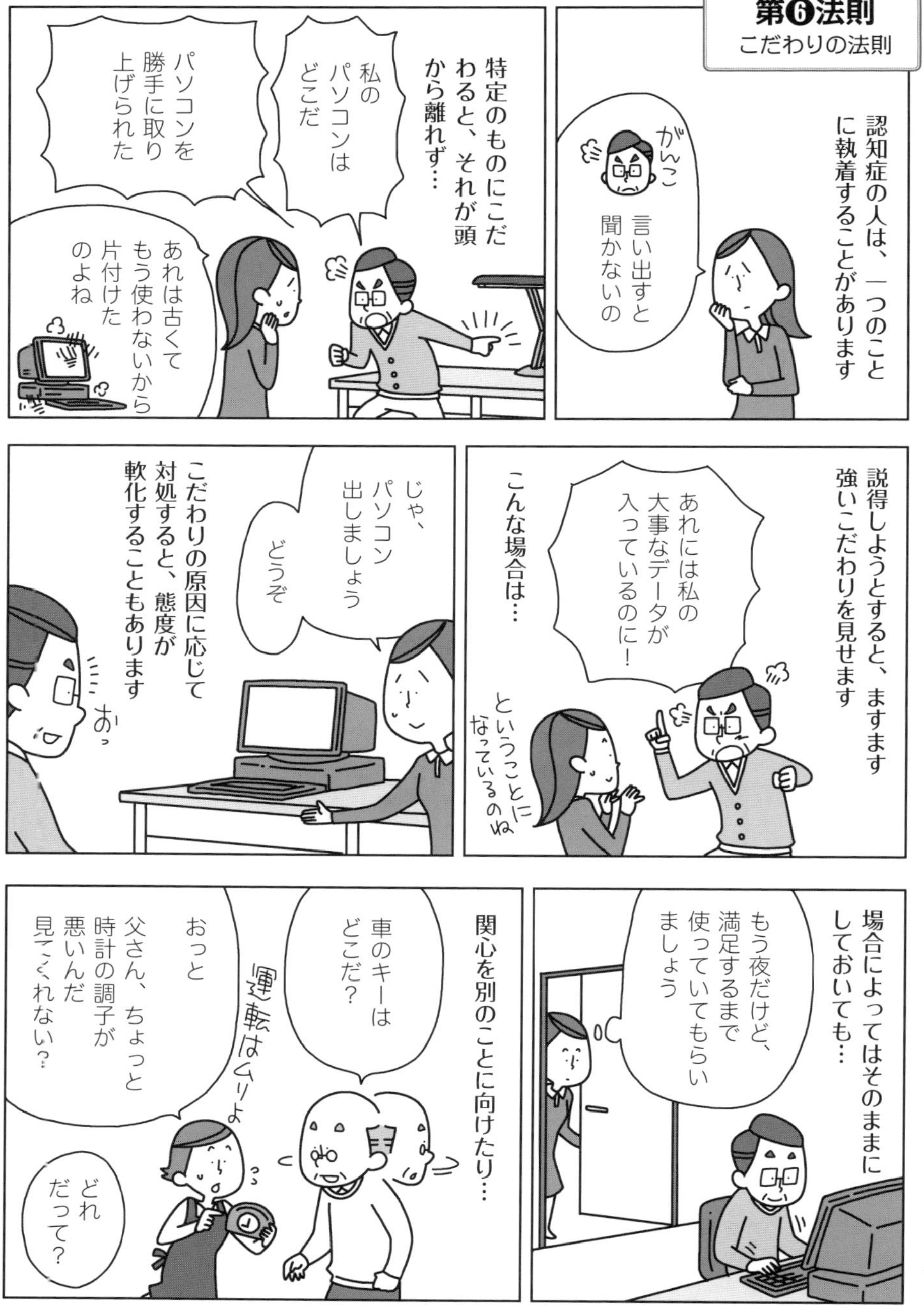

認知症の人は、一つのことに執着することがあります
言い出すと聞かないの
がんこ
特定のものにこだわると、それが頭から離れず…
私のパソコンはどこだ
パソコンを勝手に取り上げられた
あれは古くてもう使わないから片付けたのよね
説得しようとすると、ますます強いこだわりを見せます
あれには私の大事なデータが入っているのに！
こんな場合は…
ということになっているのね
こだわりの原因に応じて対処すると、態度が軟化することもあります
じゃ、パソコン出しましょう
どうぞ
おっ
場合によってはそのままにしておいても…
もう夜だけど、満足するまで使っていてもらいましょう
関心を別のことに向けたり…
車のキーはどこだ？
運転はムリよ
おっと
父さん、ちょっと時計の調子が悪いんだ見てくれない？
どれだって？

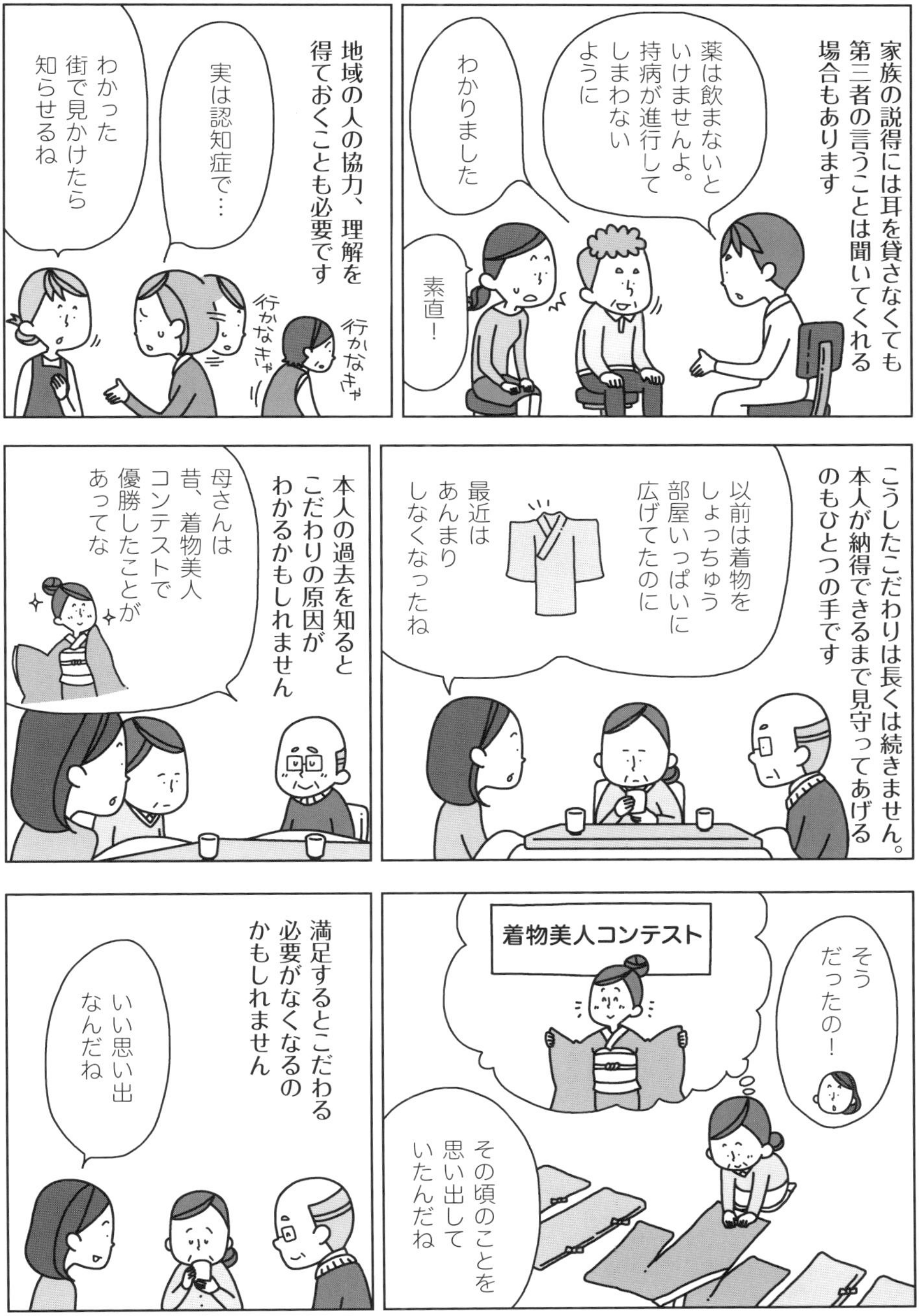
家族の説得には耳を貸さなくても第三者の言うことは聞いてくれる場合もあります
薬は飲まないといけませんよ。持病が進行してしまわないように
わかりました
素直！
地域の人の協力、理解を得ておくことも必要です
行かなきゃ
行かなきゃ
実は認知症で…
わかった街で見かけたら知らせるね
こうしたこだわりは長くは続きません。本人が納得できるまで見守ってあげるのもひとつの手です
以前はしょっちゅう着物を部屋いっぱいに広げてたのに
最近はあんまりしなくなったね
本人の過去を知るとこだわりの原因がわかるかもしれません
母さんは昔、着物美人コンテストで優勝したことがあってな
着物美人コンテスト
そうだったの！
その頃のことを思い出していたんだね
満足するとこだわる必要がなくなるのかもしれません
いい思い出なんだね

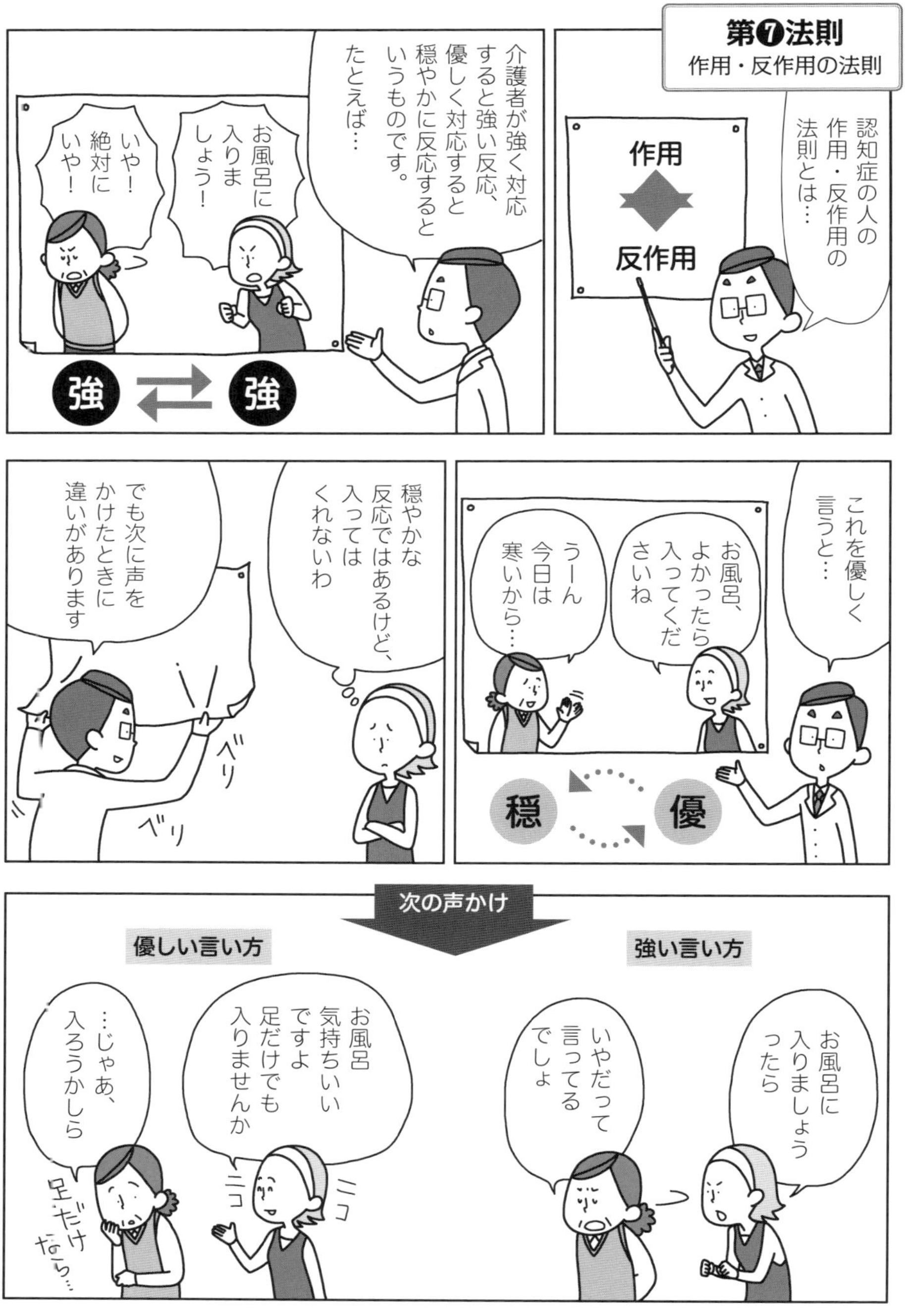
第❼法則
作用・反作用の法則
認知症の人の作用・反作用の法則とは…
作用
反作用
介護者が強く対応すると強い反応、優しく対応すると穏やかに反応するというものです。たとえば…
お風呂に入りましょう！
いや！絶対にいや！
強
強
これを優しく言うと…
お風呂、よかったら入ってくださいね
うーん今日は寒いから…
優
穏
穏やかな反応ではあるけど、入ってはくれないわ
でも次に声をかけたときに違いがあります
ベリ
ベリ
次の声かけ
強い言い方
お風呂に入りましょうったら
いやだって言ってるでしょ
優しい言い方
お風呂気持ちいいですよ足だけでも入りませんか
ニコ
ニコ
…じゃあ、入ろうかしら
足だけなら…

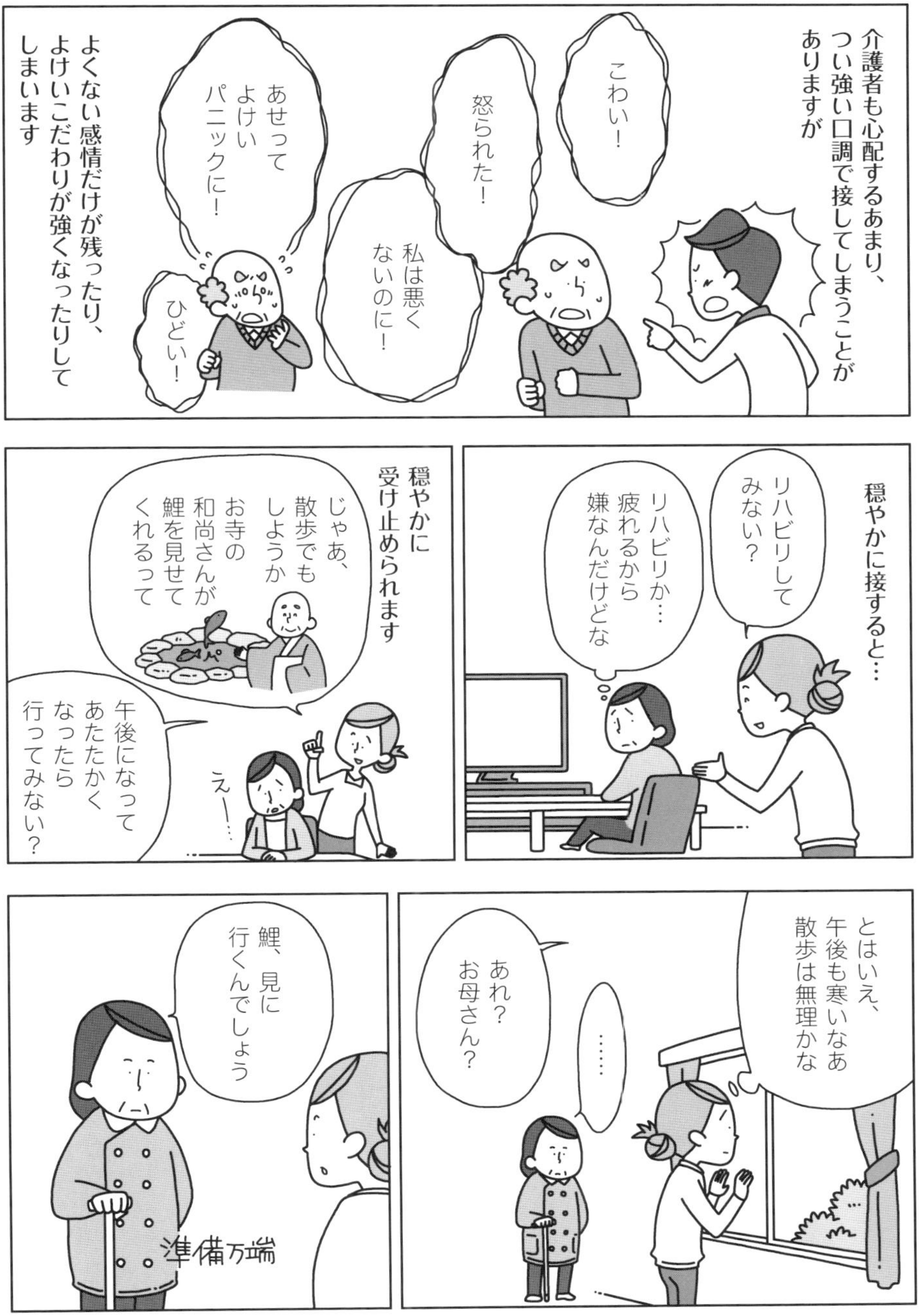
介護者も心配するあまり、つい強い口調で接してしまうことがありますが
こわい！
怒られた！
私は悪くないのに！
あせってよけいパニックに！
ひどい！
よくない感情だけが残ったり、よけいこだわりが強くなったりしてしまいます
穏やかに接すると…
リハビリしてみない？
リハビリか…疲れるから嫌なんだけどな
穏やかに受け止められます
じゃあ、散歩でもしようかお寺の和尚さんが鯉を見せてくれるって
午後になってあたたかくなったら行ってみない？
えー…
とはいえ、午後も寒いなあ散歩は無理かな
……
あれ？お母さん？
鯉、見に行くんでしょう
準備万端

第❽法則
認知症症状の了解可能性に関する法則

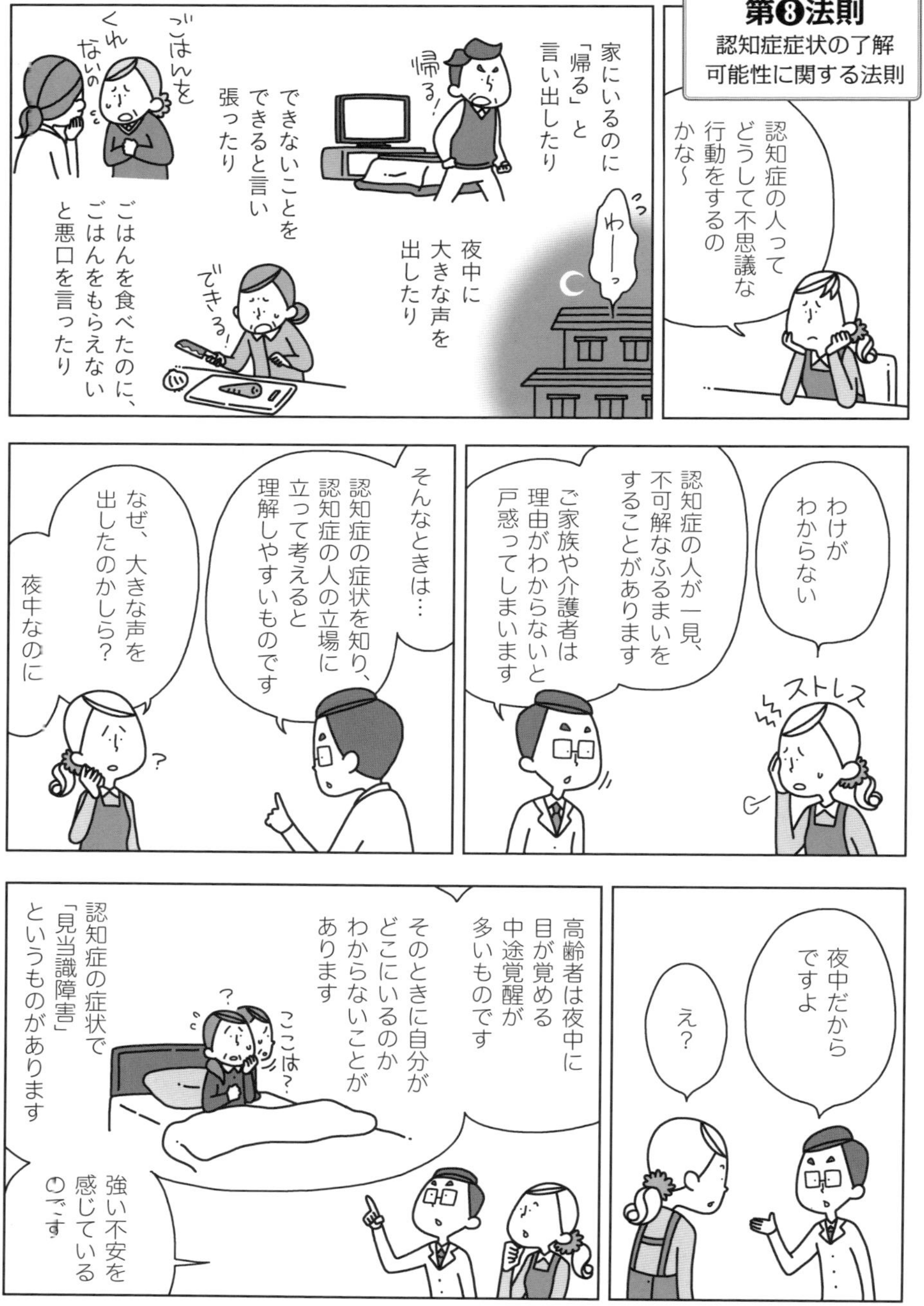

認知症の人ってどうして不思議な行動をするのかな～
家にいるのに「帰る」と言い出したり
帰る！
わ――っ
夜中に大きな声を出したり
できないことをできると言い張ったり
できる！
ごはんを食べたのに、ごはんをもらえないと悪口を言ったり
ごはんをくれないの
わけがわからない
ストレス
認知症の人が一見、不可解なふるまいをすることがあります
ご家族や介護者は理由がわからないと戸惑ってしまいます
そんなときは…
認知症の症状を知り、認知症の人の立場に立って考えると理解しやすいものです
なぜ、大きな声を出したのかしら？
夜中なのに
夜中だからですよ
え？
高齢者は夜中に目が覚める中途覚醒が多いものです
そのときに自分がどこにいるのかわからないことがあります
ここは？
認知症の症状で「見当識障害」というものがあります
強い不安を感じているのです

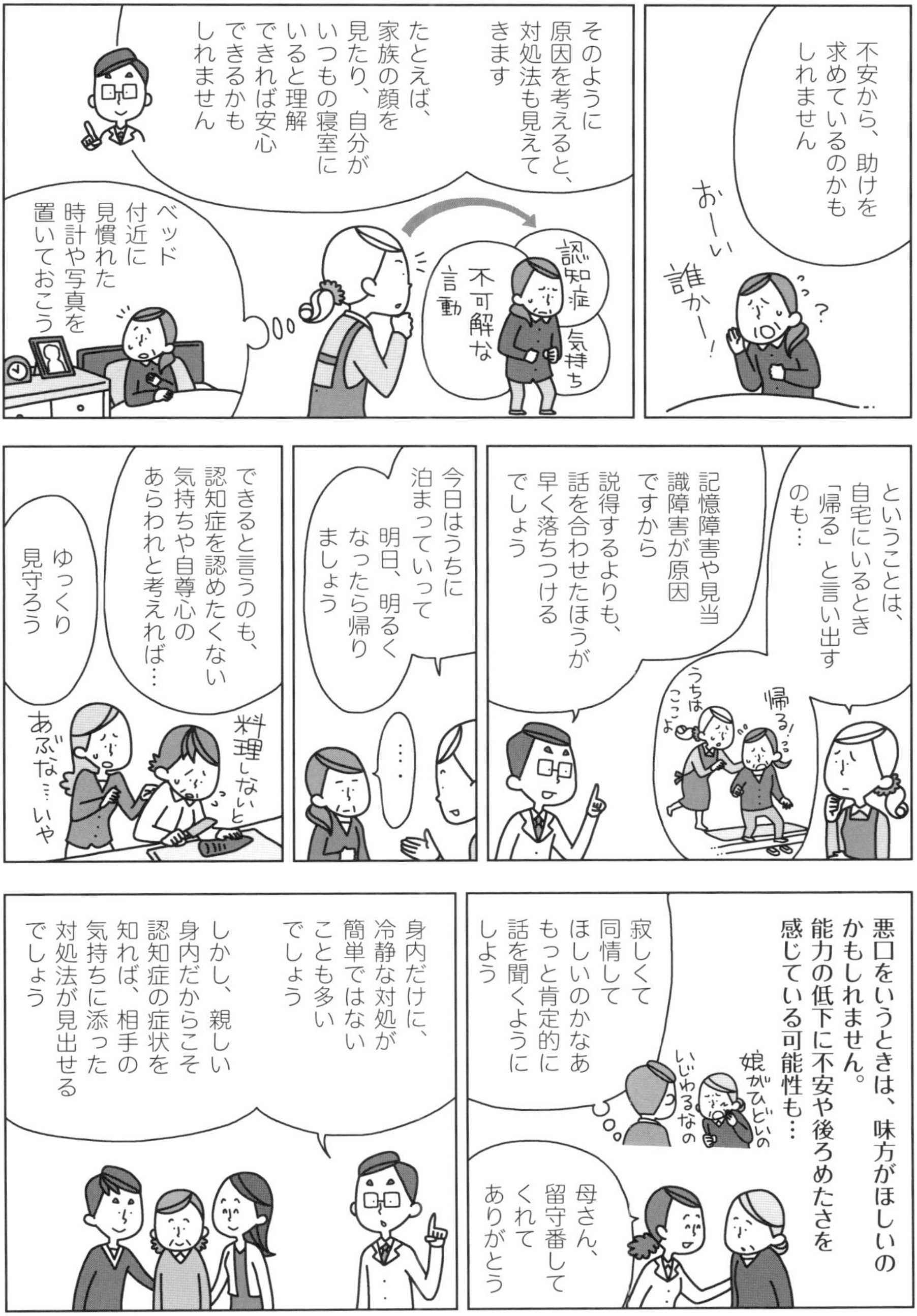
不安から、助けを求めているのかもしれません
おーい誰かー！
そのように原因を考えると、対処法も見えてきます
たとえば、家族の顔を見たり、自分がいつもの寝室にいると理解できれば安心できるかもしれません
認知症
気持ち
不可解な言動
ベッド付近に見慣れた時計や写真を置いておこう
ということは、自宅にいるとき「帰る」と言い出すのも…
帰る！
うちはここよ
記憶障害や見当識障害が原因ですから説得するよりも、話を合わせたほうが早く落ちつけるでしょう
今日はうちに泊まっていって明日、明るくなったら帰りましょう
……
できると言うのも、認知症を認めたくない気持ちや自尊心のあらわれと考えれば…
ゆっくり見守ろう
料理しないと
あぶな…いや
悪口をいうときは、味方がほしいのかもしれません。能力の低下に不安や後ろめたさを感じている可能性も…
寂しくて同情してほしいのかなあもっと肯定的に話を聞くようにしよう
娘がひどいの
いじわるなの
母さん、留守番してくれてありがとう
身内だけに、冷静な対処が簡単ではないことも多いでしょう
しかし、親しい身内だからこそ認知症の症状を知れば、相手の気持ちに添った対処法が見出せるでしょう

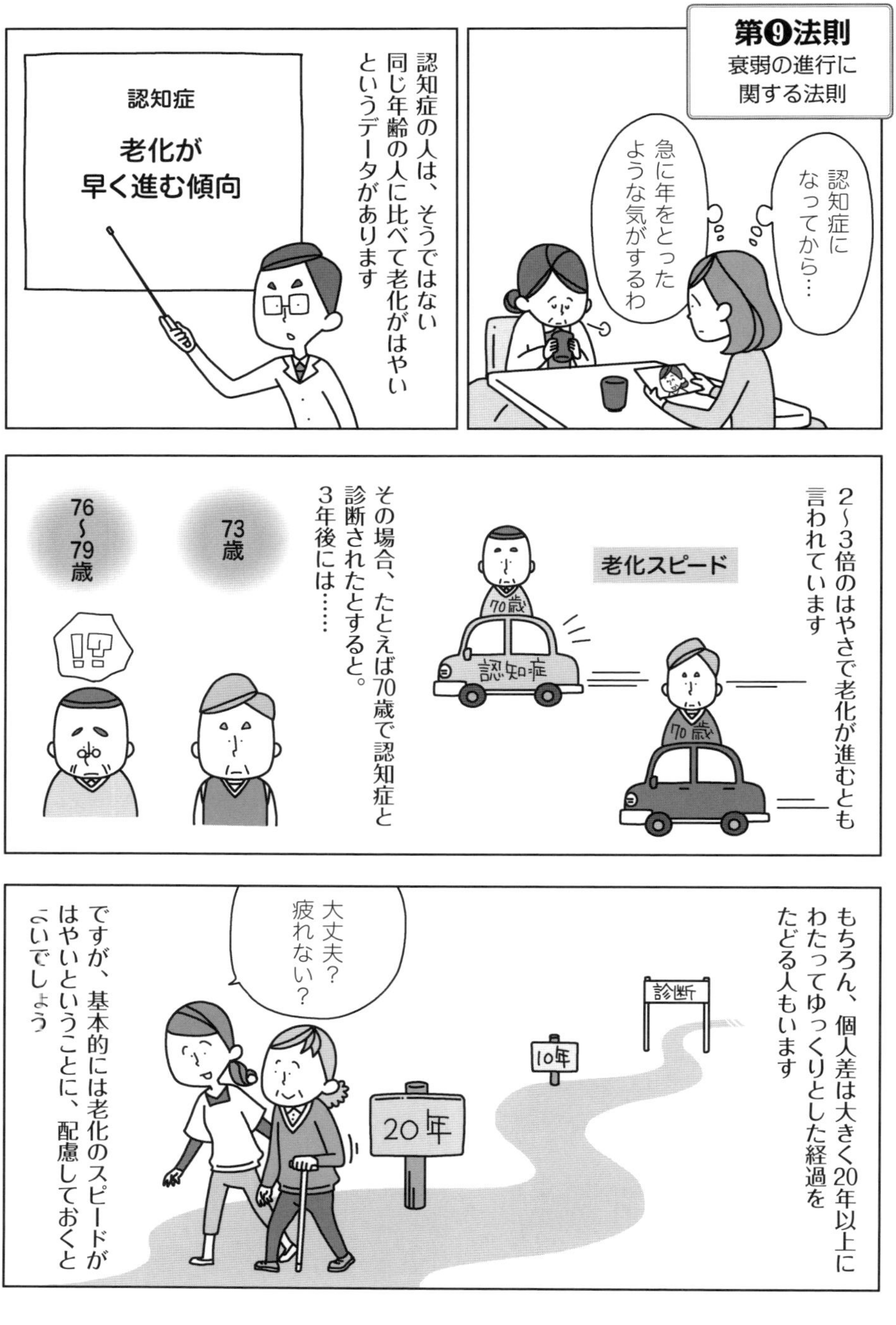
第❾法則
衰弱の進行に関する法則
認知症になってから…
急に年をとったような気がするわ
認知症の人は、そうではない同じ年齢の人に比べて老化がはやいというデータがあります
認知症
老化が早く進む傾向
2〜3倍のはやさで老化が進むとも言われています
老化スピード
70歳
70歳
認知症
その場合、たとえば70歳で認知症と診断されたとすると3年後には……
73歳
76〜79歳
!?
もちろん、個人差は大きく20年以上にわたってゆっくりとした経過をたどる人もいます
診断
10年
20年
大丈夫？疲れない？
ですが、基本的には老化のスピードがはやいということに、配慮しておくといいでしょう

上手な介護の12カ条

認知症の症状のなかには、もの盗られ妄想、暴言や暴力、徘徊やせん妄など、一緒に生活している家族にとって心理的な負担が多く、強い介護疲れを生じさせるものがあります。

しかし、そのような状況でも、介護を上手に続けている人はいます。上手な介護とはテクニックのことではありません。

上手な介護とは、介護する側の考え方や受け止め方がうまく、結果的に、認知症の人との関係性がよい状態であることです。

介護する人がたとえば、認知症のさまざまな症状を見ても、動揺することなく、これは周辺症状のひとつで、一時的で長くは続かないのだなどと知識をもっていること。

それから、以前は優しかったのに、どうしてこんな風に変わってしまったのだろうか、というように、過去に引きずられないこと。

そして、自分がなんとしても介護しなければならないと気負いすぎないこと、などです。

ものごとは、考え方や受け止め方次第で好転します。介護のための12カ条によって、介護による負担が少しでも楽になることを願っています。

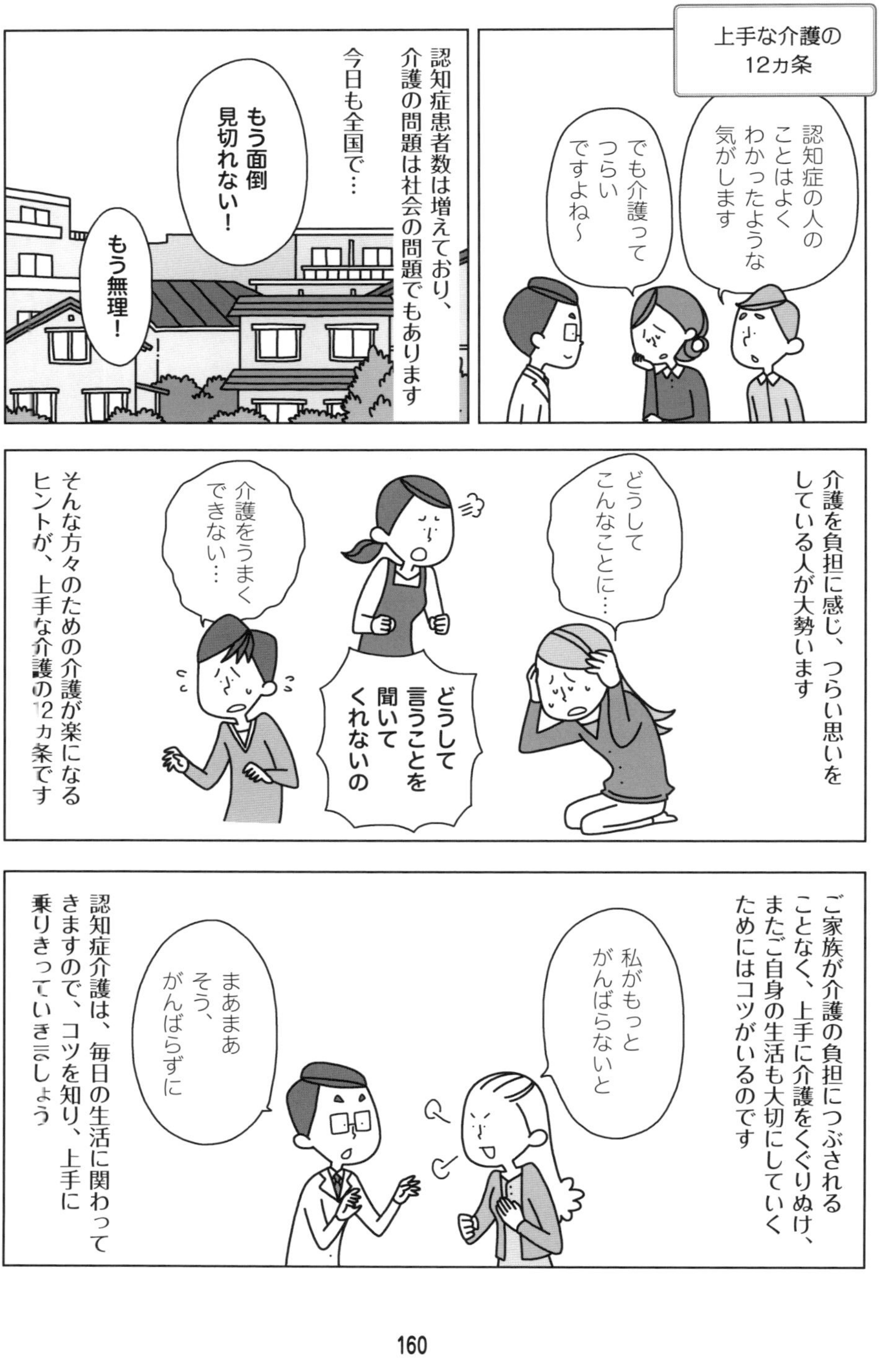
上手な介護の12カ条
認知症の人のことはよくわかったような気がします
でも介護ってつらいですよね～
認知症患者数は増えており、介護の問題は社会の問題でもあります
今日も全国で…
もう面倒見切れない！
もう無理！
介護を負担に感じ、つらい思いをしている人が大勢います
どうしてこんなことに…
どうして言うことを聞いてくれないの
介護をうまくできない…
そんな方々のための介護が楽になるヒントが、上手な介護の12ヵ条です
ご家族が介護の負担につぶされることなく、上手に介護をくぐりぬけ、またご自身の生活も大切にしていくためにはコツがいるのです
私がもっとがんばらないと
まあまあそう、がんばらずに
認知症介護は、毎日の生活に関わってきますので、コツを知り、上手に乗りきっていきましょう

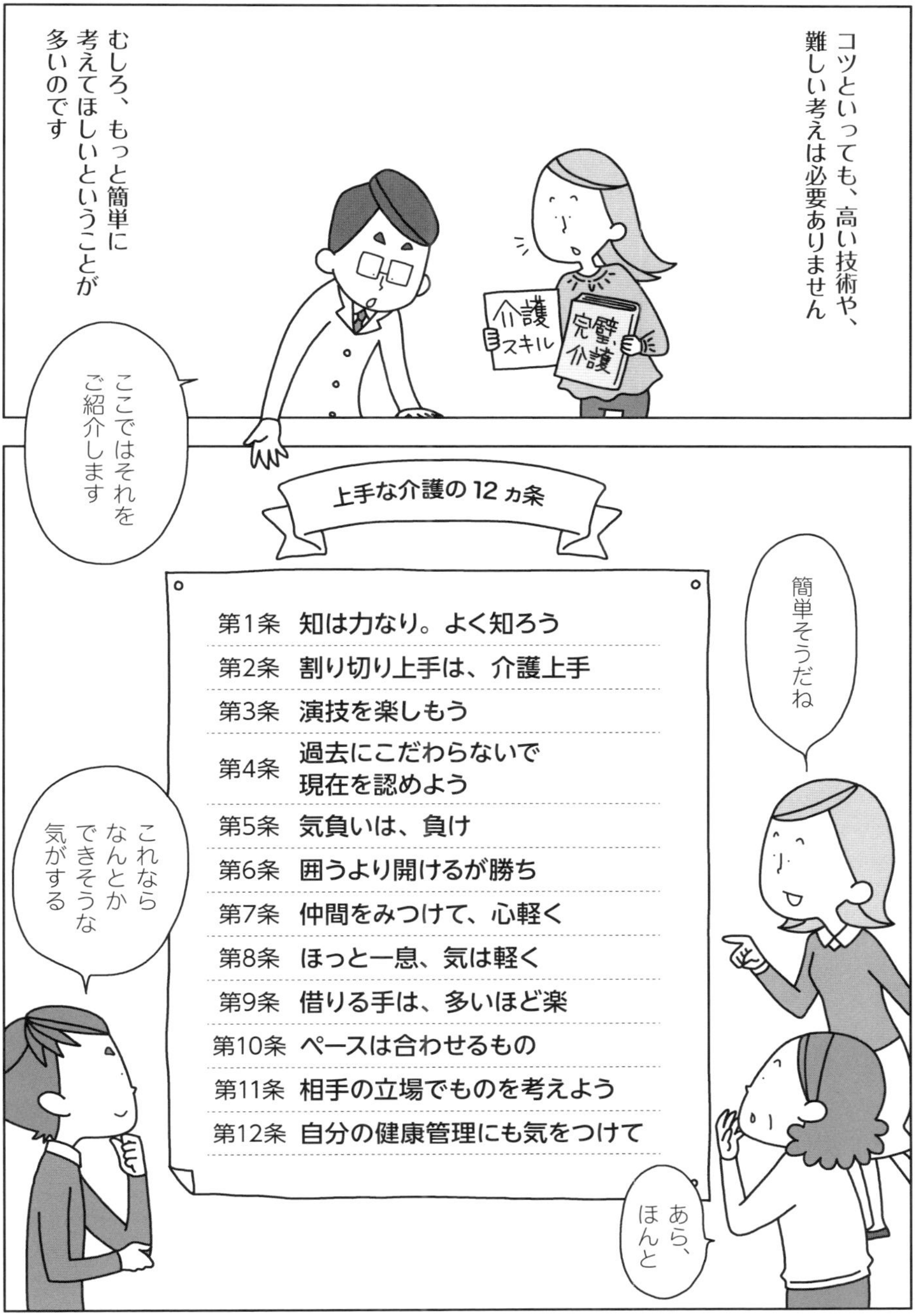
コツといっても、高い技術や、難しい考えは必要ありません
介護スキル
完璧介護
むしろ、もっと簡単に考えてほしいということが多いのです
ここではそれをご紹介します
上手な介護の12カ条
第1条 知は力なり。よく知ろう
第2条 割り切り上手は、介護上手
第3条 演技を楽しもう
第4条 過去にこだわらないで現在を認めよう
第5条 気負いは、負け
第6条 囲うより開けるが勝ち
第7条 仲間をみつけて、心軽く
第8条 ほっと一息、気は軽く
第9条 借りる手は、多いほど楽
第10条 ペースは合わせるもの
第11条 相手の立場でものを考えよう
第12条 自分の健康管理にも気をつけて
簡単そうだね
これならなんとかできそうな気がする
あら、ほんと

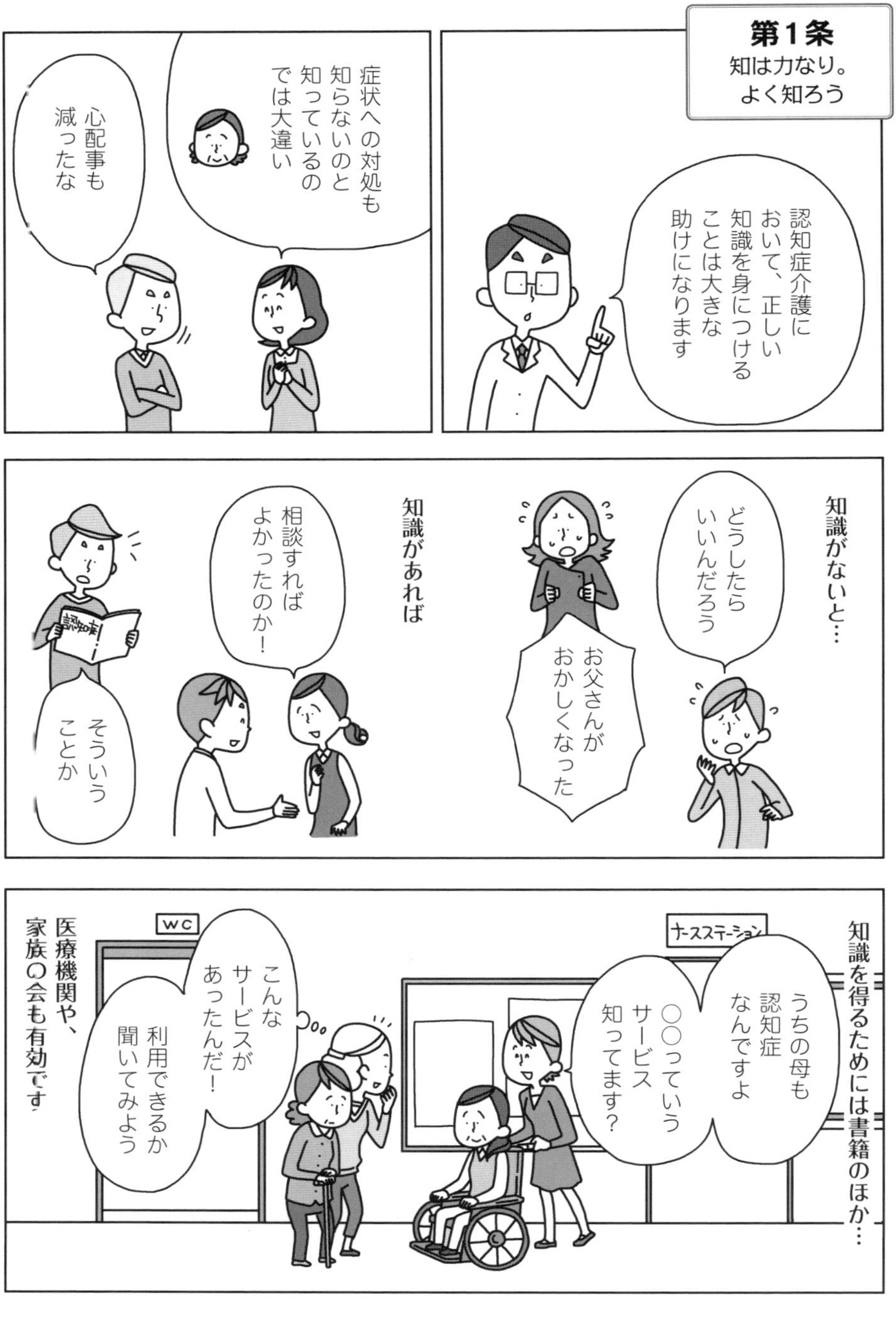
第1条
知は力なり。よく知ろう
認知症介護において、正しい知識を身につけることは大きな助けになります
症状への対処も知らないのと知っているのでは大違い
心配事も減ったな
知識がないと…
どうしたらいいんだろう
お父さんがおかしくなった
知識があれば
相談すればよかったのか!
そういうことか
知識を得るためには書籍のほか…
ナースステーション
うちの母も認知症なんですよ
○○っていうサービス知ってます?
WC
こんなサービスがあったんだ!
利用できるか聞いてみよう
医療機関や、家族の会も有効です

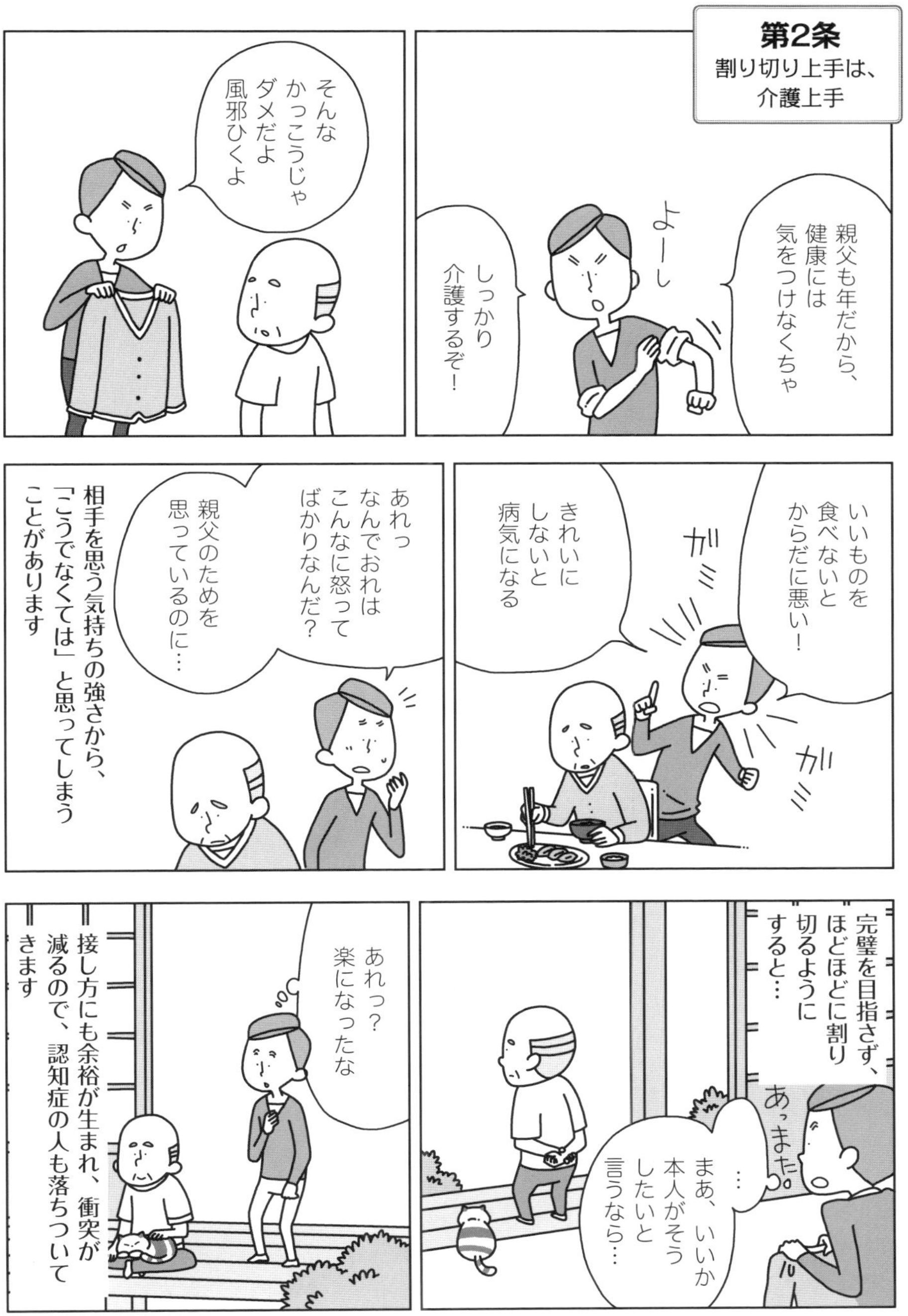
第2条
割り切り上手は、介護上手
親父も年だから、健康には気をつけなくちゃ
よーし
しっかり介護するぞ!
そんなかっこうじゃダメだよ風邪ひくよ
いいものを食べないとからだに悪い!
ガミ
きれいにしないと病気になる
ガミ
あれっ なんでおれはこんなに怒ってばかりなんだ?
親父のためを思っているのに…
相手を思う気持ちの強さから、「こうでなくては」と思ってしまうことがあります
完璧を目指さず、ほどほどに割り切るようにすると…
あっまた。
…まあ、いいか 本人がそうしたいと言うなら…
あれっ? 楽になったな
接し方にも余裕が生まれ、衝突が減るので、認知症の人も落ちついてきます

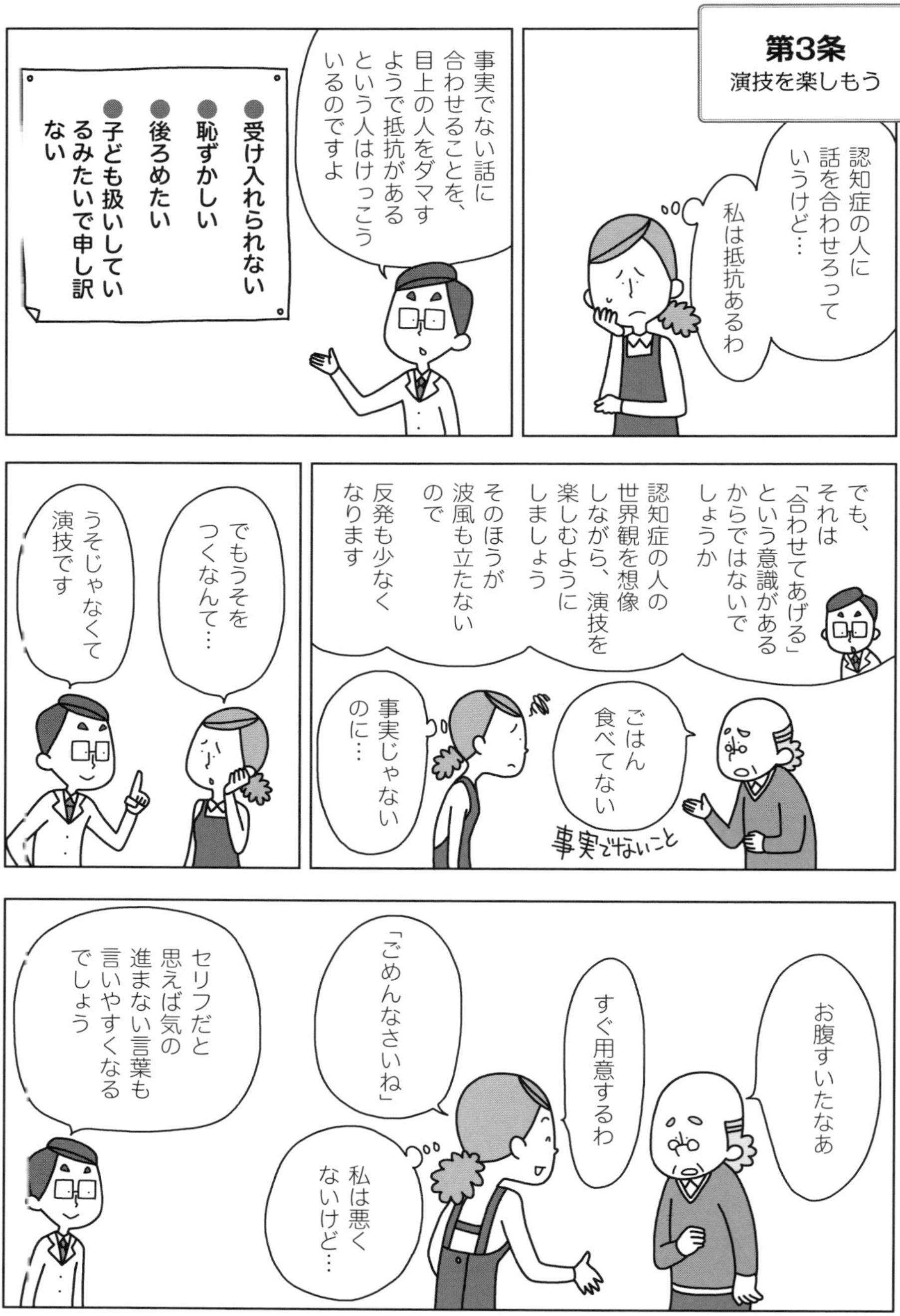
第3条
演技を楽しもう
認知症の人に話を合わせろっていうけど…
私は抵抗あるわ
事実でない話に合わせることを、目上の人をダマすようで抵抗があるという人はけっこういるのですよ
●受け入れられない
●恥ずかしい
●後ろめたい
●子ども扱いしているみたいで申し訳ない
でも、それは「合わせてあげる」という意識があるからではないでしょうか
認知症の人の世界観を想像しながら、演技を楽しむようにしましょう
そのほうが波風も立たないので
反発も少なくなります
ごはん食べてない
事実でないこと
事実じゃないのに…
でもうそをつくなんて…
うそじゃなくて演技です
お腹すいたなあ
すぐ用意するわ
「ごめんなさいね」
私は悪くないけど…
セリフだと思えば気の進まない言葉も言いやすくなるでしょう

第4条
過去にこだわらないで
現在を認めよう

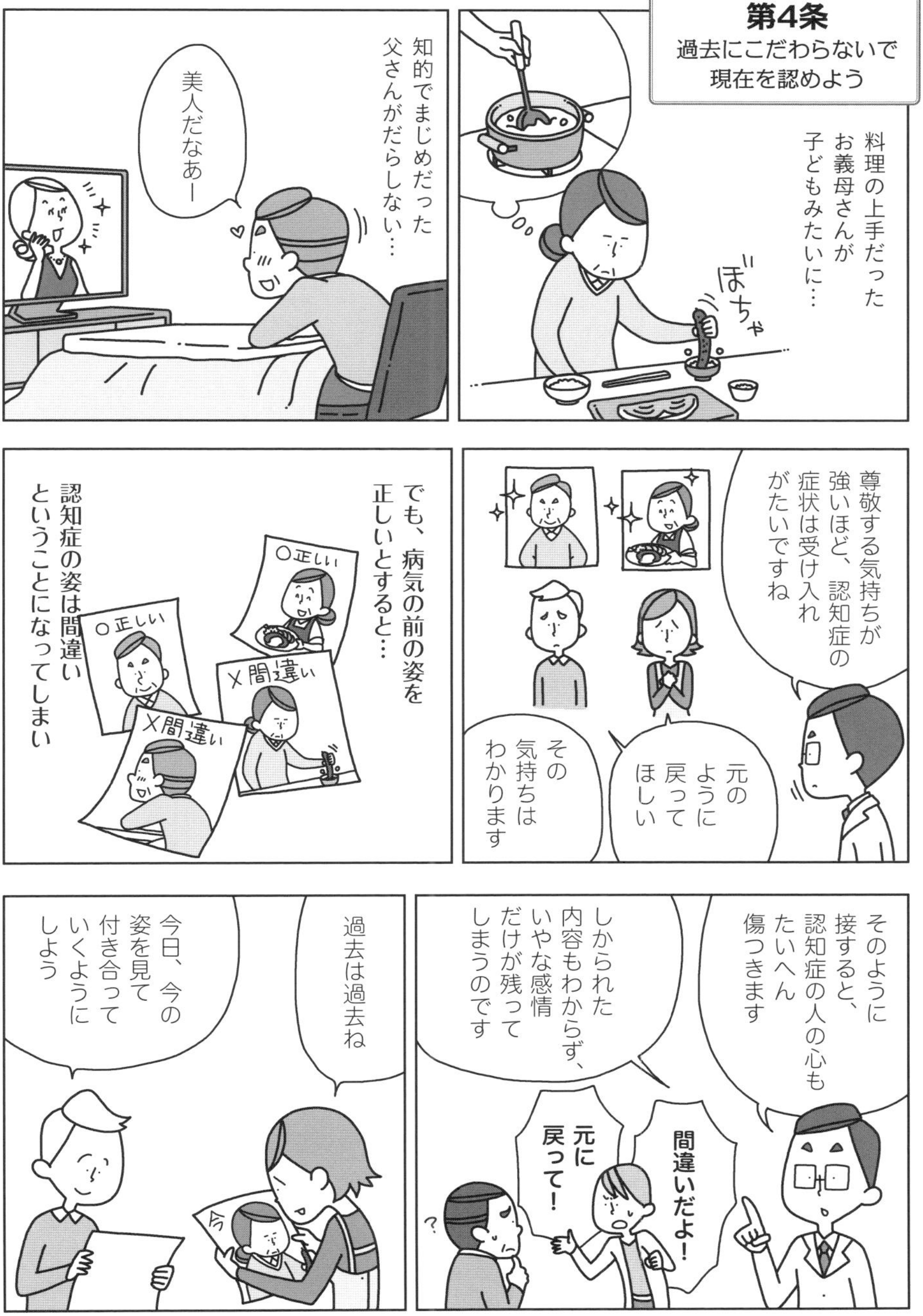
料理の上手だった
お義母さんが
子どもみたいに…
ぼちゃ
知的でまじめだった
父さんがだらしない…
美人だなあー
尊敬する気持ちが強いほど、認知症の症状は受け入れがたいですね
元のように戻ってほしい
その気持ちはわかります
でも、病気の前の姿を正しいとすると…
認知症の姿は間違いということになってしまい
○正しい
○正しい
×間違い
×間違い
そのように接すると、認知症の人の心もたいへん傷つきます
しかられた内容もわからず、いやな感情だけが残ってしまうのです
間違いだよ!
元に戻って!
?
過去は過去ね
今日、今の姿を見て付き合っていくようにしよう
今

第5条
気負いは、負け

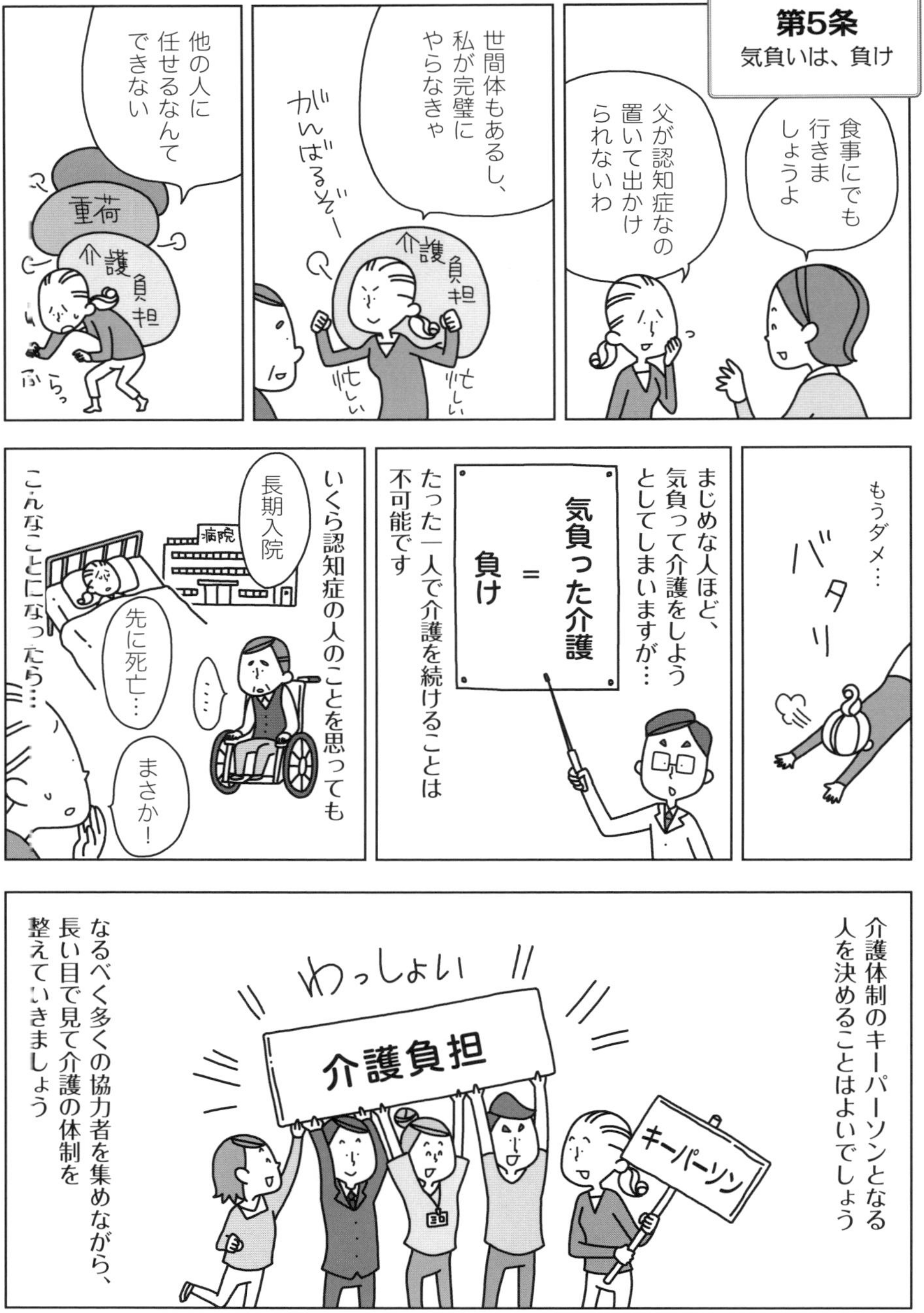

食事にでも行きましょうよ
父が認知症なの置いて出かけられないわ
世間体もあるし、私が完璧にやらなきゃ
がんばるぞー
介護負担
忙しい
忙しい
他の人に任せるなんてできない
重荷
介護負担
ふらっ
もうダメ…
バタリ
まじめな人ほど、気負って介護をしてしまいますが…
気負った介護
=
負け
たった一人で介護を続けることは不可能です
いくら認知症の人のことを思っても
長期入院
病院
先に死亡…
……
まさか!
こんなことになったら…
介護体制のキーパーソンとなる人を決めることはよいでしょう
わっしょい
介護負担
キーパーソン
なるべく多くの協力者を集めながら、長い目で見て介護の体制を整えていきましょう

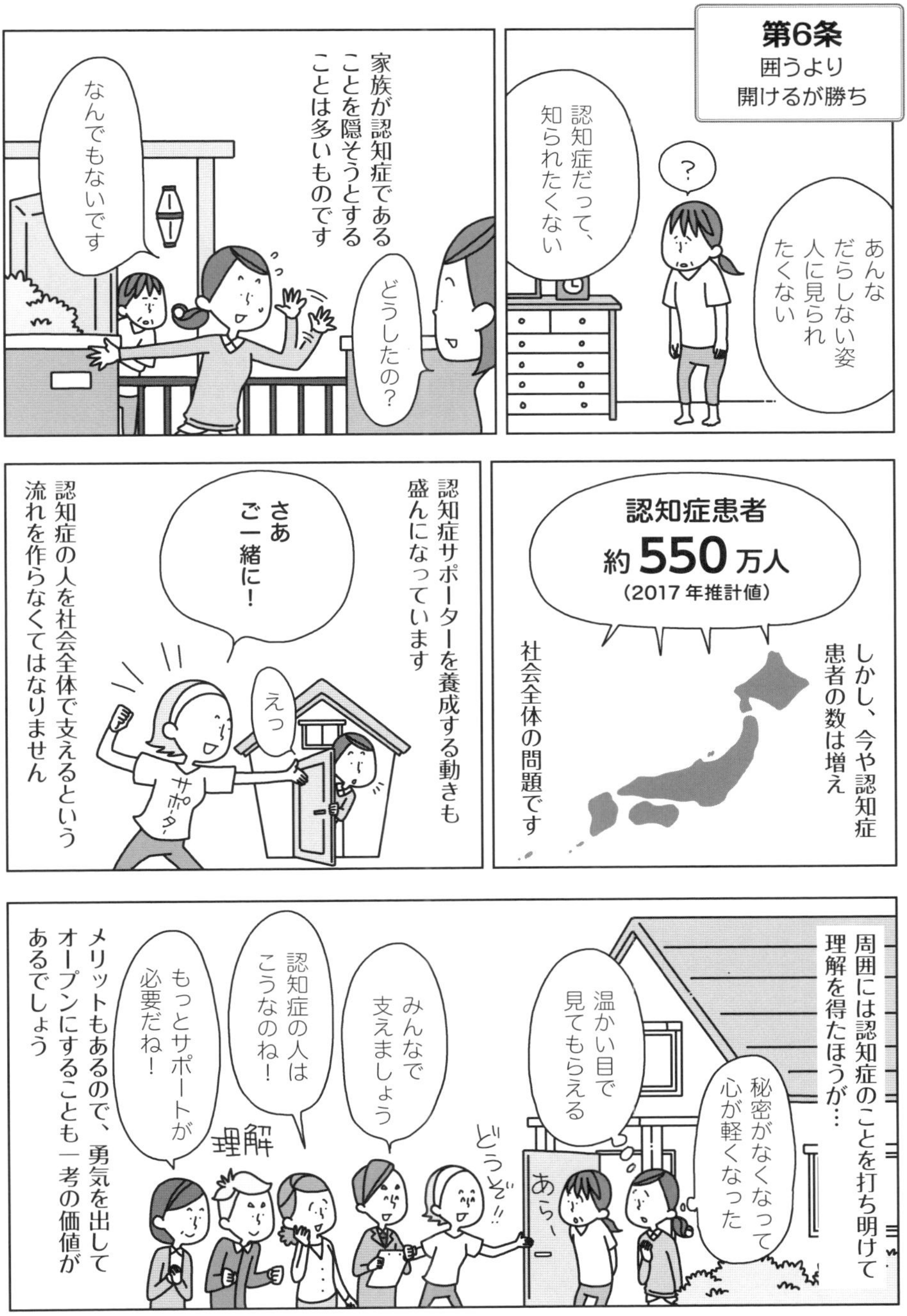
第6条
囲うより
開けるが勝ち
あんな
だらしない姿
人に見られ
たくない
?
認知症だって、
知られたくない
家族が認知症である
ことを隠そうとする
ことは多いものです
どうしたの?
なんでもないです
しかし、今や認知症
患者の数は増え
認知症患者
約550万人
(2017年推計値)
社会全体の問題です
認知症サポーターを養成する動きも
盛んになっています
さあ
ご一緒に!
えっ
サポーター
認知症の人を社会全体で支えるという
流れを作らなくてはなりません
周囲には認知症のことを打ち明けて
理解を得たほうが…
秘密がなくなって
心が軽くなった
温かい目で
見てもらえる
あら～
どうぞ!!
みんなで
支えましょう
認知症の人は
こうなのね!
理解
もっとサポートが
必要だね!
メリットもあるので、勇気を出して
オープンにすることも一考の価値が
あるでしょう

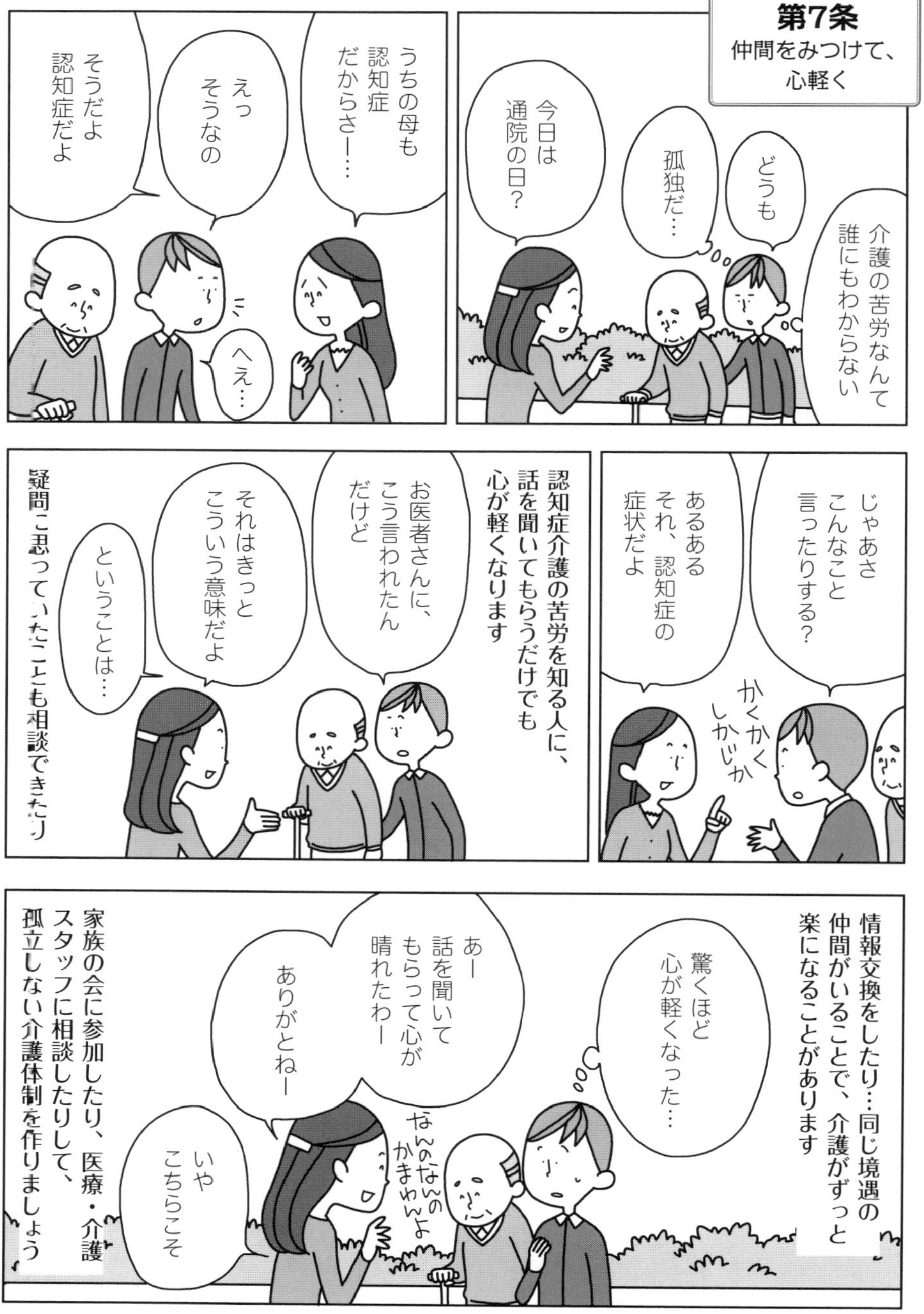
第7条
仲間をみつけて、心軽く
介護の苦労なんて誰にもわからない
どうも
孤独だ…
今日は通院の日？
うちの母も認知症だからさー…
えっ そうなの
そうだよ 認知症だよ
へえ…
じゃあさ こんなこと言ったりする？
あるある それ、認知症の症状だよ
かくかく しかじか
認知症介護の苦労を知る人に、話を聞いてもらうだけでも心が軽くなります
お医者さんに、こう言われたんだけど
それはきっと こういう意味だよ
ということは…
疑問に思っていたことも相談できたり
情報交換をしたり…同じ境遇の仲間がいることで、介護がずっと楽になることがあります
驚くほど 心が軽くなった…
あー 話を聞いて もらって心が 晴れたわー
ありがとねー
なんのなんの かまわんよ
いや こちらこそ
家族の会に参加したり、医療・介護スタッフに相談したりして、孤立しない介護体制を作りましょう

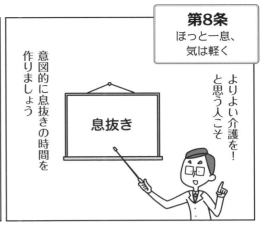

第8条
ほっと一息、気は軽く

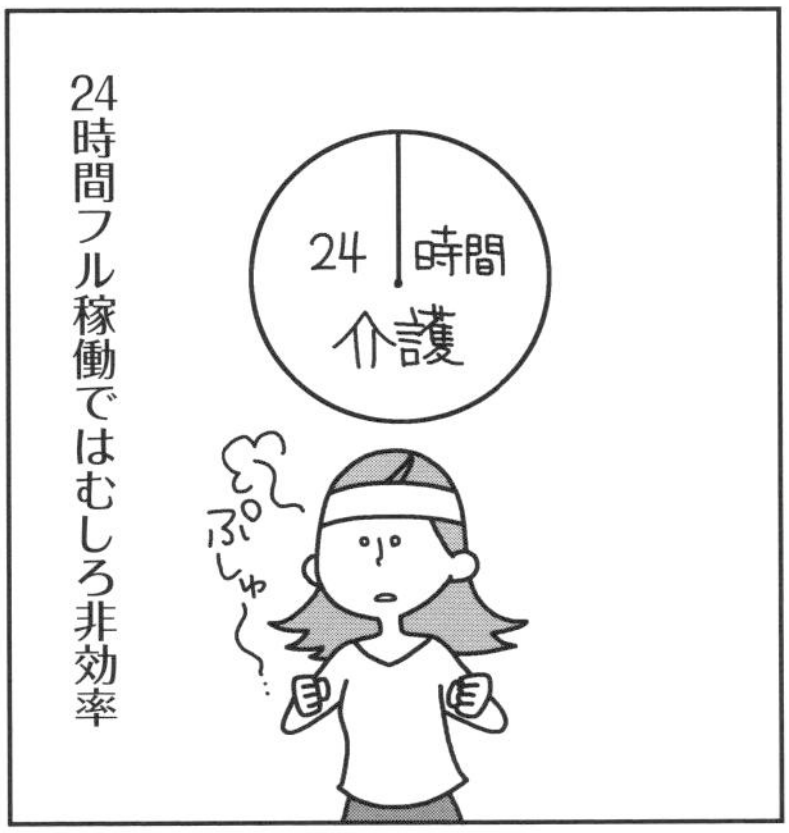

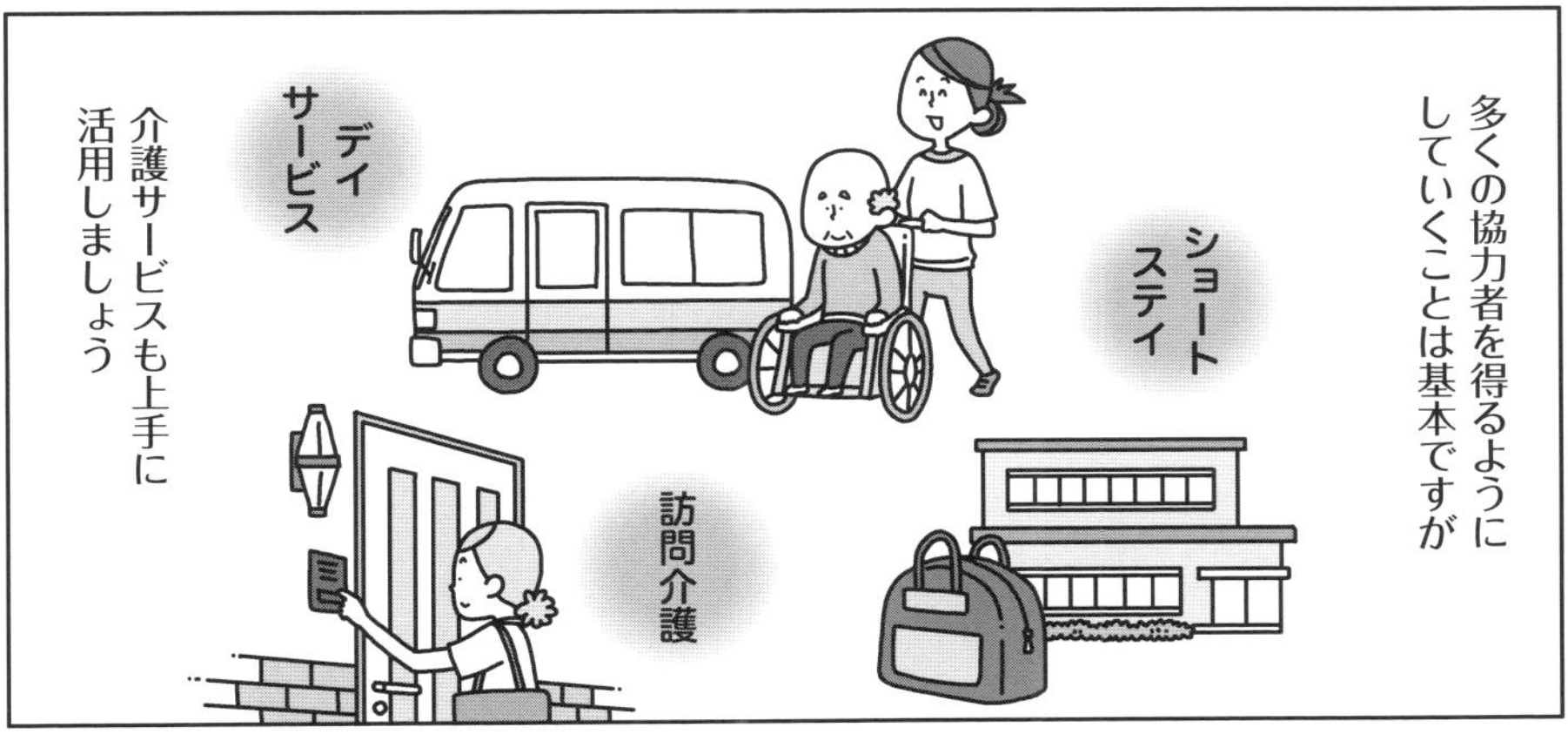

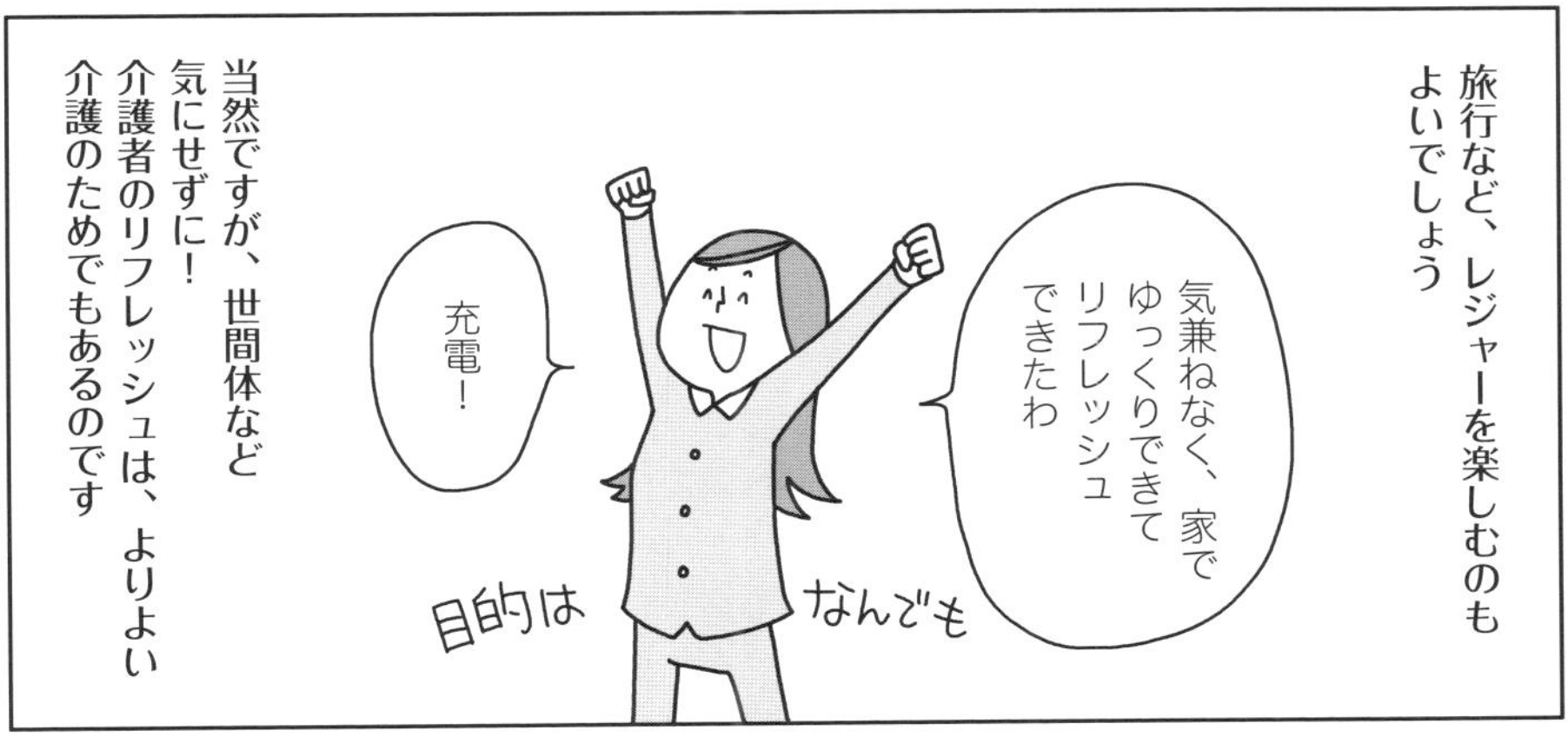

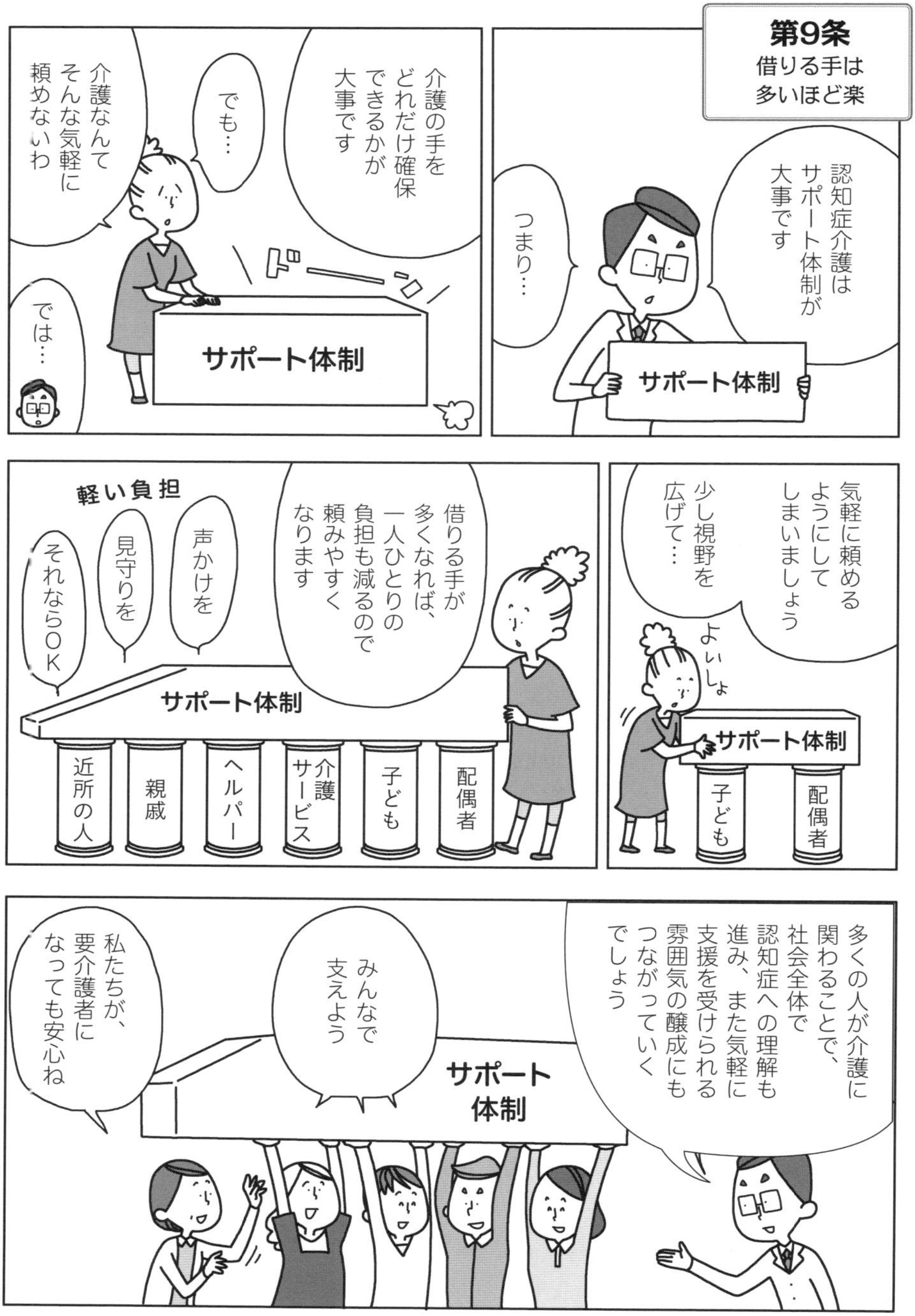
第9条
借りる手は
多いほど楽
認知症介護はサポート体制が大事です
つまり…
サポート体制
介護の手をどれだけ確保できるかが大事です
でも…
介護なんてそんな気軽に頼めないわ
ドーーン
サポート体制
では…
気軽に頼めるようにしてしまいましょう
少し視野を広げて…
よいしょ
サポート体制
子ども
配偶者
借りる手が多くなれば、一人ひとりの負担も減るので頼みやすくなります
声かけを
見守りを
それならOK
軽い負担
サポート体制
配偶者
子ども
介護サービス
ヘルパー
親戚
近所の人
多くの人が介護に関わることで、社会全体で認知症への理解も進み、また気軽に支援を受けられる雰囲気の醸成にもつながっていくでしょう
みんなで支えよう
私たちが、要介護者になっても安心ね
サポート体制

第10条
ペースは合わせるもの

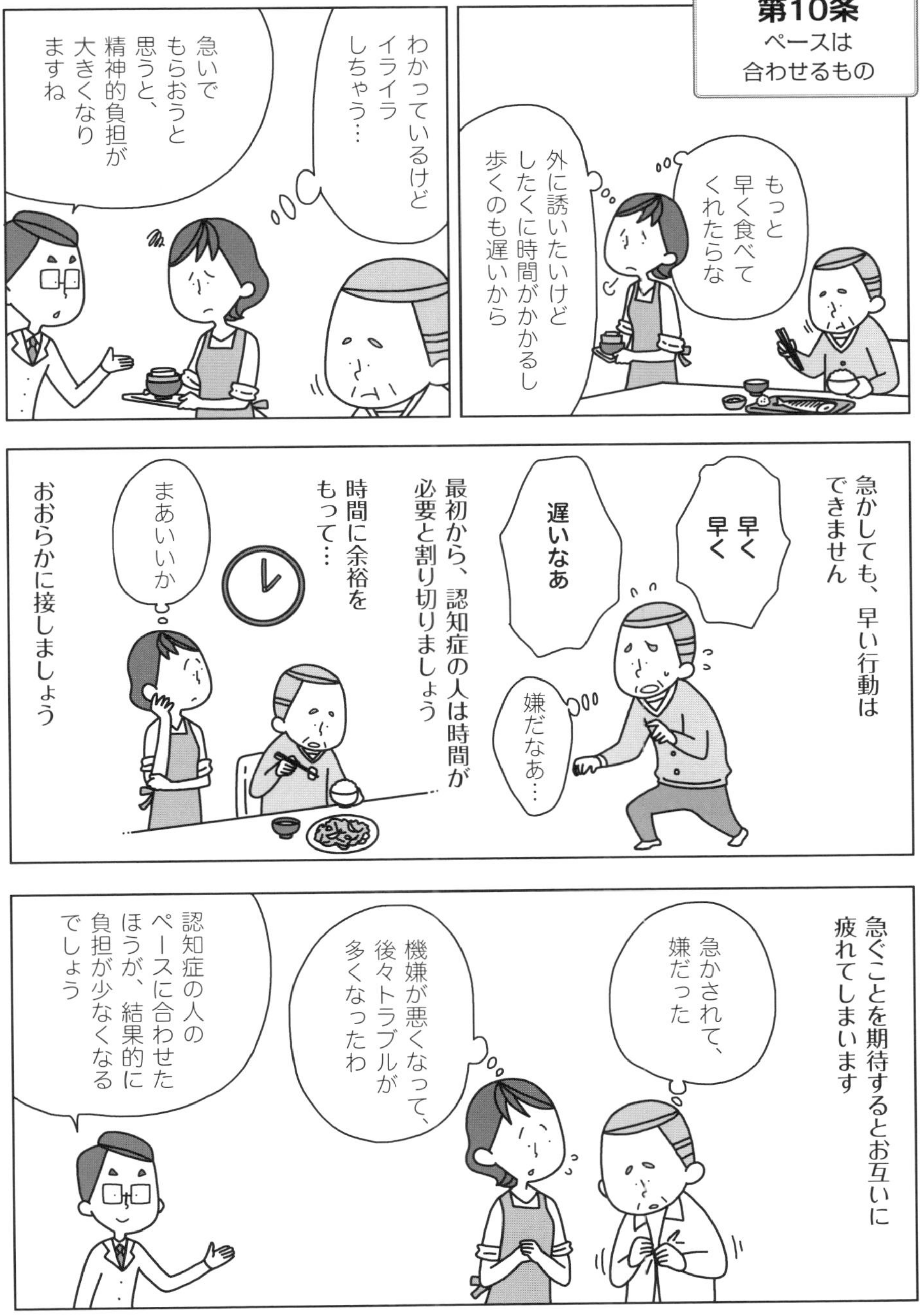
もっと早く食べてくれたらな
外に誘いたいけどしたくに時間がかかるし歩くのも遅いから
わかっているけどイライラしちゃう…
急いでもらおうと思うと、精神的負担が大きくなりますね
急かしても、早い行動はできません
早く早く
遅いなあ
嫌だなあ…
最初から、認知症の人は時間が必要と割り切りましょう
時間に余裕をもって…
まあいいか
おおらかに接しましょう
急ぐことを期待するとお互いに疲れてしまいます
急かされて、嫌だった
機嫌が悪くなって、後々トラブルが多くなったわ
認知症の人のペースに合わせたほうが、結果的に負担が少なくなるでしょう

第11条
相手の立場でものを考えよう

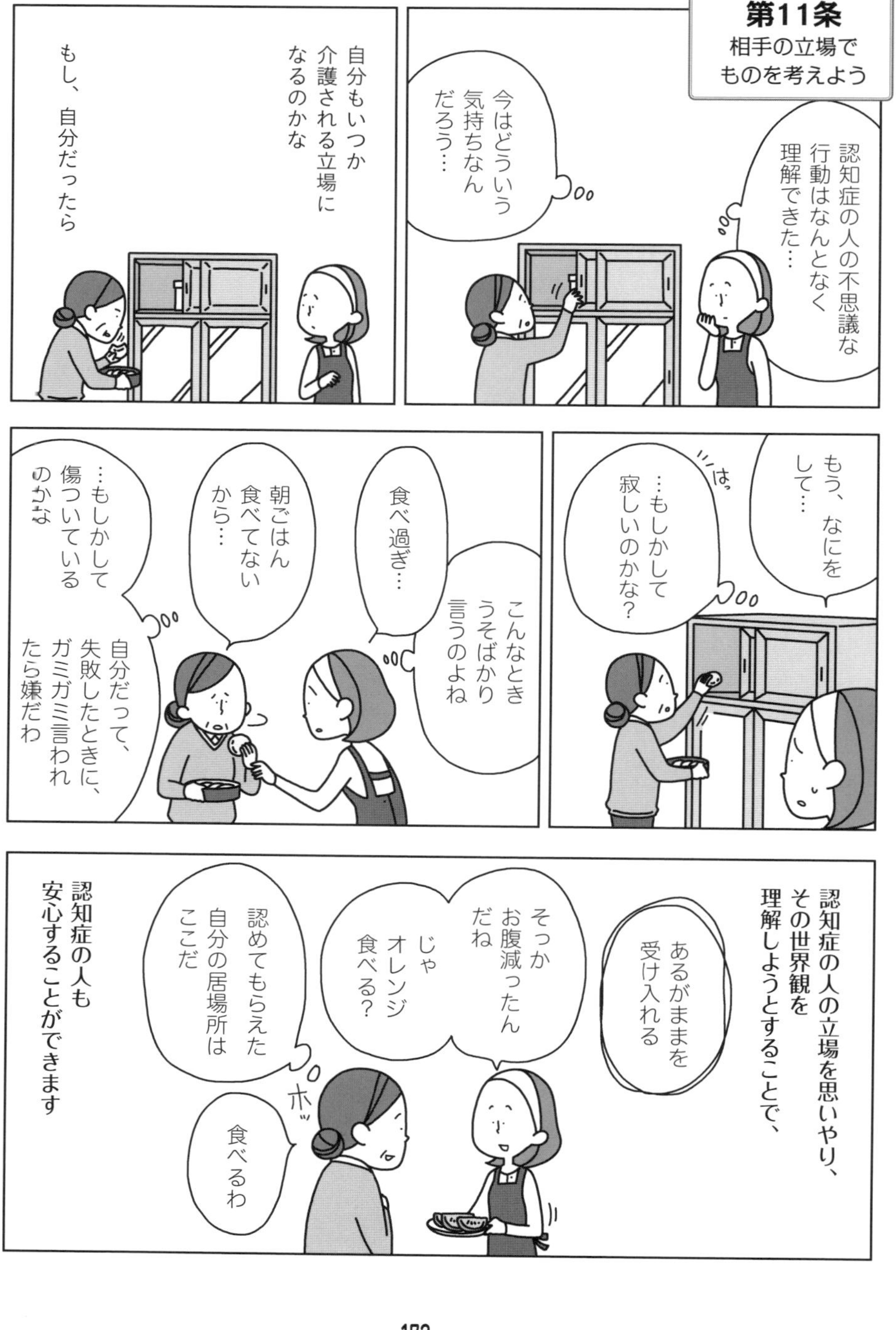

認知症の人の不思議な行動はなんとなく理解できた…
今はどういう気持ちなんだろう…
自分もいつか介護される立場になるのかな
もし、自分だったら
もう、なにをして…
はっ
…もしかして寂しいのかな?
こんなときうそばかり言うのよね
食べ過ぎ…
朝ごはん食べてないから…
…もしかして傷ついているのかな
自分だって、失敗したときに、ガミガミ言われたら嫌だわ
認知症の人の立場を思いやり、その世界観を理解しようとすることで、
あるがままを受け入れる
そっかお腹減ったんだね
じゃオレンジ食べる?
認めてもらえた自分の居場所はここだ
ホッ
食べるわ
認知症の人も安心することができます

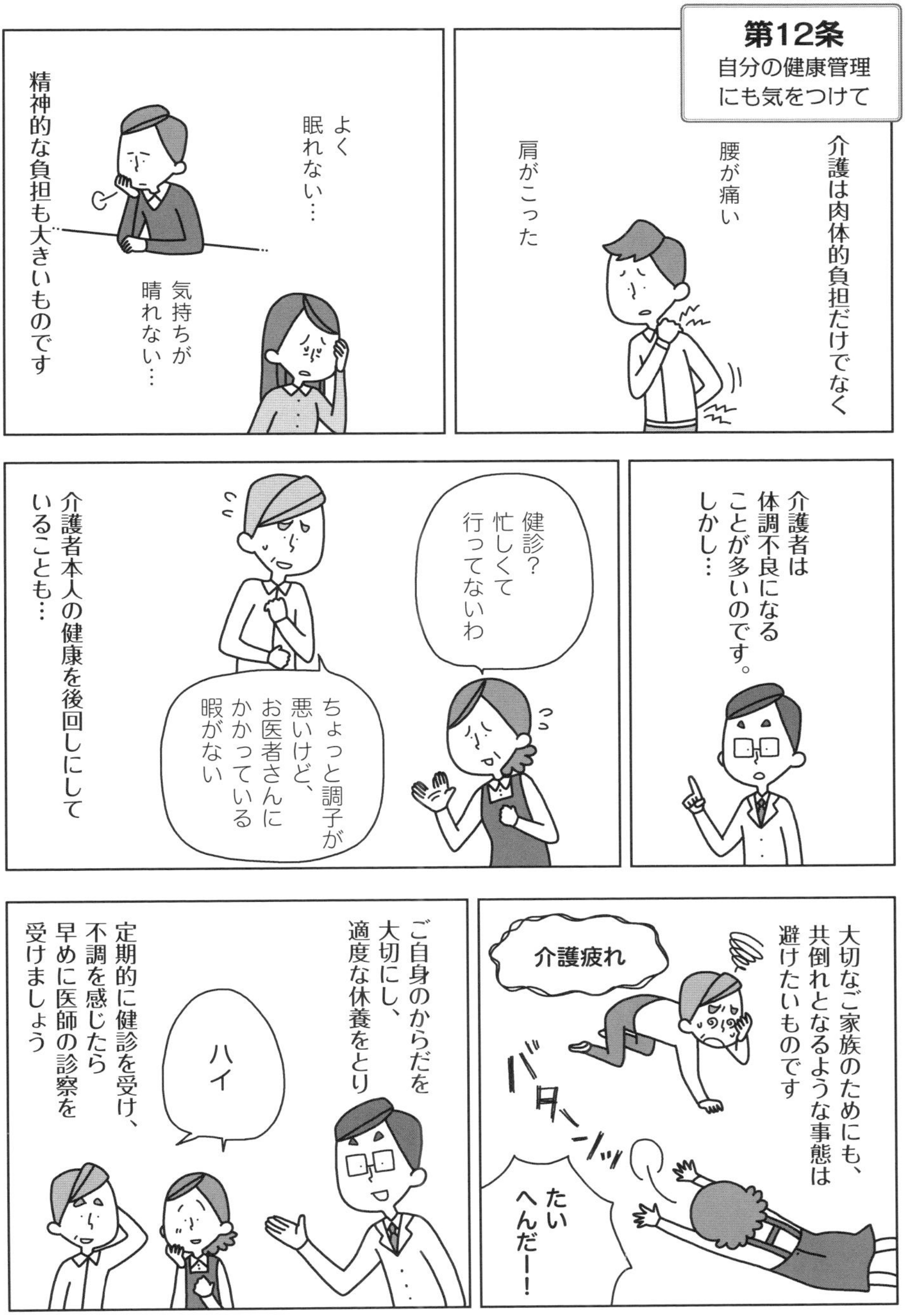
第12条
自分の健康管理にも気をつけて
介護は肉体的負担だけでなく
腰が痛い
肩がこった
よく眠れない…
気持ちが晴れない…
精神的な負担も大きいものです
介護者は体調不良になることが多いのです。しかし…
健診？忙しくて行ってないわ
ちょっと調子が悪いけど、お医者さんにかかっている暇がない
介護者本人の健康を後回しにしていることも…
大切なご家族のためにも、共倒れとなるような事態は避けたいものです
介護疲れ
バタンーッ
たいへんだー！
ご自身のからだを大切にし、適度な休養をとり
ハイ
定期的に健診を受け、不調を感じたら早めに医師の診察を受けましょう

一人で悩まず、抱え込まずに、まず相談

身近な方が認知症になったら、最初はどなたでも認知症の症状に戸惑います。そして、発症前の姿とのギャップに混乱してしまいます。

ですが、認知症の人がどのような気持ちでいるのか、なぜそのような言動をするのかということが理解できるようになるとだんだん、受け止める気持ちに余裕が生まれます。本書でご紹介してきたことも参考にしていただけるとよいと思います。

とはいえ、人と人とのやりとりですから、そこにさまざまな感情が含まれて、思いもよらぬ出来事も起こるでしょう。知識だけで乗り切れないこともあるかもしれません。

もしも、認知症に関することで悩んだり、迷ったりしたときには、公益社団法人認知症の人と家族の会に参加したり、医療機関や自治体の介護相談を利用してみるとよいでしょう。家族の会、地域包括支援センター、保健福祉センター、看護協会など、相談に応じている機関は増えています。

「一人で悩まず、抱え込まずに、まず相談」。

つらいときは、一人で考え込まず、その気持ちをわかってくれる人に聞いてもらうことが大切です。

■著者
杉山 孝博（すぎやま・たかひろ）
1947年愛知県生まれ。東京大学医学部付属病院で内科研修後、地域の第一線病院で患者・家族とともにつくる地域医療に取り組むため、1975年より川崎幸病院に内科医として勤務。1998年より川崎幸クリニック院長に就任。
1981年から、公益社団法人認知症の人と家族の会（旧呆け老人をかかえる家族の会）の活動に参加。全国本部の副代表理事、神奈川県支部代表。公益社団法人日本認知症グループホーム協会顧問。公益財団法人さわやか福祉財団（堀田力理事長）評議員。
年間100回近い講演活動をこなす。著書多数。

マンガでわかる
認知症の9大法則と1原則

平成 29 年 7 月 28 日　第 1 刷発行
令和 元 年 9 月 10 日　第 2 刷発行

著　　者　杉山孝博

発 行 者　東島俊一

発 行 所　株式会社 法 研
〒104-8104　東京都中央区銀座 1-10-1
販売 03(3562)7671 ／編集 03(3562)7674
http://www.sociohealth.co.jp

印刷・製本　研友社印刷株式会社

0123

ISBN978-4-86513-406-3 C0077　定価はカバーに表示してあります。

乱丁本・落丁本は小社出版事業課あてにお送りください。

送料小社負担にてお取り替えいたします。